# 人體十二經脈圖

人體經絡系統是氣血運行的通道，由經脈和絡脈組成。在經絡體系中，最重要的就是十二經脈，它就像是人體中的河流，連通著五臟六腑，並不斷滋養著整個身體。下面就用圖說明十二經脈的循行路線和主治疾病。

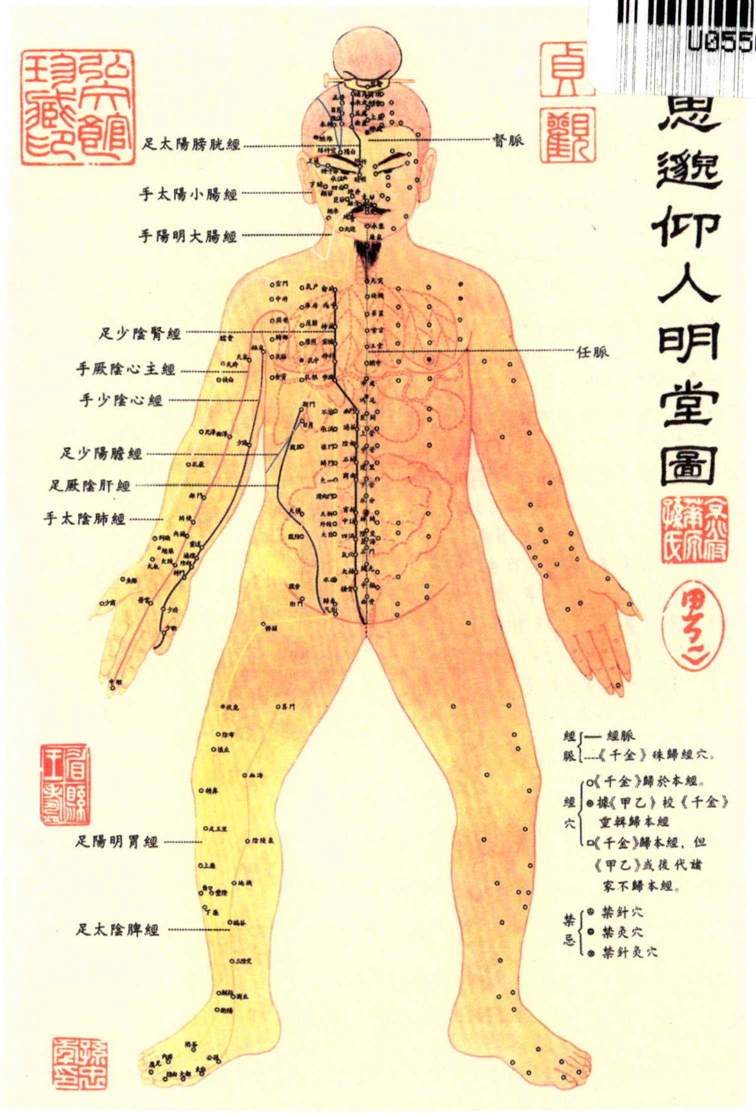


在中醫眼中，人體是一個不可分割的整體，而將身體的各個部位聯繫在一起的網路就是經絡。和現代的醫學掛圖一樣，古人也有這樣的人體結構圖，《明堂圖》就是古人描繪人體經絡和臟腑的一種掛圖。

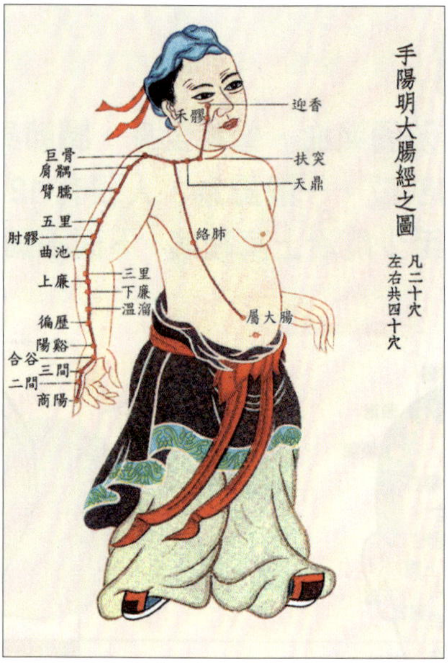


### 1. 手陽明大腸經

**循行路線**：從體表來看，起於食指末端的商陽穴，上行至面部，止於對側鼻子旁邊的迎香穴。

**主治疾病**：下排牙痛、流鼻涕、口乾舌燥、眼白發黃、頸部腫脹、肩部疼痛及運動障礙。

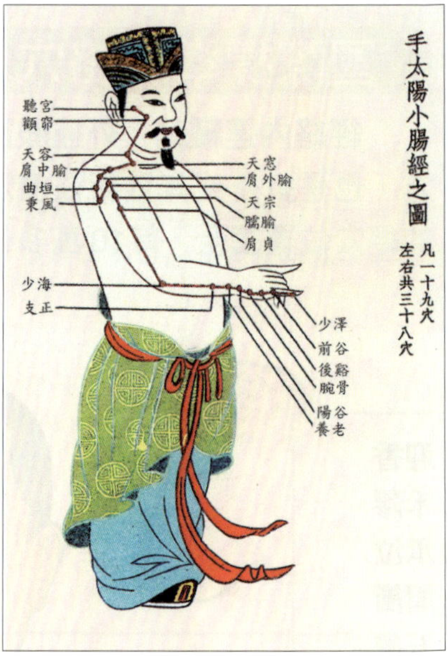


### 2. 手太陽小腸經

**循行路線**：從體表來看，起於小指外側的少澤穴，沿手臂外側上行至肩部，再到面部，止於耳部的聽宮。

**主治疾病**：耳聾、咽喉腫痛、下顎及頸部腫痛導致之頭部不能轉動、肩臂外側後緣疼痛。

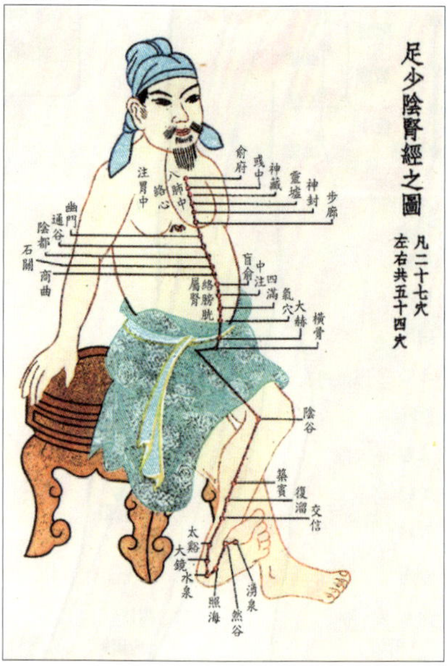


### 3. 足少陰腎經

**循行路線**：從體表來看，起於小趾，沿下肢內側上行，經腹部，止於胸部。

**主治疾病**：氣短、下肢無力、腹瀉、咳血、頭暈目眩、常有饑感、腰脊疼痛、咽乾腫痛、心胸煩悶、驚恐。

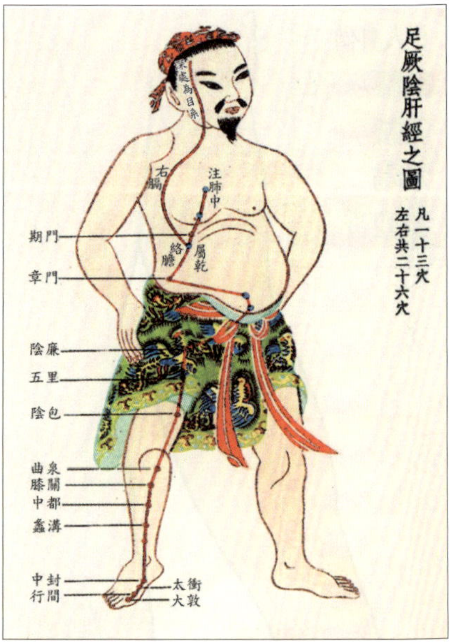


### 4. 足厥陰肝經

**循行路線**：從體表來看，起於大趾，沿下肢內側上行，經腹部，止於胸部側面。

**主治疾病**：胸部脹氣、嘔吐、腹瀉、疝氣、腰部疼痛、小腹疼痛、食慾不佳、黃疸。

中醫最根本的祛病養生之道

# 圖解 經絡的祕密

## 流傳千年的中國式特效保健法

唐頤／著

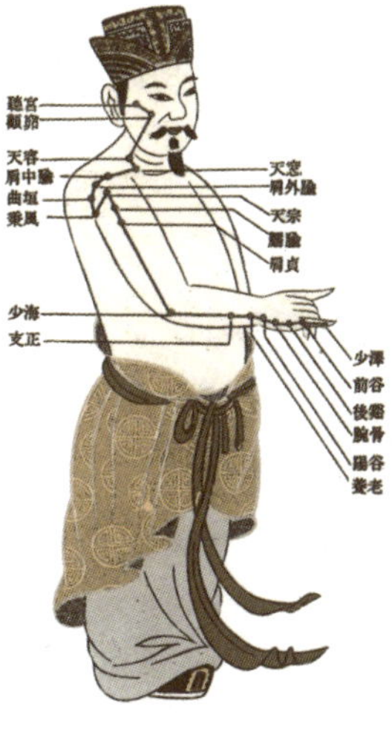

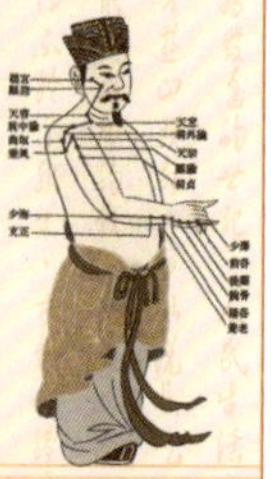

# 編者序

## 經絡就是我們的隨身御醫

現今社會，雖然科技發展突飛猛進，但是奇怪的疾病不但沒有減少，反而又增加了許多。比如最近蔓延全球的A型流感，就讓人們措手不及。近年來，科學家們不斷地研製各種藥物，希望有一天能夠徹底戰勝病魔，而人們對這些藥物的功效也是深信不疑，不惜花重金大把大把地吃藥，但是，病不但沒有好轉，反而讓人體對藥物產生依賴，有些病不得不終身服藥，才能延續生命，這對患者和家屬來說都是一種不小的痛苦。

俗話說：「是藥三分毒」，許多藥雖然能夠快速治好病，但不一定能給人帶來長久的健康，甚至還會損壞身體其他器官。藥對人體而言，畢竟是外來之物，因此，想要真正的痊癒，光靠藥物是不夠的。

解鈴還須繫鈴人，人體生病了，就要從「人」本身來找病因，找到真正的病因，才能真正地做到對症治療。中醫的理論認為，一切疾病產生的根本就是因為身體中的相關經絡失控，所以，人的一切疾病都可以叫做「經絡病」，而透過激發經絡的潛能，使其恢復調控、修復人體的治療作用就叫「經絡治」，它產生的預防作用就叫「經絡防」。

說到經絡，人們雖然都有所耳聞，但又很難說清楚，往往將其說得十分神祕，其實經絡就是運行氣血的路線，它分布在全身的上下裡外，如果說我們的身體是一座大廈的話，那麼經絡就好比是隱藏在大廈牆體裡的電線網路，燈火通明的大廈全靠這些網路來通電，一旦電線短路，大廈就會陷入黑暗之中。同樣，經絡不通了，我們的氣血就不能很好地運送到各個臟腑，我們的身體就會出現問題。其實，關於經絡的重要作用，正如《黃帝內經》中提到的「經脈者，人之所以生，病之所以成，人之所以治，病之所以起」，認為經絡是人生命存在的根本，是疾病產生的原因，也是人得病為什麼能治好的原因。又說：「經脈者，所以能決死生，除百病，調

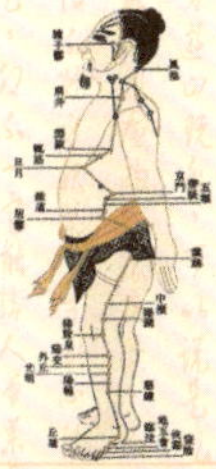

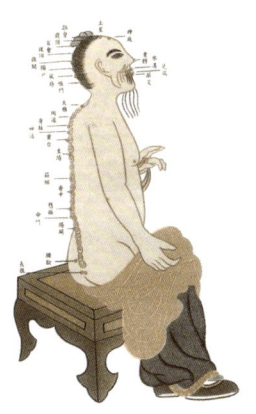

虛實，不可不通。」這句話充分說明了，經絡系統在防病治病方面的重要性。只有經絡暢通，人體各個器官才能正常運轉。

中醫裡提倡「治未病」，提出預防是第一位的，而預防疾病的根本就是要使全身的經絡暢通。我們的身體如果產生疾病或者剛剛發病時，往往可以從經脈上窺見端倪，這時刺激經絡，就會激發身體中的自我調整系統，身體也就能恢復健康。所以，經絡就是我們隨身攜帶的「保健醫生」，既方便又省時省錢。

《圖解經絡的祕密》從實用的角度出發，不但揭開了經絡的神祕面紗，更有近50種常見疾病的經絡治療妙法。實踐書中所介紹的方法，就可以充分開啟人體中的「保健醫生」，使身體更健康。書中上篇詳細講解了經絡系統，破解了人體中的這個神祕通道；下篇針對常見病症，列出最方便、最有效的經絡治病法，輕輕鬆鬆就能讓身體保持健康。本書最具特色的是，採用全新的圖解方式，指出了人體經絡的具體位置和按摩方法，讓自己成為自己的醫生。

最後，請大家牢記：疾病並不是我們的敵人，我們應該在生命的旅程中學會與它攜手共處，這樣，健康才會隨時伴隨著我們。而要做到這些並不是什麼難事，擁有了正確使用人體經絡的方法，並持之以恆地身體力行，你就會欣喜地發現自己的身體一天比一天強壯健康。

編者謹識 2009年10月

# 目錄



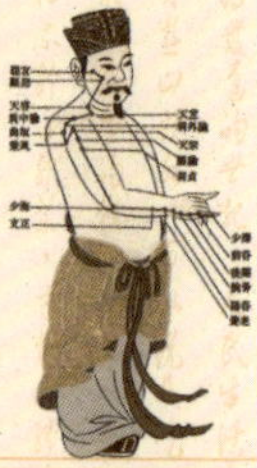



## 上篇：養生從經絡開始

### 第1章 經絡源流：探尋經絡的歷史

## 第2章 人體的活地圖：認識經絡系統



## 第3章 疏通經絡主幹：人體健康的根本保證



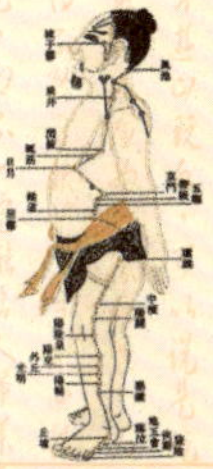

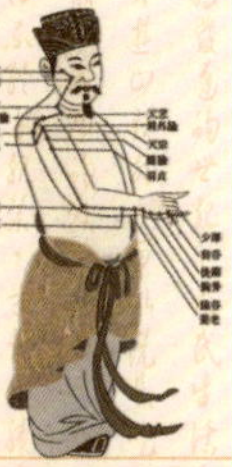

## 第4章 打通任督二脈：激發人體的本能

# 下篇：經絡祛病養生法

## 第1章 經絡治病：自己做自己的醫生



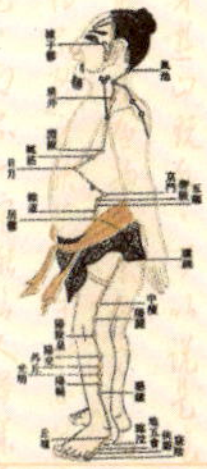

目錄

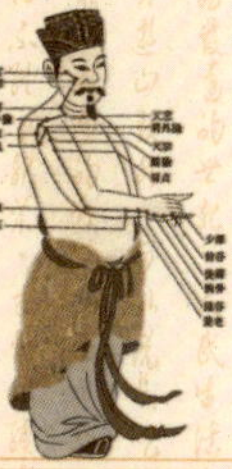

## 第2章 經絡養生：讓全身通起來



## 附錄



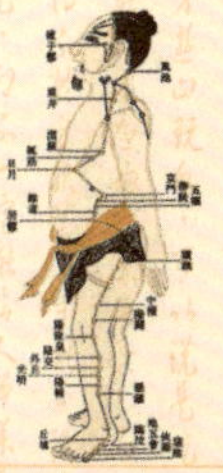

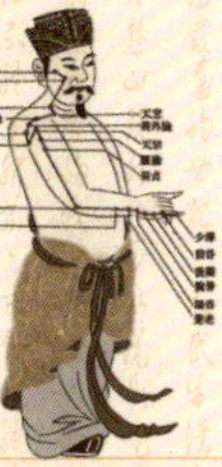

# 本書內容導航

**本節主標題**
本節所要探討的主題

**章序號**
本書每章統一用章號標示，提契全文。

**正文**
通俗易懂的文字，讓您輕鬆閱讀。

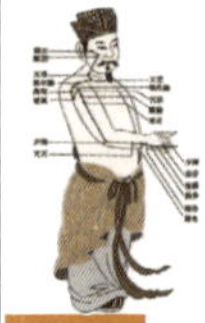



## 第一章

## 經絡治病：自己做自己的醫生

病與症

## 治病才是治本

現代人服用的藥千門百類，而大多數藥只是去症，並不治病——只關注不適的感覺消失與否，化驗值正常與否，而不去探究問題的根源。

### 病與症的區別

現在有許多藥品廣告病症不分。將不同的病與症混在一起，而一種藥能治三類不同的病難以叫人信服，說一種藥可以治百病最終可能什麼也不能治。

病和症是一個問題的兩面，如頭痛、發熱、作嘔、肚子痛，這是症狀，一般症狀只能由病人自己表達，而病是由醫生經過詢問、檢查、化驗、拍片，才能確定的，因此無論是病人或醫生都不應該把病和症混為一談。

例如：腰腿痛、坐骨神經痛、四肢麻木都是某種病的症狀，這些症狀仔細分析又是同一個現象的不同說法，且這個症狀可能是甲病引起的，也可能是乙病或丙病引起的，描述很模糊。例如：肚子痛只是一個症狀，而引起肚子痛的病卻有很多，胃炎、胰腺炎、腸梗阻、腹瀉等皆可出現肚子痛。醫生絕不可只有止痛(治症)，而是要弄明到底是什麼原因的病引起的症，只有找到病因，才能真正治好病，消除症。所以病人和醫生都應該弄清病和症的關係。

### 治病要治本

病和症狀常常在不同部位，例如：肺結核病人的症狀易反映在臉上(發熱、臉色發紅)，肝病病人的症狀易反映在皮膚上(發黃)，骨質增生在腰部則反映在腿上(下肢酸痛)。可以看出，很多病發在臟腑或骨骼，但它們都有很多症狀表現在外表皮膚，且不見得能一一對症。所謂「症現於四肢五官，病存於五臟六腑」，是中醫最基本的道理。因此，「頭痛醫頭，腳痛醫腳」的觀念很要不得。醫生常說「對症下藥」，其實細想起來也不確切，叫「對病施治」方算完美，因為「治症」只是治標，「治病」才是治本。

176

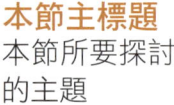

## 圖解標題

針對內文所探討的重點圖解分析，幫助讀者深入領悟。

# 人體上的病與症

人身體上會因病顯現出一些症狀，下面就舉例說明病和症的區別，針對這些疾病，不能只從其外部症狀來治療，而是要治其病為本。

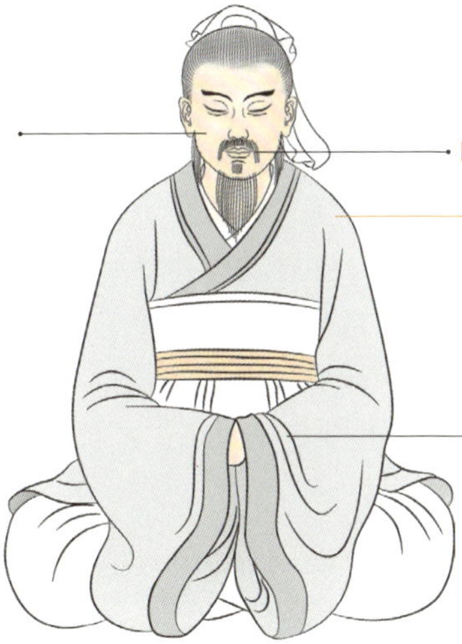

色斑的病與症

黃褐或淡黑色斑片是由內分泌發生變化、長期口服避孕藥、肝臟疾患、腫瘤、慢性酒精中毒、日光照射所致。

口臭的病與症

口臭是指口內出氣臭穢的一種症狀，多由肺、脾、胃積熱或食積不化所致。

便祕的病與症

便祕不是一種具體的疾病，而是多種疾病的一個症狀。便祕在程度上有輕有重，在時間上可以是暫時的，也可以是長久的。

## 插圖

將較抽象難懂的概念以具體形象的圖畫表示，讓讀者能夠簡單理解原意。

### 不能不注意的症

| | |
|---|---|
| 皮膚瘙癢 | 皮膚是人體最大的排毒器官，皮膚上的汗腺和皮脂腺能夠透過出汗等方式，排出其他器官無法解決的毒素。 |
| 十二指腸潰瘍 | 憂思鬱怒、肝鬱氣滯的內生之毒，飲食不節，過饑過飽，過食辛辣等物，嗜菸酒帶來的外來之毒都可引起十二指腸潰瘍。 |
| 溼疹 | 多是由消化系統疾病、腸胃功能紊亂、精神緊張，或是環境中的各種物理、化學物質刺激所引起的皮膚炎症性反應性疾病。 |
| 痤瘡 | 痤瘡是一種毛囊與皮脂腺的慢性炎症性皮膚病。當毒素排出受阻時或微量元素缺乏，精神緊張，高脂肪或高碳水化合物飲食都是痤瘡的誘因。 |

經絡治病：自己做自己的醫生 1

治病才是治本

177

## 圖表

將隱晦、生澀的敘述，以清楚的圖表方式呈現。此方式是本書的精華所在。

本書內容導航

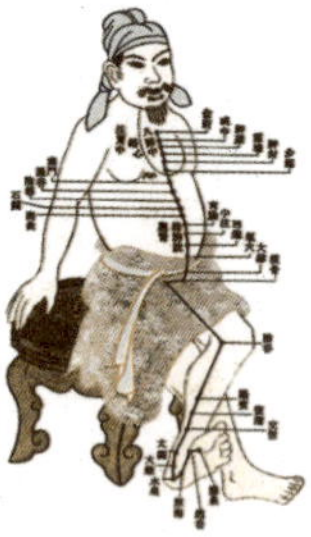

# 上篇

# 養生從經絡開始

經絡就像在人體中流淌的河流，大的主流是經脈，小的支脈是絡脈。它不像心臟、肺、胃、腸、血管、四肢等是看得見的，而是人體內部遵循一定線路、互相聯繫、傳輸氣血的隱性系統。氣血是人體的精微物質，如果經絡不能傳輸這些精微物質，人體就會出現疾病，所以，經絡是人體中最為重要的袪病養生系統。

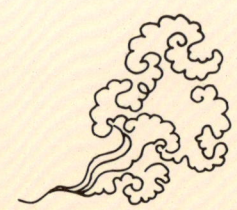

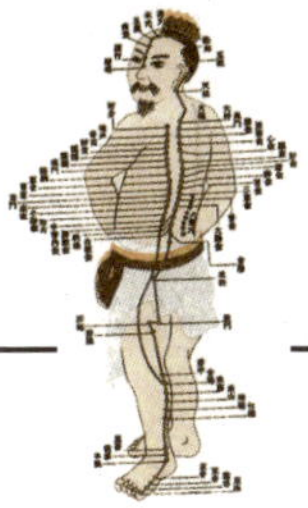

本章內容提要

第一章　經絡源流：探尋經絡的歷史
第二章　人體的活地圖：認識經絡系統
第三章　疏通經絡主幹：人體健康的根本保證
第四章　打通任督二脈：激發人體的本能

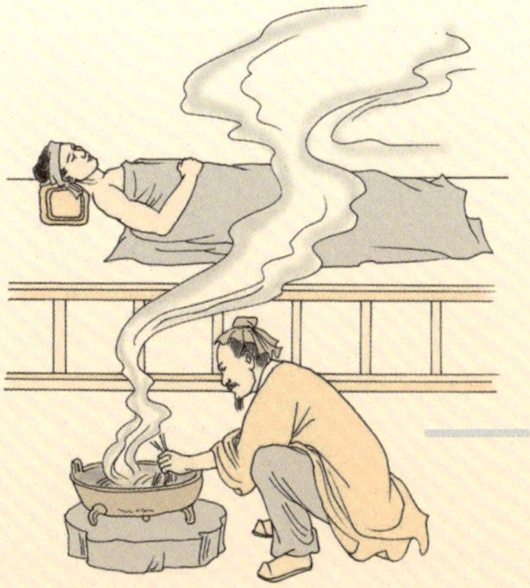

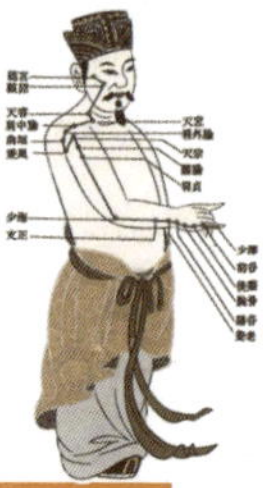



# 第一章

# 經絡源流：探尋經絡的歷史

## 何謂經絡

## 人體氣血運行的通道

經絡是中醫裡面所特有的理論名詞，中醫認為，它是人體中氣血運行的通道，經絡暢通，人才能夠擁有健康的身體。

---

### 人體中的「管道」

經絡，就是經脈和絡脈的總稱。它不像心臟、肺、胃、腸、血管、四肢等是看得見的，而是人體內部遵循一定線路、互相聯繫、傳輸氣血的隱性系統，解剖看不見，但遇到情況，人體卻能有所感覺。具體來說，我們的身體就像一座城市，而經絡就像城市中的各種管道。在這些管道中，大的主幹叫經脈，小的分支叫絡脈。它們縱橫交錯，遍布全身，向內連接著人體的五臟六腑，向外溝通著人體的四肢百骸、五官九竅。總之，經絡將人體各部分組織器官聯繫成為一個富有生機和活力的有機整體。

除了連接人體臟腑器官外，還有一個重要的作用，那就是運輸氣血。氣血是人體中營養五臟六腑、抵禦外部風邪、提高人體免疫力的精微物質。它們在人體中不斷運動變化，使人體產生了各種生理活動。而氣血之所以能暢通無阻地通達全身，全部都是依賴於經絡的傳輸功能。

### 人體健康的根本

《黃帝內經》中說，經絡是「人之所以生，病之所以成，人之所以治，病之所以起」的根本。也就是說，只有使經絡暢通，人才不會生病，經絡是人體健康的根本。

相傳，黃帝本人就是經絡學說的實踐者，他活到了120歲，他的子孫也多長壽。在《黃帝內經》中提到，當人身體的某些部分有疼痛和麻木感時，就說明這個部位的經絡不通了，時間一久就可能引起肌肉的緊張、痙攣，進而產生實質性的病變。所以，在剛剛發現不適時就應該透過按摩、針灸等方法，疏通

# 人體經絡主幹

人體中的經絡主幹被稱為十四經，下面就透過圖示指出這十四經的具體位置，以此來認識經絡系統。

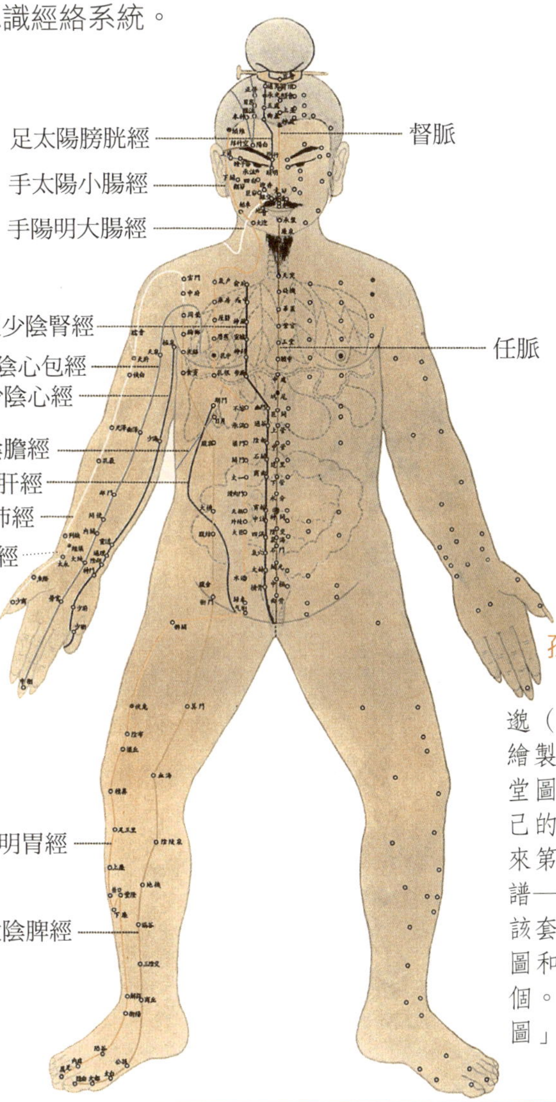


**孫思邈仰人明堂圖**

此圖為唐代名醫孫思邈（西元541—682年）繪製。他在總結前人《明堂圖》的基礎上，結合自己的見解，繪製了有史以來第一套彩色經絡俞穴圖譜——《明堂三人圖》。該套圖分為仰人圖、背人圖和側人圖，載穴位650個。此圖為其中的「仰人圖」。

**人體十四正經脈**

如圖所示，人體十四正經脈包括十二經脈與任督二脈，十二經脈包括手太陽小腸經、手陽明大腸經、手少陽三焦經、手太陰肺經、手厥陰心包經、手少陰心經、足太陽膀胱經、足少陰腎經、足少陰膽經、足厥陰肝經、足陽明胃經、足太陰脾經。任督二脈原屬於奇經八脈，因為具有明確穴位，所以與十二正經脈合稱十四正經脈。

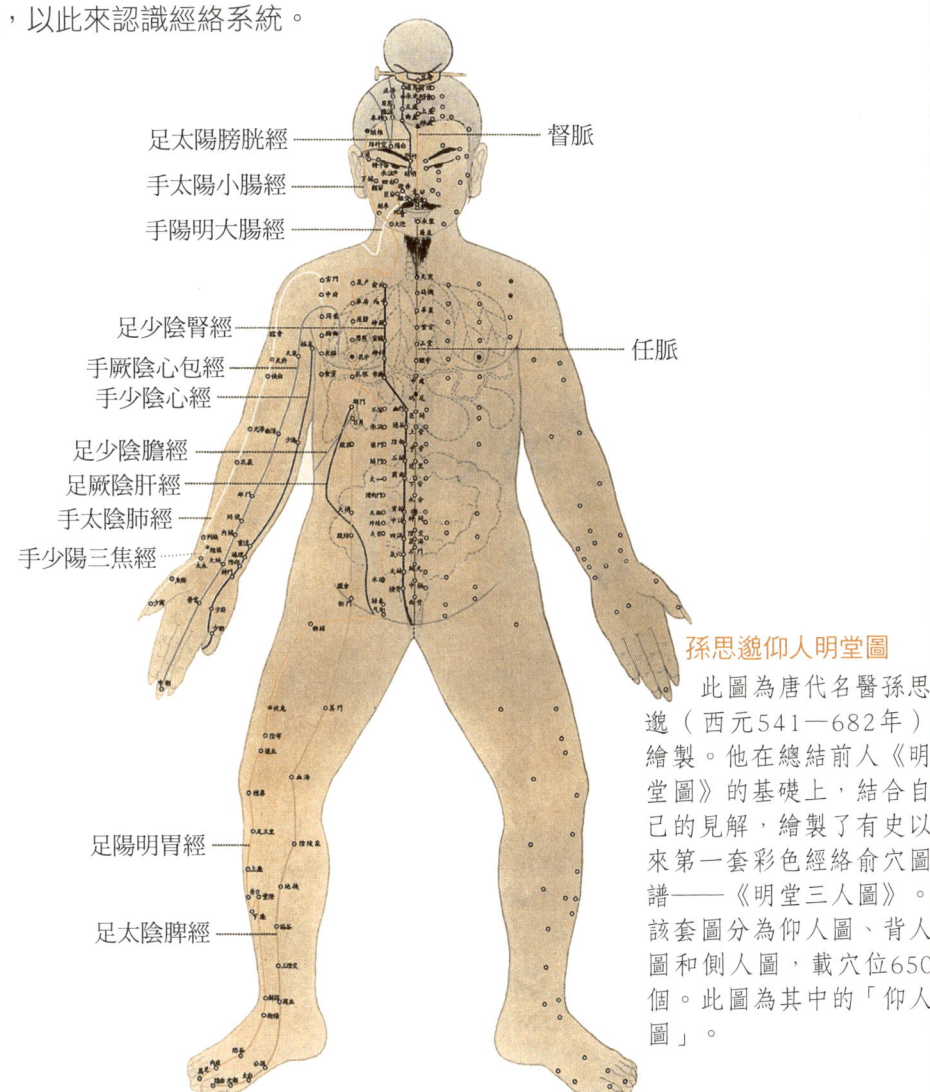

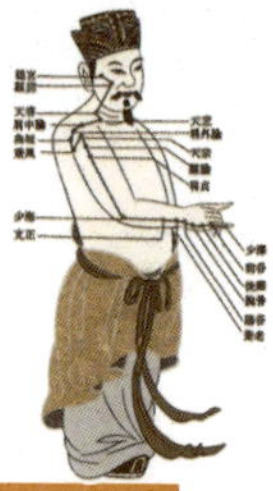



經絡中的氣血，氣血通了，不適症狀自然就消失了。

現代醫療技術可謂是日新月異，可是，醫療費用同樣也是只增不減，小病還可以，如果是大病，普通人根本負擔不起。想要避免這種狀況出現，平時有必要掌握一些經絡、穴位知識，這樣就像是隨身帶著醫生，隨時隨地保持身體正常的運轉，不僅能治病，還能夠防病於未然。

## 小經絡大作用

經絡雖然只是很小的一部分，卻對人體的健康有很大的作用，主要有以下四點，下面就一一加以解說。

第一，在生理上，經絡具有聯絡臟腑，溝通肢竅的作用；由於經絡縱橫交錯，內聯臟腑，外絡肢節，能將人體的五臟六腑、四肢百骸、五官九竅、皮肉筋骨等聯繫成一個統一的整體。此外，經絡具有運行氣血、滋養周身的作用，它是人體氣血運行的通路，能將營養物質輸送到全身各組織器官而滋養周身，進而完成調和五臟六腑的生理功能。

第二，在病理上，當經絡的生理功能失調時，會產生一系列的病理變化。病邪壅阻或氣血不暢會產生實症；經氣虛陷、氣血不足會產生虛症。因為經絡在人體有內外相連的特點，既可成為傳注病邪的途徑，又可成為體內臟腑組織器官病理變化的反映系統。如內臟病變可以由內達表，從而在體表相應部位出現不同的症狀和體徵。從上面可知，經絡具有抗禦外邪，保衛人體的作用。經絡系統中的絡脈為衛氣所充，散布全身，密布皮部，當外邪侵犯肌體時，有著抗禦外邪的作用，是保衛人體的屏障。

第三，在診斷上，經絡學說是指導診斷疾病的基本方法之一，在中醫的望、聞、問、切中都得到了廣泛的運用。如望經絡顏色，是臨床望診的內容之一；切手太陰肺經寸口以及衝陽、太溪等脈，經絡穴位的察診等，是臨床切診的主要內容。此外根據經絡循行部位所出現的病候還可判斷疾病所在的部位和與之相關的經脈臟腑。

第四，在治療上，經絡學說在藥物歸經理論的形成、發展和成熟過程中起著不可替代的指導作用；根據經脈循行與主治特點進行循經取穴以治療疾病；根據經絡學說，內臟病變可透過針刺其皮部的方法進行治療，經絡瘀滯、氣血痺阻可刺絡予以治療，經筋疾病可以「以痛為俞」進行針刺治療。

總之，人體的經絡是氣血的通路，具有決生死、調虛實的作用。如果身體的經絡不通，就會發生疼痛、淤血、腫瘤等病理現象。只有疏通了經絡，才能使身體健康起來。

# 經絡決定人體的健康

經絡雖然只是人體中極小的一部分，但對人體的健康卻具有很大的作用，下面就用圖表加以具體說明。

## 經絡如交通

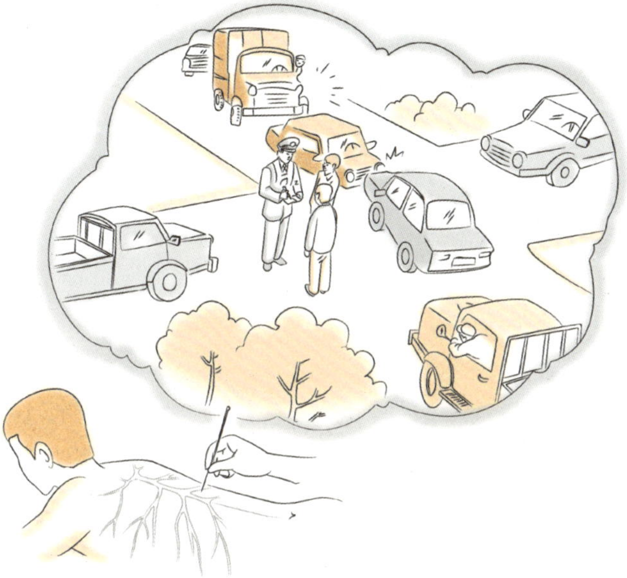

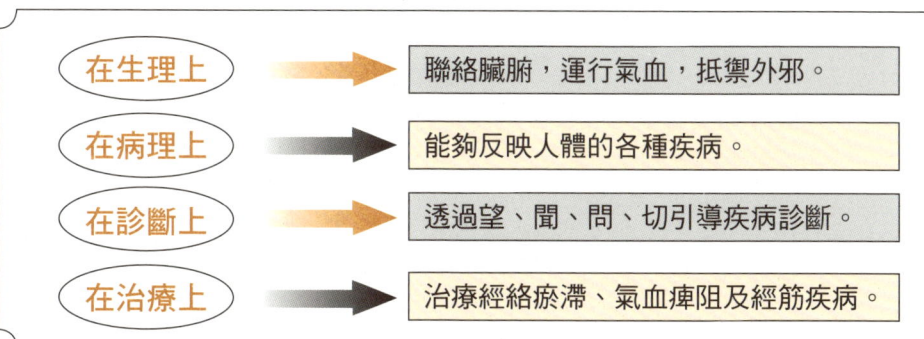

人體的經絡就像是交通，如果道路阻塞，交通就會癱瘓；換言之，人的經絡如果不通，就會使人生病。

## 經絡的作用

| | |
|---|---|
| 在生理上 | 聯絡臟腑，運行氣血，抵禦外邪。 |
| 在病理上 | 能夠反映人體的各種疾病。 |
| 在診斷上 | 透過望、聞、問、切引導疾病診斷。 |
| 在治療上 | 治療經絡瘀滯、氣血痺阻及經筋疾病。 |

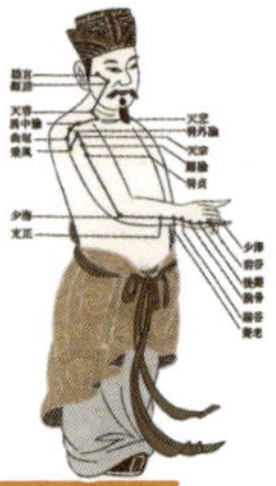



## 經絡學說

# 中醫入門必修課

中醫理論主要包括經絡學說、陰陽學說以及五行學說等，在如此浩瀚的體系中，經絡是中醫最基礎的理論基石，是了解和學習中醫的入門課程。

### 經絡是中醫的基礎

在學習任何一門學問前，都要先學習它的基礎知識，就好像蓋房子之前，要先打地基一樣。中醫也不例外，如果說它是一座大樓，那麼經絡就是堅實的地基。

根據《黃帝內經》記載，在中醫體系中，砭、針、灸、藥是四種獨立並存的醫術。而這其中除了中藥外，其他三種都是以經絡學說為基礎，只有懂得經絡知識，才能辨症施治，取得手到病除的良好效果。所以，無論古今，經絡都是學醫者的一門必修課，只有掌握經絡，才能打開學術精深的中醫大門。

對於經絡的重要作用，中國歷代醫家在文獻中都有論述。如《黃帝內經》中就有：「經脈者，所以決死生，處百病，調虛實，不可不通。」《靈樞·經脈篇》說：「夫十二經脈者，人之所以生，病之所以成，人之所以治，病之所以起，學之所始，工之所止也。」宋代的竇材在《扁鵲心書》中說：「學醫不知經絡，開口動手便錯，蓋經絡不明，無以識病症之根源，究陰陽之轉變……昔人望而知病者，熟其經絡故也。經絡為識病之要道。」

### 沒有經絡就沒有中醫

中醫的經絡學說貫穿於中醫生理、病理、診斷和防治各個方面，與陰陽五行、臟腑、精氣血津液等理論相互輔翼，深刻地闡釋人體的生理活動和病理變化，對臨床各科，尤其是針灸、推拿、按摩、氣功等，都發揮極其有效的指導作用。

而且，如果想要深入學習中醫，無論是學習內科、外科、婦科還是兒科，都要學習經絡。而中醫的整體觀，也得用經絡理論進行說明。經絡，是貫穿中醫始終的一條主要幹線，如果廢除經絡，就等於把中醫理論分陰分陽的辨症法、六經為體、八綱為用、體用的關係都廢了。這無異於將中醫這棵參天大樹連根拔起。所以，經絡理論是中醫的基礎理論，可以說沒有經絡，就沒有中醫。

## 中醫裡的經絡治病法

在中醫治病的過程中，都是針對經絡來治病的，下面就透過砭、針、灸和藥四大常見醫術加以說明。

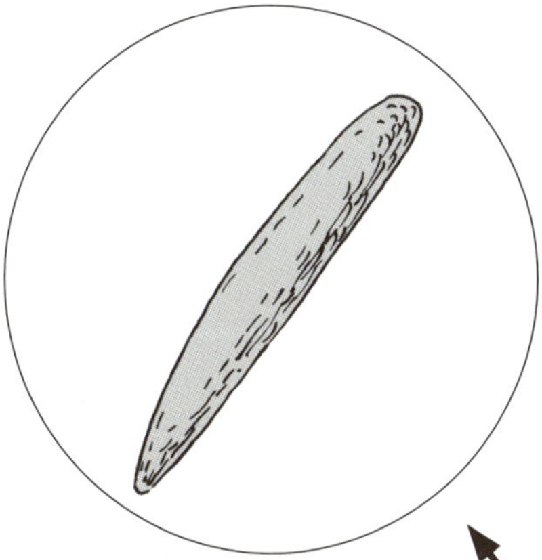

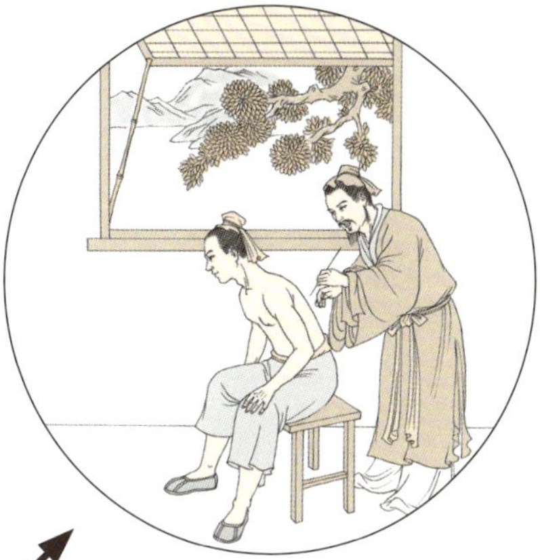

**砭術與經絡：**透過砭石沿著經絡放血、破癰、去腐肉，進而達到去病的目的。

**針灸與經絡：**透過不同針具刺激穴道、經絡，以達到防病治病的目的。

**經絡與中醫治病**

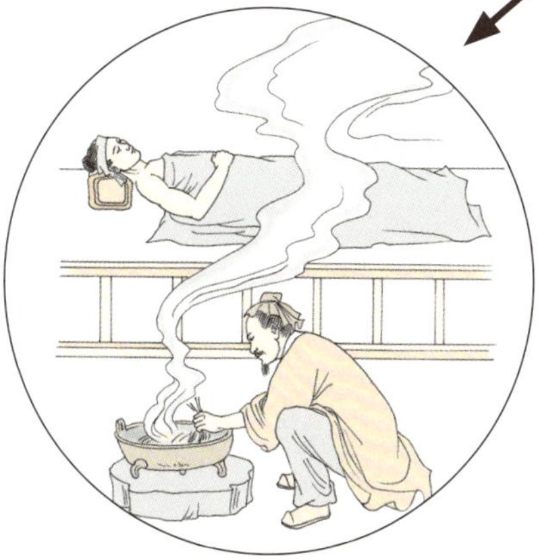

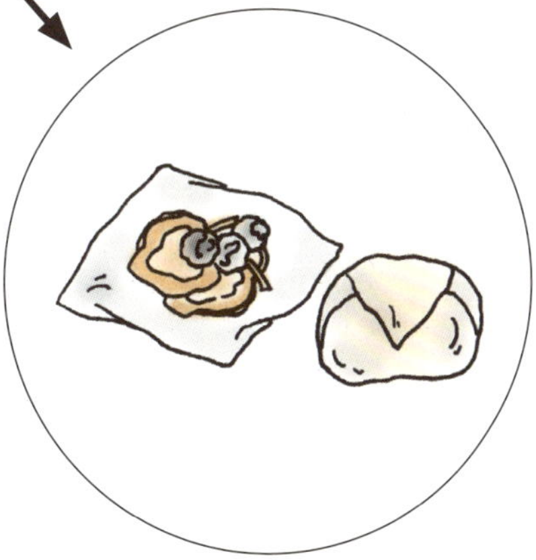

**火灸與經絡：**透過在穴位或者病處燻灼的一種灸治方法，以使經絡暢通。

**中藥與經絡：**透過藥物來疏通經絡，進而直達五臟六腑來治病。

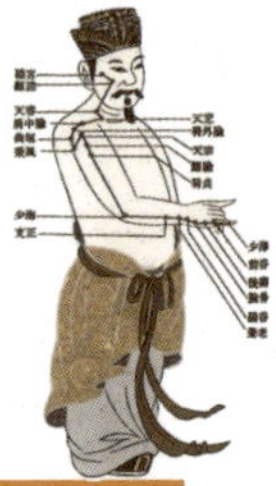



## 經絡治未病

# 中國式預防醫學

中醫治病理論強調「治未病」，也就是在疾病未發生之前就進行預防，而非等病入膏肓再治療，其中疏通經絡就是最主要的「治未病」方法之一。

### 最高的醫術

有關中醫如何治病，在戰國時有一則有趣的小故事可以說明：

戰國初期，魏文王向當時的名醫扁鵲詢問他們家兄弟三人誰的醫術高，扁鵲認為大哥的最好，二哥次之，而自己卻是最差的。魏文王不解，因為扁鵲大哥和二哥根本沒有扁鵲這樣好的醫術，怎麼會比扁鵲的醫術高呢？可扁鵲卻認為，大哥治病，是在病情未發作之時，那時候病人感受不到自己有病，這時，大哥就下藥剷除了病根，使他的醫術難以被人認可，所以沒有名氣，只是在家中被推崇備至。二哥治病，是在病初起之時，症狀還不是很明顯，病人還沒感覺到痛苦時，病已經治好了，所以鄉里的人都認為二哥只是治小病。而自己治病，都是在病人病情十分嚴重之時，此時家屬心急如焚，他們看到自己在經脈上穿刺，用針放血，或在患處敷以毒藥以毒攻毒，或動大手術清除病灶，使重病的人病情得到緩解或很快治癒，所以自己才能名聞天下。

### 經絡能治未病

從上面的故事中可知，中醫提倡「治未病」，即是在病發前就應注意到該病常見的先兆症候，而給予適當的診療。「治未病」就是要去除體內的致病因素，這時人的臟腑陰陽盛衰已經失衡，或已有邪氣入侵，但尚未導致人體功能活動的失常，此時進行經絡治療自然易如反掌，還可以透過針灸、按摩、燻蒸等療法綜合調理健康狀況，然後用飲食調攝，達到陰陽平衡。中醫裡「治未病」的偉大意義在於宣導珍惜生命，重養生，防患於未然。

在中醫「治未病」的理論指導下，經絡具有非常重要的作用，俗話說：「命要活得長，全靠經絡養。」在生活節奏日益加快的今天，人們總是關注如何治療疾病，卻忘記如何預防疾病，這導致五花八門的疾病沒有減少，反而有增加的趨勢，而來自天然的中醫經絡養生法，無疑是最健康的養生方式。

# 治未病是最佳的選擇

## 扁鵲見齊桓公

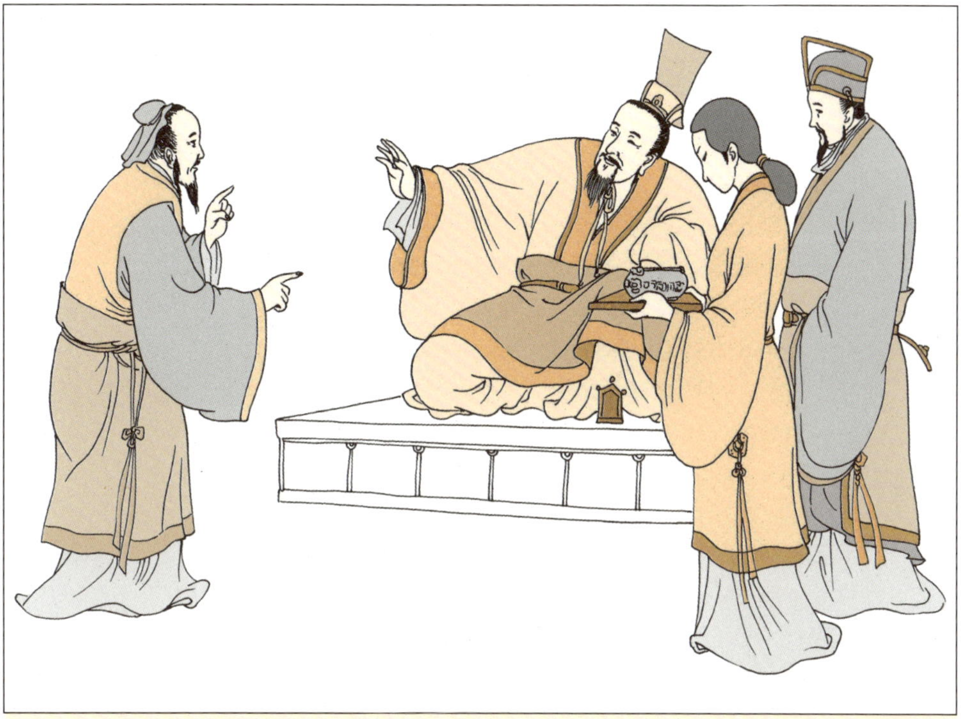


**諱疾忌醫：**在古代有一個「治未病」的反面例子，這就是人們所熟悉的「扁鵲見齊桓公」的故事。扁鵲五見齊桓公，勸其及早治療，但齊桓公卻認為自己身體很好，沒有必要治療，最後卻落得無醫無藥、無藥可救的地步。

## 中醫治病的三種觀念

中醫歷來重視養生，治未病、治預病、治已病是三種不同觀念，代表了三種不同的健康觀。

上醫治未病 ➡ 未病先防 ➡ 平時人們應當多注意養生，這樣才能做到不生病。

中醫治預病 ➡ 欲病防變 ➡ 在有小病的時候一定要及早治療，以防發生病變。

下醫治已病 ➡ 已病早治 ➡ 生大病了應該盡早治療，傷及臟腑就不好治療了。

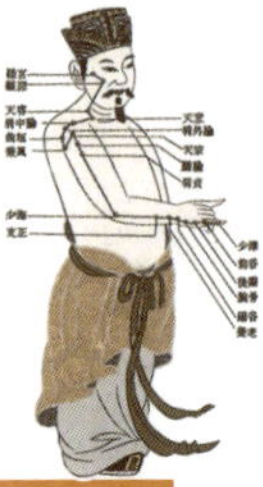



經絡的產生

# 受傷後的偶得

經絡發現得很早且十分偶然，人們在被刺傷後，發覺以前的病痛得以緩解，於是發明針砭和灸法來治病，不斷地積累，發現運行氣血的人體經絡。

---

## 偶然中發現經絡

經絡的起源，最早可以追溯到原始時代，那時的人們在工作時，一不小心就會被尖銳的石頭或是植物的刺劃傷。剛開始，這些傷口並沒有引起人們的注意，後來，有細心的人發現，身體被刺傷或是劃傷之後，原本生病的部位疼痛有所減輕。根據這樣的經驗，人們開始有意識地用一些石塊、樹枝來刺這些部位，以減輕身體其他部位的疼痛，這就是人們對經絡最早的認識。

## 中醫灸法的起源

在經絡穴位發現的初始，人們只是用一些粗糙的工具如動物骨骼、植物枝條治病救人，後來，隨著生產力的提高，人們能夠磨製出更多精美的石器，就有人開始用這些石器為傷口流膿感染的病人排膿，這種石器被稱為「砭石」，又稱「針石」，後人合稱「針砭」。後來，伏羲氏在砭石的基礎上製作了「九針」，其名稱分別是：鑱針、圓針、鍉針、鋒針、鈹針、圓利針、毫針、長針、大針。九針主要用來針刺治病、外科手術和按摩。由於使用這種針方便有效，因此成為中醫治病中的一種常用的療法。

## 中醫灸法的起源

發現經絡後，人們不但創造了砭石治療法，同時也發現了灸法，灸法的產生主要有兩種說法：一種是取暖說，當人類學會用火之後，發現將燒熱的土塊焐在身上不僅能驅寒取暖使身體舒適，還能減輕病痛。於是，人們開始用火灸相關部位。另一種說法是灼傷說，一些人在用火時，被火灼傷了手指，發現身體中的某些病症反而好轉。於是就產生灸法。

隨著針砭法和灸法治病的不斷發展，人們逐漸認識到，人體記憶著一些看不見的氣血運行的線路，在此線路的某一端施以針刺灸灼，線路另一部位就會發生反應。隨著經驗的積累，由此形成一種重要的醫學理論——經絡。而且在經絡產生過程中發明的針砭和灸法治病，也成為中醫最常用的兩種方法。

# 經絡的產生和發展

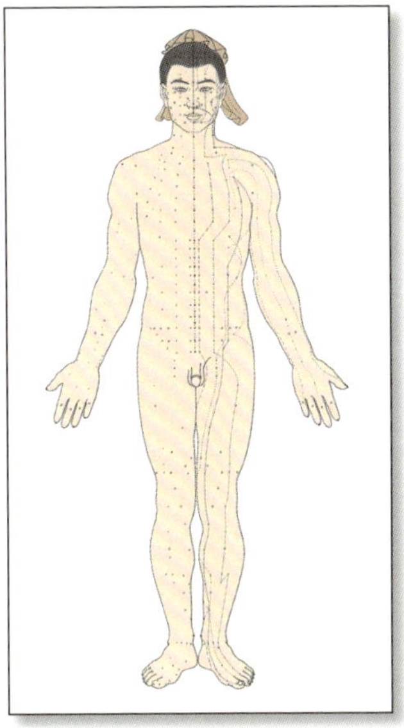

砭石 → 人體經絡

人們工作時，被尖銳的石頭或是植物的刺劃傷，卻減輕了病症，由此漸漸發現了經絡。

九針 → 人體經絡

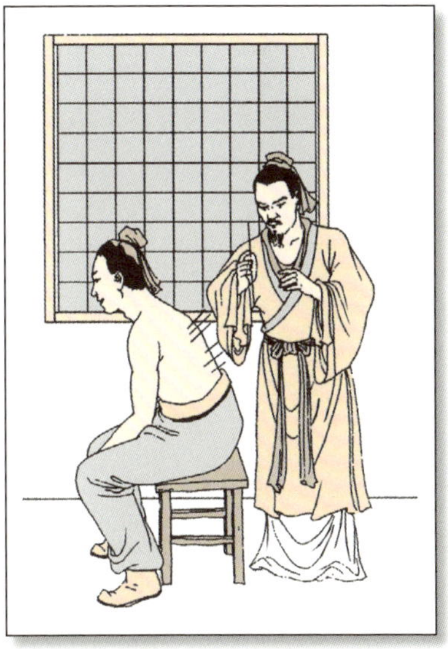

人們用石器為傷口流膿感染的病人排膿，這種石器叫砭石，後來發展成為九針。

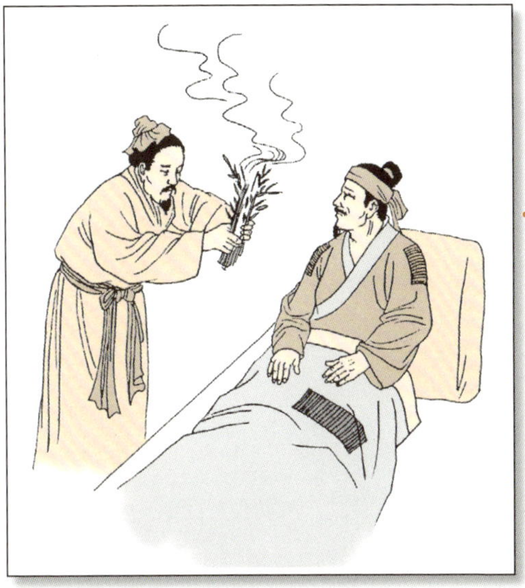

灸法 → 人體經絡

當人類學會用火之後，發現將燒熱的土塊焐在身上不僅能驅寒取暖使身體舒適，還能減輕病痛。

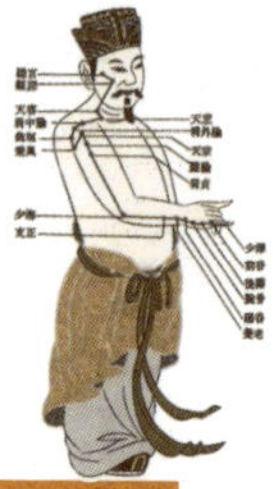



## 最早的理論學說

# 《黃帝內經》中的經絡系統

誕生於2500年前的醫學巨著《黃帝內經》，是中國第一部中醫理論經典，經絡作為一個重要的概念貫穿於全書。在這部典籍中，以大量的臨床觀察對經絡作了系統的總結。因此《黃帝內經》被公認為中醫學的奠基之作。

### 黃帝內經的基本內容

《黃帝內經》是中國傳統醫學四大經典著作之一(《黃帝內經》、《傷寒論》、《金匱要略》、《溫病條辨》)，《黃帝內經》成書於大約2000年前的秦漢時期，內容包括《素問》81篇和《靈樞》81篇，共18卷162篇。其中《素問》主要論述了自然界變化的規律、人與自然的關係；《靈樞》的核心內容即臟腑經絡學說。

《黃帝內經》博大精深，包羅萬象。其中一些闡述深奧精闢，甚至揭示了許多現代科學試圖證實與將要證實的成就。中國古代最著名的大醫家張仲景、華佗、孫思邈、李時珍等均深受《黃帝內經》思想的薰陶和影響，無不刻苦研讀之，深得其精要，而終成中國歷史上的一代名醫。

### 黃帝內經中的經絡系統

《黃帝內經》中說「經脈者，人之所以生，病之所以成，人之所以治，病之所以起」，認為經絡是人生命存在的根本，是疾病產生的原因，也是人得病為什麼能治好的原因。又說：「經脈者，所以能決死生，處百病，調虛實，不可不通。」

《黃帝內經・靈樞》中說道：「夫十二經脈者，內屬於臟腑，外絡於枝節。」經絡聯繫著人體的內臟和身體四肢，是人體活動的基礎所在。

《靈樞》中也提到：「經脈者，所以行血氣，營陰陽，濡筋骨而利關節者也。」認為經絡是運行氣血的通道，可調節陰陽二氣濡筋骨，使關節靈活。

《靈樞・九針十二原》中黃帝說道：「余欲勿被毒藥，無用砭石，欲以微針通其經脈，調其血氣，營其逆順出入之會。」透過使用九針來疏通經脈以代替藥石，即可以治療百病。

《黃帝內經》中的經絡理論奠定中醫經絡學說的基礎，自此之後，經絡學說便逐步完善，最終形成與中醫相匹配的經絡系統。

# 傳說中的醫祖

《黃帝內經》是後人假借人文始祖黃帝之名所作的一本書，全書以黃帝和岐伯一問一答的形式，總結了中國古代的醫療經驗和學術理論。

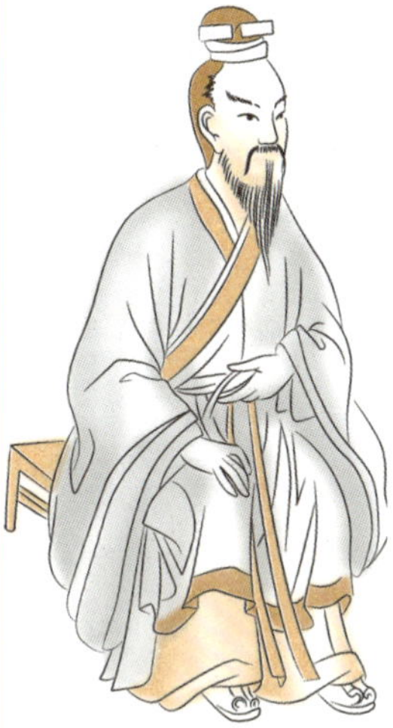

**岐伯**

雖然醫學在黃帝前便已存在，但岐伯仍然是當之無愧的醫祖，這位上古時代的神醫，集前人醫學之大成，對中國醫學的繼承與發展功不可沒。

**黃帝**

傳說黃帝與他的大臣發明了許多東西，他最大的創舉就是推翻了人人平等的母系制度，建立了私有制的父系社會，使人與人之間出現了階級。

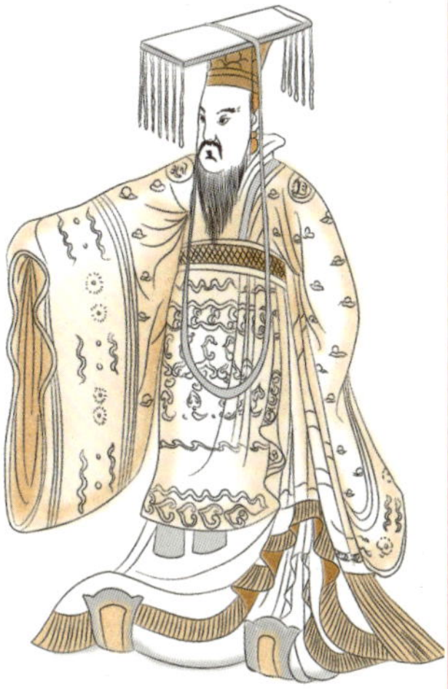

**岐黃**

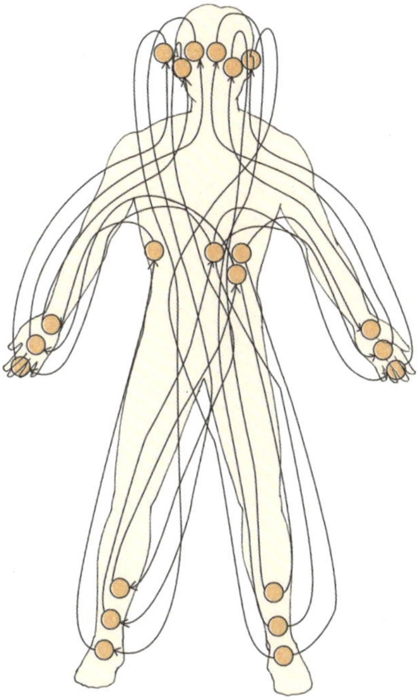

**《黃帝內經》中的經絡學說**

經脈是人體疾病產生的主要原因，也是疾病治癒的憑藉之術。

經絡不僅是氣血運行的通道，還可以調節陰陽二氣，滋潤筋骨。

透過針刺經脈疏能夠代替藥石，治療百病。

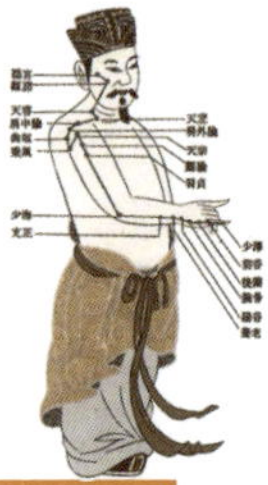

## 經絡的基礎理論

# 陰陽五行學說



經絡是中醫理論的基石，而中醫理論的基石是陰陽五行學說，所以想要了解經絡，就必須了解陰陽五行學說。

---

### 中國人眼中的宇宙

古人經過對各種自然現象的長期觀察，認識到宇宙間的一切事物，都存在著對立統一的兩個方面，於是用「陰陽」兩個字來概括它們。一般說，日常最容易見到的東西，也就是最先認識到的東西。日和月是古人最常見的天體，於是古人將白天的太陽定為「陽」，那麼，陰自然是與太陽相對的月亮了。這就是古人最初的陰陽觀念，當時，陰陽觀念是十分的樸素，僅指日光的向背。隨著後人觀察角度的拓展，觀察深度的增加，陰陽的思維而引申出若干相對的概念。

於是世間向上的、溫熱的、明亮的事物統稱為陽，世間向下的、寒冷的、灰暗的事物統稱為陰。陰陽五行學說認為任何事物都不是孤立、靜止的，而是在不斷地相生、相剋的運動中維持協調平衡。後來，這種世界觀與中醫相融合，逐漸成為中醫的基礎理論。

### 陰陽五行學與中醫的融合

中醫認為，自然界是人類生命賴以生存的外在環境，人類作為自然界的產物及組成部分，與自然是統一的整體，應當順應自然界的變化而變化，只有這樣才能與天地日月共存，達到頤養天年的最終目的。

陰陽學最早與中醫學相融合的經典理論非《黃帝內經》莫屬，《黃帝內經》認為，陰陽是對立統一的存在，是一切事物的根本法則，所以，想要治好病，就必須從根本法則的角度求得答案。人體疾病的產生和發展，也不會超出陰陽這個道理。如果我們想要掌握疾病的發展，探求疾病的本質，就必須探求人體的陰陽變化情況，即運用陰陽之間相反相成的關係來指導疾病的診察、辨識、預防和治療。

內經中除了將陰陽與中醫相融合，還將五行與學說應用於中醫。五行，是指金、木、水、火、土五類物質的運動。它是用來闡釋事物之間相互關係的抽象概念，其對應到人體就是，在人體內部臟器運轉正常的情況下有規律地活

# 中國人樸素的陰陽觀

## 陰陽屬性分類表

| | |
|---|---|
| 陽 | 運動的、外向的、上升的、溫熱的、明亮的、無形的、功能的、興奮的、推動的、溫煦的。 |
| 陰 | 靜止的、內守的、下降的、寒冷的、晦暗的、有形的、物質的、抑制的、凝聚的、滋潤的。 |

## 事物的陰陽屬性

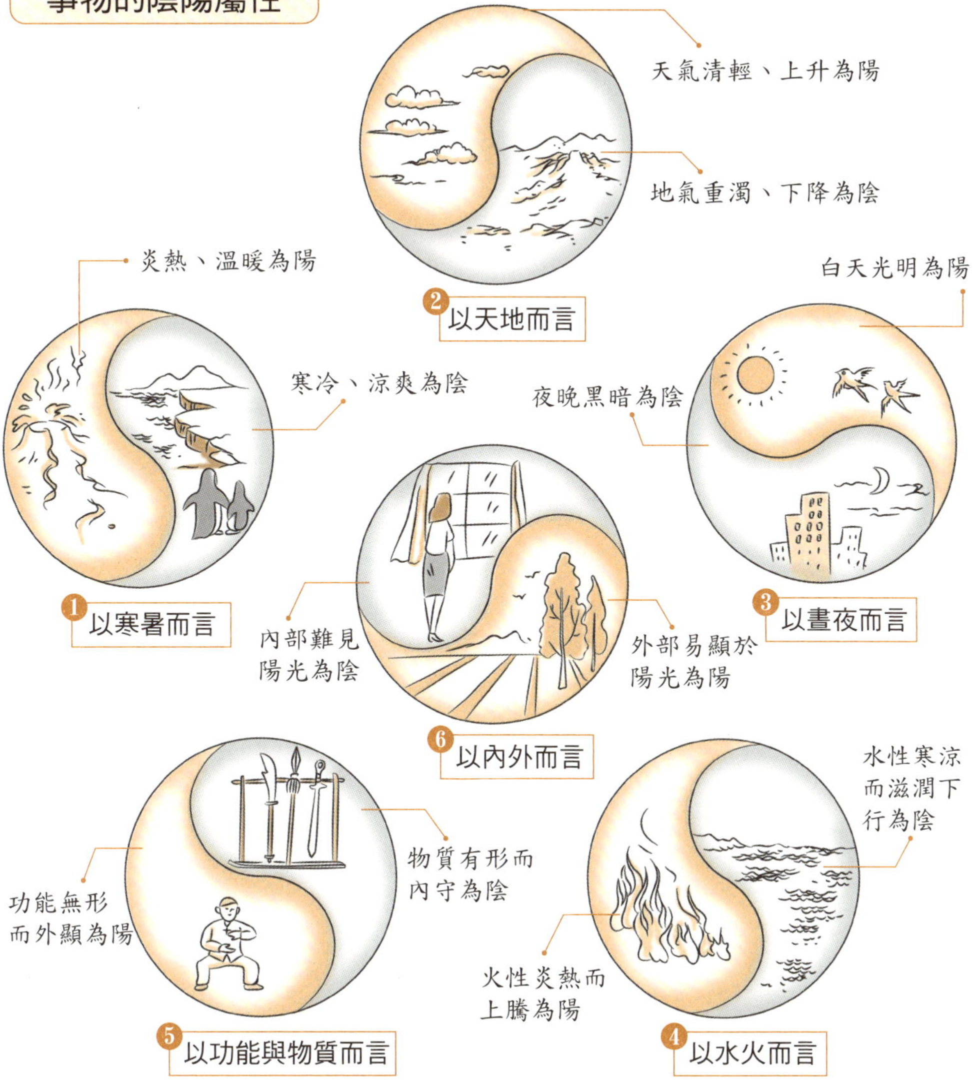
天氣清輕、上升為陽
地氣重濁、下降為陰
2 以天地而言
炎熱、溫暖為陽
寒冷、涼爽為陰
1 以寒暑而言
白天光明為陽
夜晚黑暗為陰
3 以晝夜而言
內部難見陽光為陰
外部易顯於陽光為陽
6 以內外而言
功能無形而外顯為陽
物質有形而內守為陰
5 以功能與物質而言
水性寒涼而滋潤下行為陰
火性炎熱而上騰為陽
4 以水火而言

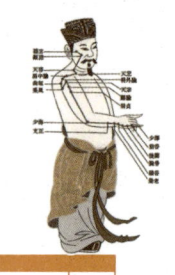

動，在病理上，便是對正常規律性的破壞。

## 經絡與陰陽

一生二，二生三，三生萬物。這句話很多人都知道，其中的「二」指的就是陰陽二氣。陰陽存在於世界的各個角落，經絡也不例外。

經絡講究陰陽，那些跟臟直接相連、與臟有很密切關係的經稱為陰經。相應的，那些跟腑直接相連、有密切關係的經稱為陽經。如同陽氣所代表的一樣，陽經在人體中也代表著那些積極的、向上的因素，陽經主要分布在人體的外側，起著護衛人體的作用。陰經則分布在四肢的內側，代表著較陰暗的層面。但是只有陰陽二氣相互作用才會有萬物的生成。無論是陰氣還是陽氣，任何一種的失衡都會引起人體的不適，因此要保持人體陰陽二氣的平衡。

陰陽學說貫穿在中醫學理論體系的各個方面，用來說明人體的組織結構、生理功能、疾病的發生發展規律，並指導著臨床診斷和治療。

## 經絡與五行

五行是中國古老的對世界構成元素的分類，五行分別是金、水、木、火、土。五行相生，其順序為：金生水、水生木、木生火、火生土、土生金。同樣的，五行又是相剋的，它們相剋的順序是：金剋木、木剋土、土剋水、水剋火、火剋金。

人體的經絡腑臟也有五行之分，其中金對應肺經、水對應腎經、木對應肝經、火對應心經、土對應脾經。腑臟之間也有相生相剋之說，比如：心屬火，火具有陽光、生命、溫和等象徵意義，而心的功能是為血液運行全身提供動力，相當於人體中的太陽一般為萬物生長提供動力。而肝屬木，木生火，人體胚胎第8～12周的主要造血器官為肝臟，它在人類生命之初就提供了養分。

五行學說用五行之間的生、剋關係來闡釋事物之間的相互關係，認為任何事物都不是孤立、靜止的，而是在不斷地相生、相剋的運動中維持協調平衡的。這一學說在中醫學的應用，主要是以五行的特性來分析研究身體的臟腑、經絡、生理功能的五行屬性和相互關係，以及闡釋它們在病理上的相互影響。因此，五行學說在中醫學中既用做在理論上的闡釋，又具有指導臨床的實際意義。

# 陰陽失調產生疾病

正常情況下，陰陽對立統一運動有度、有序、適時、當位、和諧；如果陰陽運動失度、失時、失序、錯位、失去和諧，這樣便是陰陽失調了。

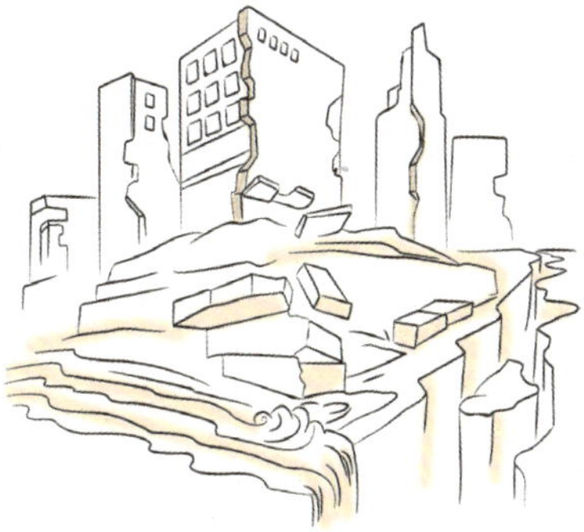

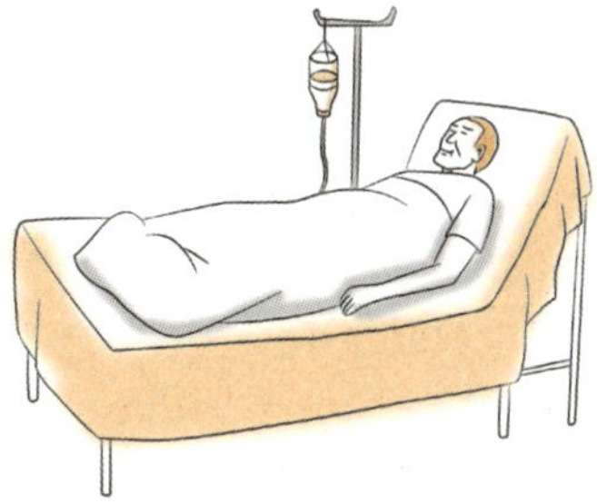

| 自然界 | 人體 |
| --- | --- |
| 產生災害（旱，澇） | 產生疾病 |

**失度、失時、失序、錯位**

↓

**陰陽失調**

從根本上來說，疾病的本質是「陰陽失調」，是陰陽和諧受損害的結果！

陰陽失調的基本表現：「寒」、「熱」

**陰陽失調，主要是指：**

●陰／陽的過剩——陰盛／陽盛；●陰／陽的不足——陰虛／陽虛

陽過剩＝陽盛；陰過剩＝陰盛；陽不足＝陽虛；陰不足＝陰虛

「陽虛則（外）寒；陰虛則（內）熱；陽盛則（外）熱；陰盛則（內）寒」。

**「寒」、「熱」是陰陽失調的基本特徵和表現！**

**從自然現象和生活體驗看：**

●夏天＝陽盛，陰相對不足—熱；●冬天＝陰盛、陽相對不足—寒。

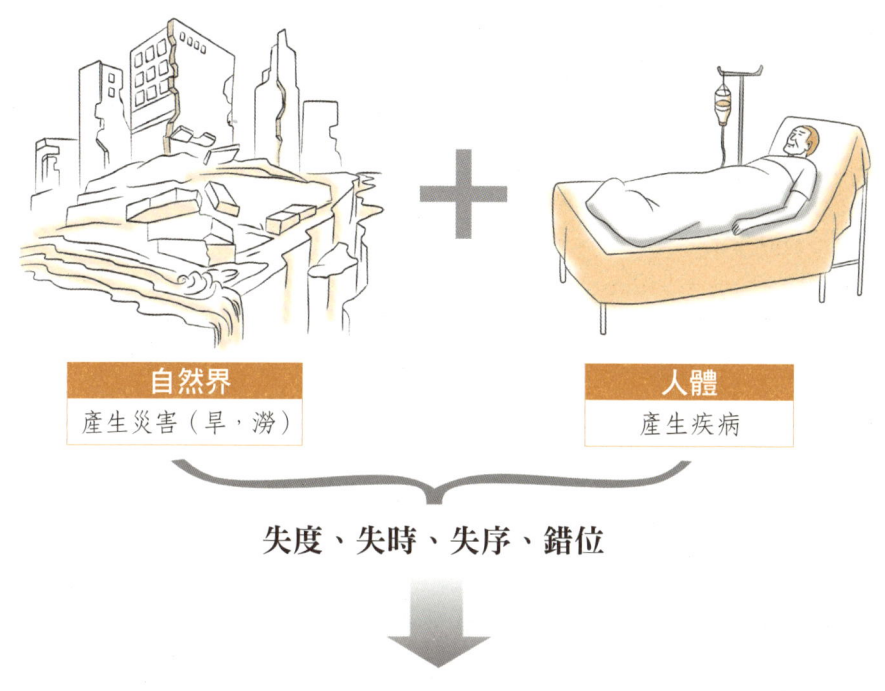

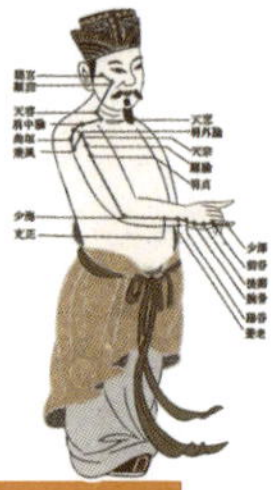

經絡臟腑理論

# 人體就如國家

人體就像是一個國家，而人體內的五臟六腑就是負責國家運行的各個組織機構。而經絡是連接五臟六腑的通道。



## 人體的五臟

中醫將人體五臟複雜的人體生命活動，歸納為五個相互聯繫著的系統，這樣就把複雜的人體簡單地比喻成了一個國家。

心臟是人體中最重要的器官，相當於統治一個國家的君主。不但統領全身，還主管全身血液循環和神經活動。人們可以看到小腸、血脈、頭面、口舌等的活動表現與心的關係密切，於是就將它們統統納入這個系統中。

肝主管人體的精神情緒活動，相當於君主身邊的宰相，是人體這個國家的謀略之官，人體社會是否協調，由它全權負責。在這個宰相府中的直接成員有膽、筋、爪甲、眼等。

脾是人體消化吸收和消化食物的主要器官，是人體的倉廩之官，人體的後勤部長。這個部門中的直接成員有胃、四肢、肌肉、唇、口等。

肺在胸中，主管人體的呼吸活動和免疫功能，兩片肺葉覆蓋於心之上，保護著人體的心臟和相關臟腑，就像護衛國家的將軍，於是肺為將軍之官，這支軍隊中的直接成員有大腸、皮膚、面、鼻子、喉嚨等。

腎為水臟，腎中精氣的氣化作用對人體津液代謝具有主持和調節作用，是人體生命的關鍵，相當於使王廷井然有序的工部侍官。它的直接成員有膀胱、骨頭、髓、腦、毛髮。

## 人體的六腑

六腑，即膽、胃、小腸、大腸、膀胱、三焦。各個器官的功能是：飲食入胃，經胃的腐熟，下移小腸，進一步消化並泌別清濁，吸收其中的精微物質，大腸接受小腸中的食物殘渣，吸收其中的水分，其餘的糟粕經燥化與傳導作用，排出體外，成為糞便。在此過程中，膽排泄膽汁入小腸，以助消化。三焦不但是傳化的通道，更重要的是主持諸氣，推動傳化功能的正常進行。

五臟六腑並非孤立，經絡運行氣血物質，溝通內外上下，聯繫臟腑器官傳導資訊命令，調節臟腑器官機能活動等，以形成有機、能動、和諧的整體。

# 五臟六腑的具體化

《黃帝內經》中最重要的理論之一就是五臟和六腑，它們之間就如同一個國家，下面加以具體說明。

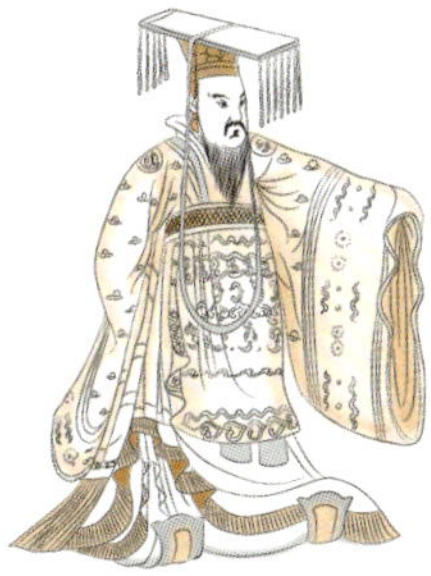

心臟：是人體中最重要的器官，相當於統治一個國家的君主。

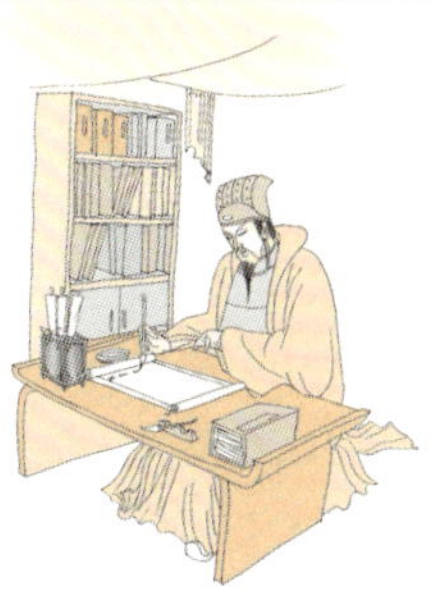

肝：相當於君主身邊的宰相，是國家的謀略之官。

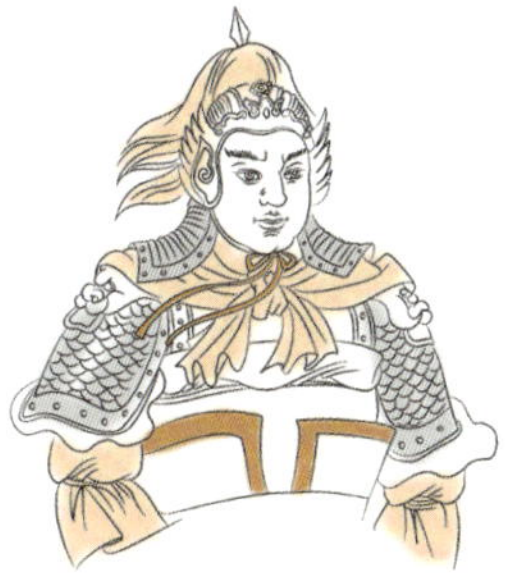

肺：在胸中，主管人體的呼吸活動和免疫功能，為將軍之官。

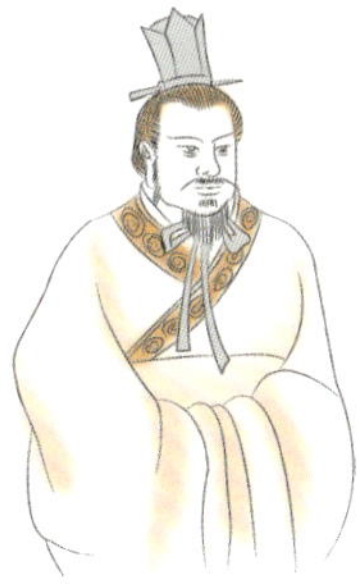

脾：是人體消化吸收和消化食物的主要器官，是人體的倉廩之官。

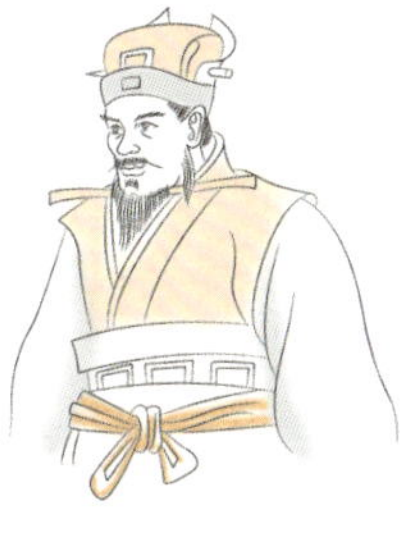

腎：對人體津液代謝具有主持和調節作用，相當於使王廷井然有序的工部侍官。

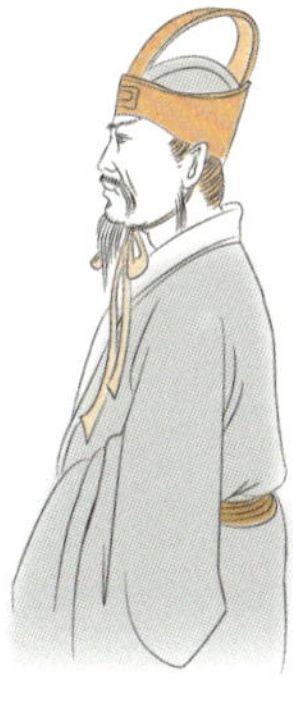

三焦：分為上焦、中焦、下焦，是人體的決瀆之官。

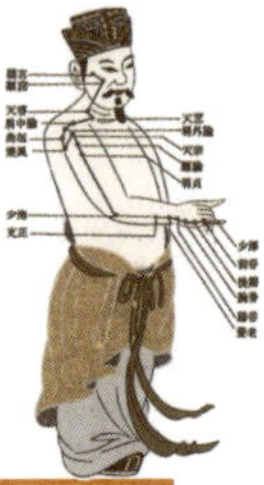

## 由經絡尋脈絡

# 扁鵲與《脈經》



在中醫裡，經絡最常用的應用之一就是切脈，下面就介紹脈診的產生和發展，由此也可以明瞭經絡的作用。

### 名醫扁鵲

在中醫裡，大夫經常透過把脈來治病，這裡的「脈」就是經絡，而提到脈診，就不得不提戰國時代的名醫扁鵲。

相傳，扁鵲生活在戰國時代，本來姓秦名越人，但由於醫術精湛，所以人們就用傳說中的上古軒轅時代的名醫「扁鵲」的名字來稱呼他。扁鵲曾雲遊各國，不但為君侯看病，也為百姓除疾，可謂名揚天下。他無所不通，曾在邯鄲為婦女看婦科病；在洛陽專治老年病；在秦國又做了兒科大夫，但不論在哪裡，都是聲名大震。後來因為替秦武王治病，秦太醫令李醯心懷妒忌而將其殺害。

相傳扁鵲看病行醫有「六不治」原則：一是依仗權勢，驕橫跋扈的人不治；二是貪圖錢財，不顧性命者不治；三是暴飲暴食，飲食無常者不治；四是病深不早求醫者不治；五是身體虛弱不能服藥者不治；六是相信巫術不相信醫道者不治。扁鵲在總結前人醫療經驗的基礎上創造總結出：望（看氣色）、聞（聽聲音）、問（問病情）、切（按脈搏）的診斷疾病的方法。在這四診法中，扁鵲尤擅長望診和切診。

### 切脈神醫

有一次，扁鵲路過虢國，聽見人們議論太子死了。他根據大家談論的病情，迅速做出判斷，認為太子可能患了屍厥症，類似今天的休克或假死。於是，扁鵲急忙趕到王宮，要求給太子治病。他仔細觀察太子的臉色，又摸了太子的脈搏，然後讓弟子針刺太子的「百會穴」及其他相關穴道，並且替他熱敷，過了幾個時辰，太子終於清醒過來。透過此事，可以看到扁鵲在切脈方面造詣很深。

根據《史記》記載，扁鵲最初診脈時無固定部位，凡有淺表動脈部位，都可診循，以後才改為以寸口切脈為主。他發明的寸口實際上是人體經脈匯合

# 四診之首

## 扁鵲其人

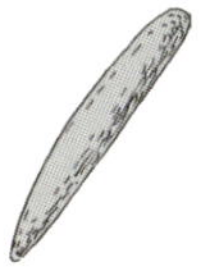

**①扁鵲即砭石**

日本學者森田三郎在《史記・扁鵲倉公列傳譯注》中說，扁鵲就是砭石的假託。按照這種說法，假託為砭石的扁鵲應比黃帝更為古老。

**②扁鵲是鳥人**

出土於山東微山縣兩城山的東漢畫像石及濟南大觀園畫像石上，半鳥半人的神物手中拿著砭石正在為人治病的場面，說明其精通絡脈醫術。劉澄中教授透過考證認為，他就是上古時期的扁鵲，即岐伯。

**③扁鵲是神醫**

扁鵲是黃帝時代的神醫，以後各代皆將良醫譽稱為扁鵲，秦越人亦因此而被稱為扁鵲。

**④扁鵲是秦越人**

《史記・扁鵲倉公列傳》中說，扁鵲是戰國時代的秦越人。

**⑤扁鵲是指學他國醫術的人**

扁鵲是學印度醫術的中原人或「烏有先生（指虛擬的人名或事物）」。

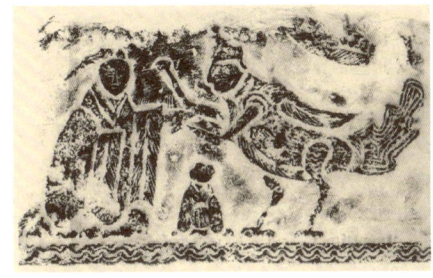

黃帝　　岐伯(扁鵲)

## 十二經脈與三部

在脈診法中，相傳扁鵲發明了三部九候診法，下面說明十二經脈分屬寸、關、尺三部的診脈之法：

手少陰心經、手太陽小腸經五行屬火(君火)，與左手寸部關聯。

足厥陰肝經，足少陽膽經五行屬木，與左手關部關聯。

足少陰腎經，足太陽膀胱經五行屬水，與左手尺部關聯。

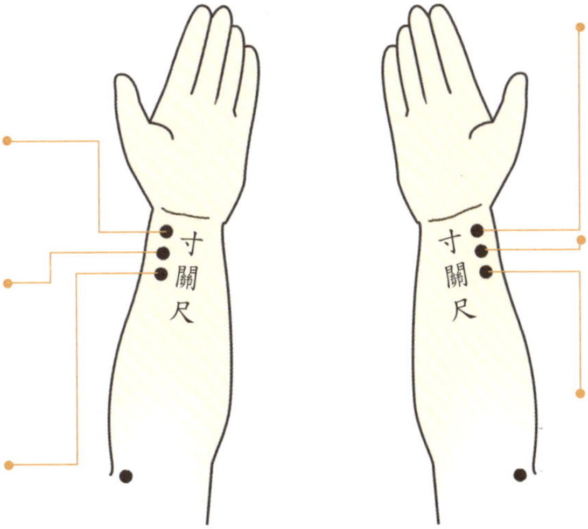


手太陰肺經，手陽明大腸經五行屬金，與右手寸部相關聯。

足太陰脾經，足陽明胃經五行屬土，與右手關部相關聯。

手厥陰心包經，手少陽三焦經五行屬火（相火），與右手尺部相關聯。

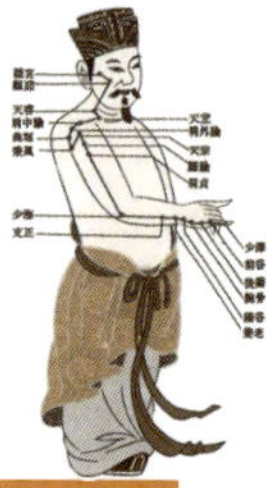



之處，五臟六腑之氣皆匯於此，所以五臟六腑氣血的變化均可從寸口反映出來。切診寸口可以了解人體氣血運行情況。由他發明的寸口切脈法一直沿用到今天。

## 脈學專家

扁鵲之後，晉代又出了一位脈學專家王叔和，他生活在三國到西晉的亂世，由於他對脈學頗有研究，慢慢也治好了許多疑難病人，也因而聲名大噪，後被選為魏國少府的太醫令，在魏國少府，他閱讀了大量的藥學著作，為攀登醫學高峰奠定了堅實的基礎。

王叔和在醫學方面主要有兩大貢獻，一是整理因兵火散失的張仲景著作《傷寒雜病論》。身為太醫的王叔和十分推崇張仲景的學術思想，深知該書的價值，便不遺餘力，四處收集，加以整理，重新進行編排，將之分為《傷寒論》和《金匱要略》，使《傷寒雜病論》得以保存並流傳。二是著述中國第一部完整而系統的脈學專著——《脈經》。《脈經》是王叔和經過幾十年的精心研究而寫成，此書不但吸收了扁鵲、華佗、張仲景等古代著名醫學家的脈診理論學說，而且結合了自己長期的臨床實踐經驗，使脈學正式成為中醫診斷疾病的一門科學。

## 《脈經》中的創新

在《脈經》這部書中，王叔和對脈學的描述和闡釋深刻而細緻，表現出其對於脈學的深厚造詣。他將脈象分為24種，其中對於每種脈的特點、病症等都描述得十分貼切，語言生動準確，非常實用，並與正常人的脈象做了比較和區別。

此外，王叔和將前人的三部九候診脈法歸納整理，又大膽創新，將這種方法改作了「獨取寸口」的寸口脈診斷法，只需察看雙側的寸口脈，便可以準確地知曉人身的整體狀況。這一重大的改革，從表面上看是將診法簡單化了，但實際上，這是在對於醫理深刻地推演之後才有可能做到的一種創新，豐厚的醫學知識和大量的臨床經驗才是革新的根本，而且此法至今仍在沿用，幾千年來屢試不爽，經得起時間的考驗，這一重大成功是大膽識與大學問的結晶。另外，他還強調診脈時要注重患者的年齡、性別、身高、體型、性格等不同因素，不可一成不變，不能脫離實際情況。

以上對扁鵲和《脈經》的介紹，說明了經絡在中醫發展中佔有重要的地位，至今仍是中醫從業者需要掌握的內容。

# 十二經脈流注圖

寸口，也稱脈口、氣口。是人體十二經脈之氣總匯合處，是手太陰肺經經脈的搏動處。

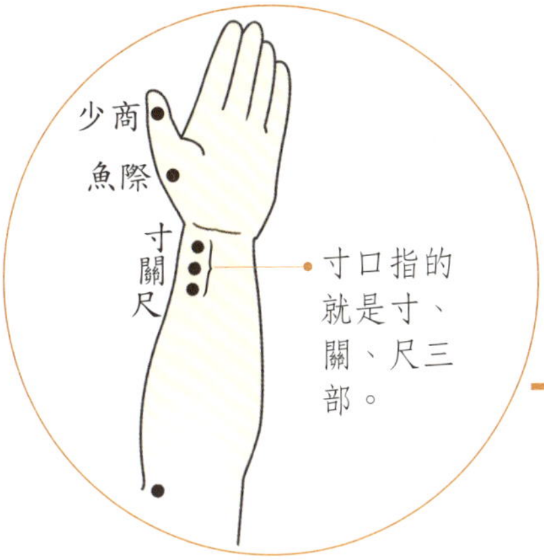


寸口指的就是寸、關、尺三部。

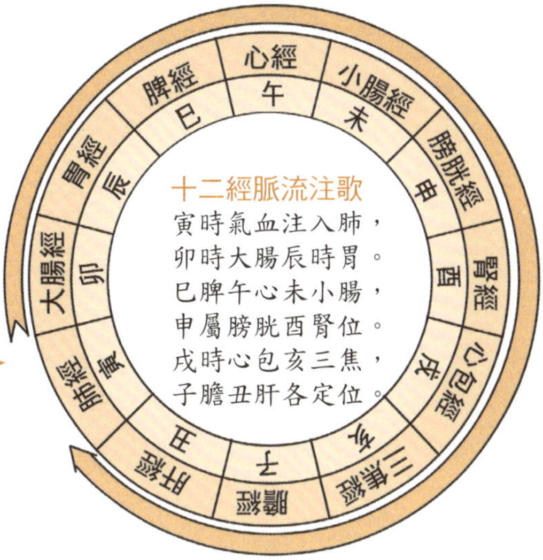


寅時氣血注入肺，
卯時大腸辰時胃。
巳脾午心未小腸，
申屬膀胱酉腎位。
戌時心包亥三焦，
子膽丑肝各定位。

## 脈氣運行圖

三顆黃豆的力度切診肺脈。

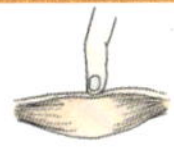

六顆黃豆的力度切診心脈。

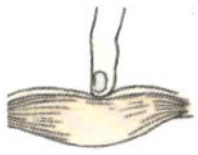

九顆黃豆的力度切診脾脈。

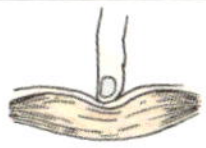

十二顆黃豆的力度切診肝脈。

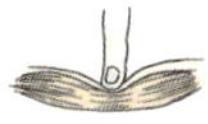

按至骨骼

按至骨骼切診腎脈。

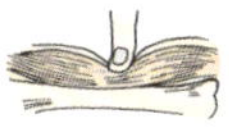

## 王叔和六部臟腑配屬圖示

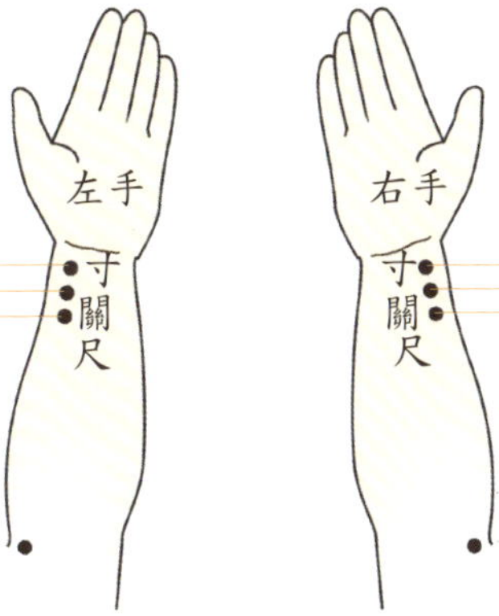
心經與小腸經，心為裡，小腸為表。
肝經與膽經，肝為裡，膽為表。
腎經與膀胱經，腎為裡，膀胱為表。
肺經與大腸經，肺為裡，大腸為表。
脾經與胃經，脾為裡，胃為表。
命門與三焦，命門為裡，三焦為表。

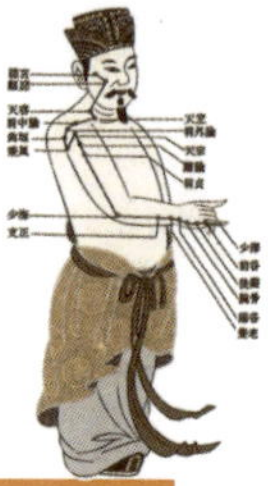



針灸經絡

# 皇甫謐與《針灸甲乙經》

在經絡的發展歷程中，不得不提皇甫謐及其著作《針灸甲乙經》，此書被稱為「中醫針灸學之祖」，為後世針灸經絡治病樹立了典範。

## 針灸療法創始人

人生病的主要原因之一是經絡不暢通，想要經絡暢通，針灸就是其中最主要的方法之一。提起針灸，就不得不提起被稱為「針灸之祖」的皇甫謐，及其所著的《針灸甲乙經》。

皇甫謐生活於東漢末西晉初，從小就有志於醫學，自己讀了許多醫書，對針灸學尤其感興趣。但由於參考書奇缺，這給皇甫謐編撰工作帶來很大困難。然而值得慶倖的是，皇甫謐沒有因為困難而感到挫折。他用百折不撓的精神，設法借來了需要的醫書，經過窮搜博采，獲得了大量的資料。他把古代聞名的三部醫學著作《素問》、《針經》、《明堂孔穴針灸治要》纂集起來，加以綜合比較，並結合自己的臨床經驗，終於寫出一部為後世針灸學樹立了典範的巨著——《黃帝三部針灸甲乙經》，也稱《針灸甲乙經》，簡稱《甲乙經》。他一生以著述為業，在醫學史和文學史上都負有盛名，除了《針灸甲乙經》外，他還編撰了《帝王世紀》、《列女傳》、《元晏先生集》等書。

## 《針灸甲乙經》

皇甫謐所著的《針灸甲乙經》，共分十卷，128篇。其中主要講了臟腑、經絡、俞穴、病機、診斷、治療等，校正了當時的俞穴總數的穴位654個，記述了各部穴位的適應症和禁忌症，說明了各種操作方法。晉代以後的許多針灸學專著，大多是以此書為基礎，加以編寫的。唐代的醫署更是把它作為醫生必修的教材。直至現在，中國的針灸療法，雖然在穴名上略有變動，而在原則上均本於它。1600多年來，它為針灸醫生提供了臨床治療的具體指導和理論根據，被人們稱作「中醫針灸學之祖」。

此書也傳到國外，受到各國，特別是日本和朝鮮的重視。西元701年，在日本法令《大寶律令》中明確規定把《針灸甲乙經》列為必讀的參考書之一。足見皇甫謐的《針灸甲乙經》影響之深遠。

# 世界針灸學之祖

## 皇甫謐著《針灸甲乙經》

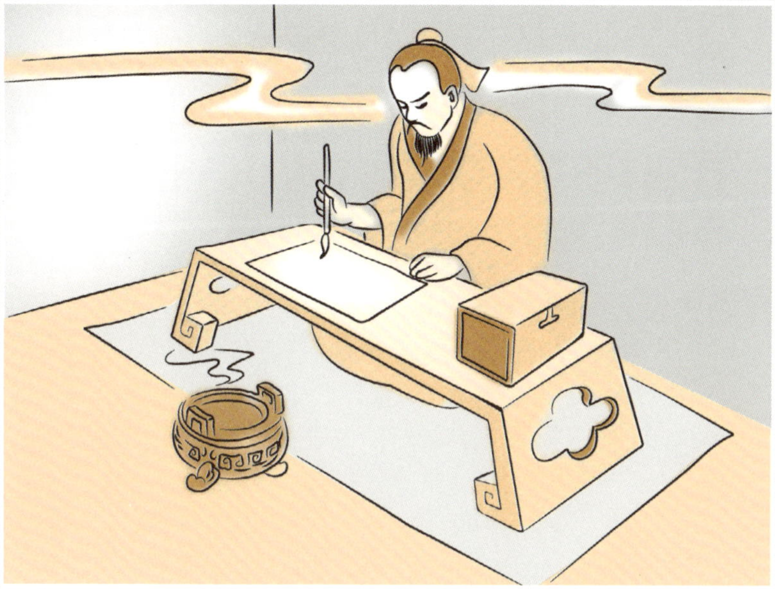

皇甫謐，字士安，自稱玄晏先生。編著中國第一部針灸學的專著《針灸甲乙經》，書中對經絡學說進行了比較全面的整理研究，成為後世針灸學說的理論依據。

## 《針灸甲乙經》的成書

**《黃帝內經・靈樞》**

**《黃帝內經・素問》**

**《明堂孔穴針灸治要》**

→

《針灸甲乙經》原名《黃帝三部針灸甲乙經》，共十卷，128篇。書中不僅校訂了當時的俞穴總數，還記述了各部穴位的適應症和禁忌症，並說明了各種操作方法。

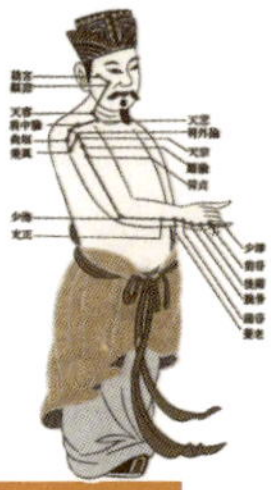

經絡與俞穴

# 王惟一的經穴銅人



針灸銅人是古人認識經絡的一種教具。古代針灸大夫出師，都必須透過針灸銅人這一關，如果針灸位置正確，穴位就會流出水銀。

---

針灸銅人的塑造者是北宋醫學家王惟一。王惟一，又名惟德，是宋仁宗和宋英宗兩朝醫官，對針灸學頗有研究。不僅製造了針灸銅人，還將銅人的穴位功效編著成書，書名為《新鑄銅人俞穴針灸圖經》。

## 針灸銅人的誕生

在宋代，針灸學非常盛行，但針灸古籍資料多而不精，還有不少錯誤。不少醫生由於偏信古籍，導致了大量誤診病例的出現。於是王惟一奉皇帝之命，編繪規範的針灸圖譜及鑄造標有十二經循行路線及穴位的銅人，以統一針灸諸家之說。

王惟一在西元1027年鑄成了兩座針灸銅人。這兩個銅人用精製的銅鑄成了173公分左右的人體，被鑄成前後兩部分，利用特製的插頭可以進行拆卸組合，人體中裝有模擬臟腑，人體表面刻有十二經絡以及354個穴孔，孔內裝滿水銀，外封黃蠟，以防水銀流出。

這兩座銅人在臟腑的布局、經絡的循行、穴位的精確等方面，不僅科學性強，也展現當時高水準的人體美學和鑄造工藝。皇帝看了愛不釋手，將一座銅人放在宮裡供鑑賞。另一座銅人放在醫官院，讓醫生們學習參考。

## 《新鑄銅人俞穴針灸圖經》

王惟一把概念不統一的針灸學著作，加以去蕪存菁，編寫成《新鑄銅人俞穴針灸圖經》這本書，全書共分為三卷，書中詳述各個針灸穴位間的距離長短、針刺的深淺尺度以及主治病症。並「以銅人為式，分臟腑十二經，旁注俞穴」的研究方法，將十二經脈及354個穴位，按十二經脈的關係聯繫起來，用直觀的方法記錄和描繪，只要按照圖就可以查到所需用的穴位，按照穴位可查到所治之病症，是中國古代針灸典籍中一部很有價值的針灸學專著。

王惟一是宋代傑出的針灸學家和醫學教育家，其銅人的鑄造和《新鑄銅人俞穴針灸圖經的編寫》，對當時的醫療教學和醫官考試中起了很大的作用，為統一和發展中國針灸學做出很大貢獻。

# 神奇的針灸銅人

## 針灸銅人的構成

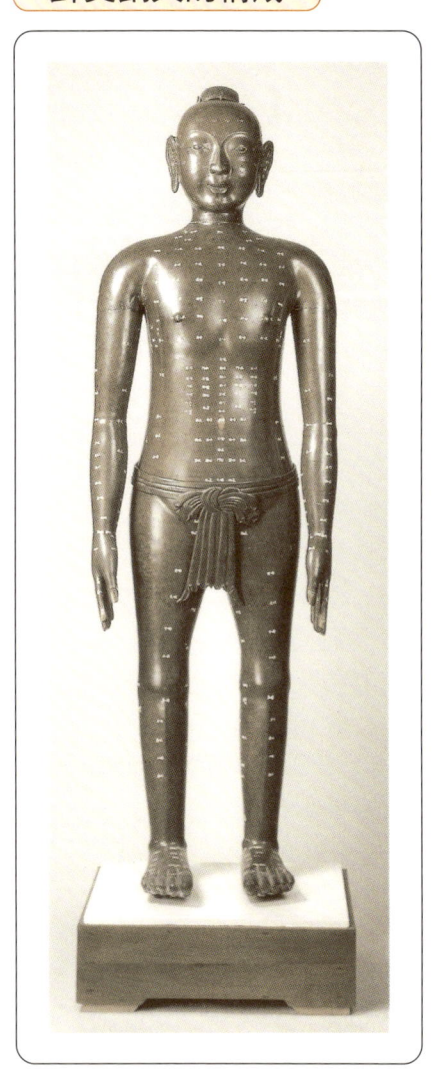

高度：針灸銅人的原型是一個青年男子，身高173公分左右。

354個孔穴：孔內裝滿了水銀，外封黃蠟，如果刺中，就會流出水銀。

模擬內臟：銅人的身體裡有木雕的五臟六腑和骨骼，這些體內的臟腑器官被工匠們雕刻得栩栩如生。

十二經絡：標有詳細又準確的十二經循行路線。

### 最早的解剖教學

最神奇的是，這個針灸銅人不僅應用於針灸學，同時也可用於解剖教學，這比西方的解剖醫學早了近800年。針灸圖經和針灸銅人是不可分割的一個整體，只有按照針灸圖經上的穴位說明才能「讀懂」針灸銅人。

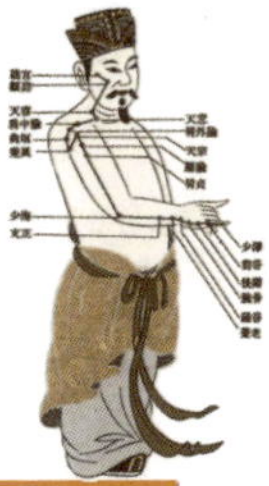

打通經絡的修煉

# 內丹氣功



氣功是中國傳統醫學寶庫的一顆瑰麗的明珠，而經絡、穴位、氣血學說就是構成這顆明珠最基本的材料。

---

氣功是中國傳統醫藥學的一個重要組成部分。《黃帝內經》中，對氣功鍛鍊的方法、理論和治療效果等內容，都有記載。可見，在春秋戰國時期以前，氣功已成為一種重要的醫療保健方法。從中醫發展史上看，中國歷代醫家對氣功都很重視。著名的「五禽戲」，相傳就是漢代名醫華佗所創，流傳到今天仍被氣功愛好者所喜愛。

## 氣功的產生

一般練習過氣功的人都知道，練習氣功會產生氣感。所謂氣感，是指練氣功或意念集中在身體某部分時會產生的熱、麻或癢的感覺。氣感的成因尚未被研究出來。有理論認為氣功是幻覺，但幻覺並非無意義，它是以模擬的感覺訊號取代真實訊號，驅動自律神經中的修補神經而達到健身的目的。

氣功的產生就與這種氣感有關，古人在得病時，通常會出現經絡氣感，於是就用皮骨突出處撞擊樹木，感受到氣感沿肢體循行，病癒後認為是氣感的循行將身體上的疾病治好了，於是病人在樹旁打坐，反覆修習，企求得到氣感，以便治好疾病，這就是最早出現的氣功。此後氣功在經絡俞穴的發展基礎上，不斷創造出新的功法，以達到練功化氣、強身健體的目的。

## 氣功與經絡

修習氣功能夠疏通經絡，許多氣功功法都是在經絡學說的影響下，依據氣功原理編創的。明代醫藥學家李時珍在《奇經八脈考》中就反覆強調奇經八脈對於練功和診病的重要性，針灸學家楊繼洲在《針灸大成》中指出了任督二脈與練功的密切關係，認為許多功法雖然有種種不同，但都離不開任督二脈。可見氣功與經絡相互影響、相互促進、密不可分。

修習氣功還要找對經絡上的俞穴，它們是治療人體疾病的藥囊，亦是人體各交叉系統的康復中心，無論是想要治病強身，還是開發人體潛能，都必須透過這些俞穴。這對於我們今天修習氣功功法或者鍛鍊身體都具有指導的作用。

# 練習氣功的方法

練氣功之法，就是要在調息、調身、調心上下工夫。調心就是自覺控制意識活動，是氣功鍛鍊的中心環節；調息就是自由控制呼吸；調身就是調整形體，使自己的身體符合練功姿勢。

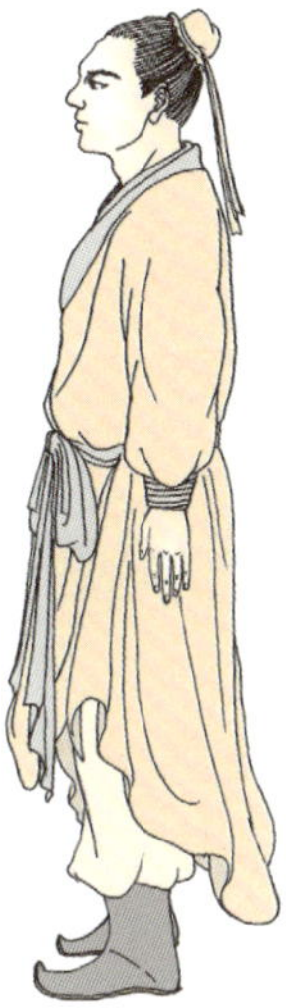

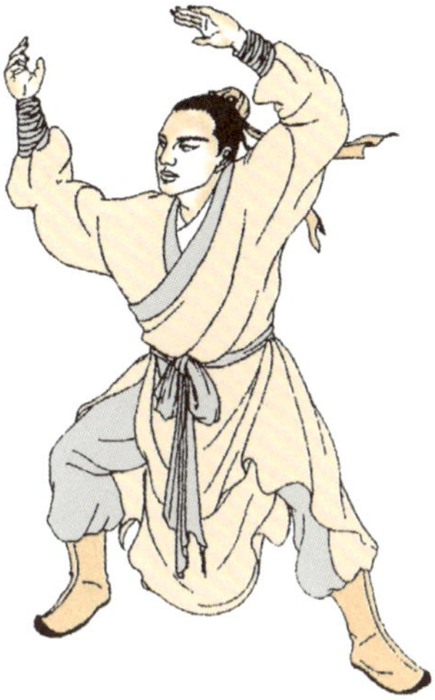

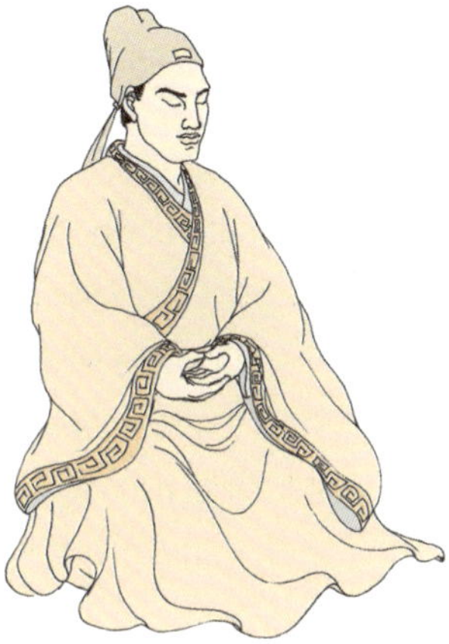

**調息**

基本的要求是「細、靜、勻、長」，逐步達到無聲無息。

**調身**

調身一般分行、立、坐、臥、做。五種情況都必須與調心和調息配合進行。

**調心**

就是要做到「清心寡欲」，排除雜念，達到「入靜」狀態。

**練習氣功的要領**

- 動靜相輔，順乎自然。
- 練意練氣，意氣合一。
- 情緒平衡，心情舒暢。
- 循序漸進，勿急求成。
- 練養相兼，密切結合。
- 固定功法，功時適宜。

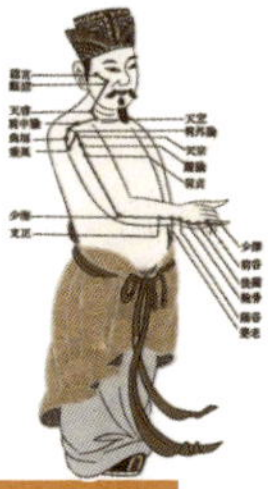



## 李時珍論奇經

# 《奇經八脈考》

提起李時珍，我們第一個想到的就是他歷時27年寫成的《本草綱目》，其實，除了這本書外，李時珍還寫過一部重要的書籍《奇經八脈考》，彌補前人的缺失。

---

### 李時珍與《本草綱目》

李時珍是明朝人，出生於湖北的一個醫藥世家，少年時代，他便跟隨著父親和哥哥採集草藥，聽父親講解各種草藥的藥性和藥效。成年後，更是苦讀醫書，收集各種藥物，不久，醫術便遠近馳名。後來，李時珍感到歷代的藥物學著作存在不少缺點，不僅分類雜亂，內容謬誤，還漏載了許多藥物，認為有重新整理和補充的必要。於是在《證類本草》的基礎上，經過27年的努力，參考了800多種著作，三易其稿，終於在萬曆六年（西元1578年）編成了《本草綱目》。

《本草綱目》問世後，很快在中國流傳起來，對後世的影響巨大，至今仍是一部有重大學術價值的古代科學文獻。李時珍除了著有《本草綱目》外，還著有《瀕湖脈學》、《奇經八脈考》等，流傳甚廣。此外，還有《脈學考證》、《白花蛇傳》，可惜今已失傳。

### 李時珍的經絡學說

我們對李時珍的認識多從《本草綱目》開始，他是公認的藥王。李時珍一生博覽群書，專心醫學，對中草藥有較深的見解，也對經脈有一定的研究。

《奇經八脈考》是李時珍所著的一本專門講經脈的書，首刊於西元1578年。當時醫家大多看重於十二經絡的研究，對奇經八脈並不重視，也沒有對奇經八脈的詳細論述，李時珍看到了這一點，在考證前人研究成果的同時，結合自己的觀點，寫成此書。

這本書對每條奇經的循行和疾病，都進行了系統的歸納和總結，書中認為，人的身體經脈有正有奇，手三陰、手三陽，足三陰、足三陽為十二正經；陰維、陽維、陰蹻、陽蹻、衝、任、督、帶為八奇經。奇經部受制於十二正經，沒有表裡配合，所以稱為奇經。正經人人都知道，可是，奇經卻容易被人忽視，因此本書薈萃諸家之說成為一書，彌補了醫學空白。

# 奇經八脈的名稱

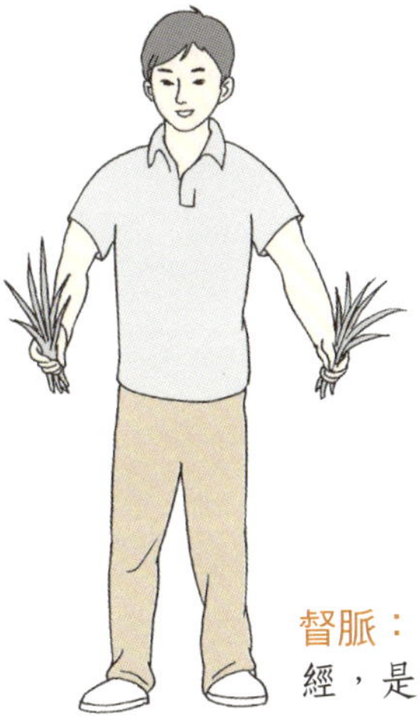

督脈：我統率諸陽經，是陽脈之海。

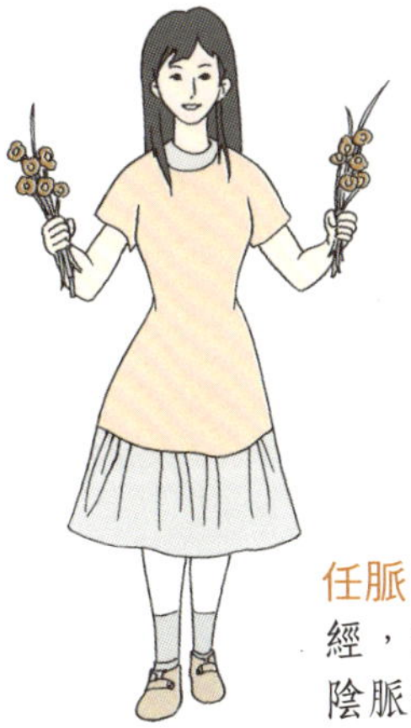

任脈：我統率諸陰經，還主胞胎，是陰脈之海。

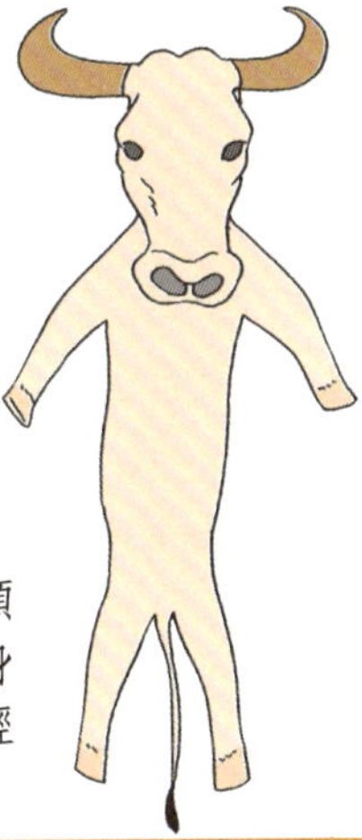

衝脈：我從頭至足貫穿一身之要衝，是經絡之海。

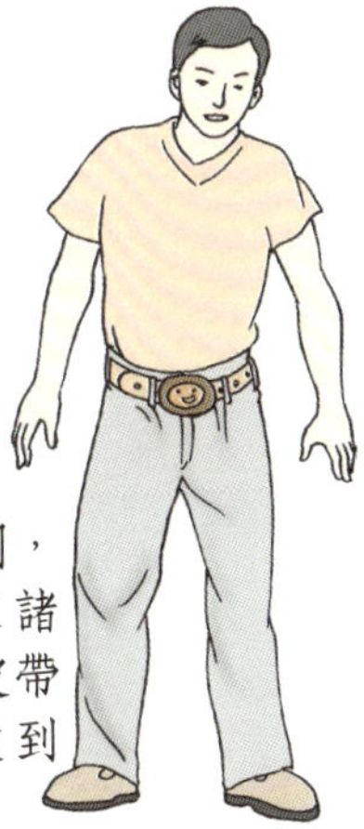

帶脈：我環腰一周，像皮帶一樣約束諸經。如果主人的皮帶勒緊，就能刺激到我。

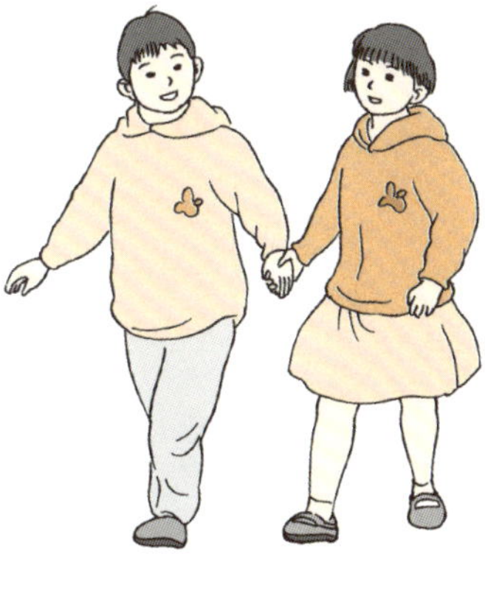

陽蹻與陰蹻：矯健善走，行動敏捷，都是我們的功勞。

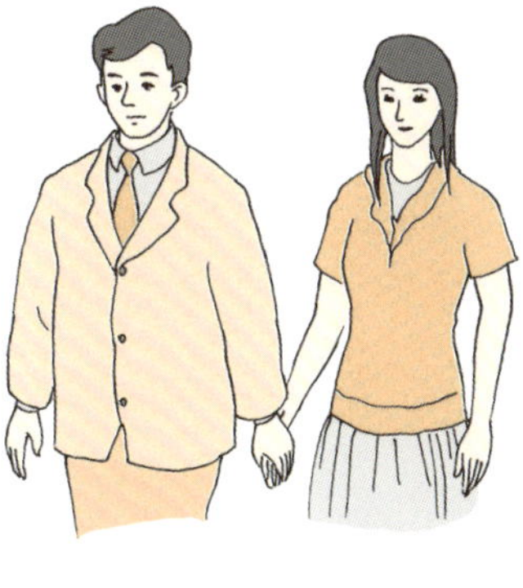

陽維：諸陽經都是我的好朋友，我是他們的調解員。

陰維：諸陰經都是我的好朋友，我是她們的調解員。

# 中國經絡發展史

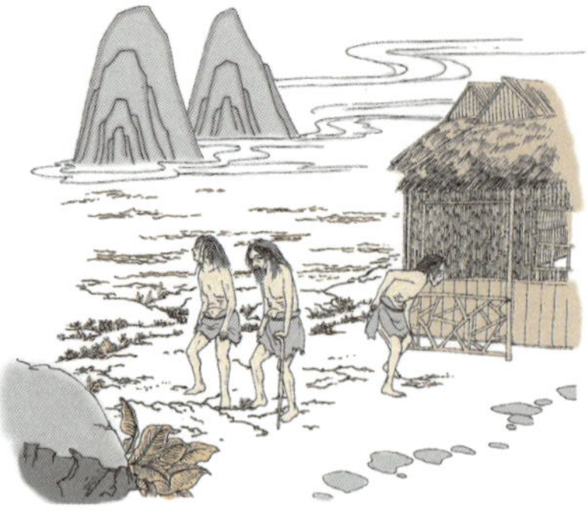

新石器時代，就已經發現經絡，並且能用針砭、灸法等治療疾病。

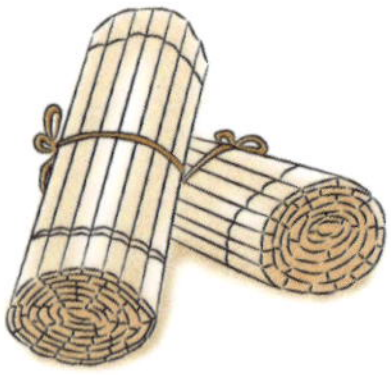

春秋戰國時期，《黃帝內經》、《脈法》等大量中醫針灸著作的出現，說明在此時，經絡就有了理論依據。

上古時期　夏商周時期　春秋時期　秦漢時期

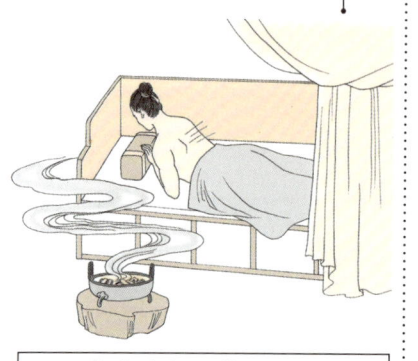

殷商時期，針灸、熱熨、按摩都有所發展，並且發明了青銅針。

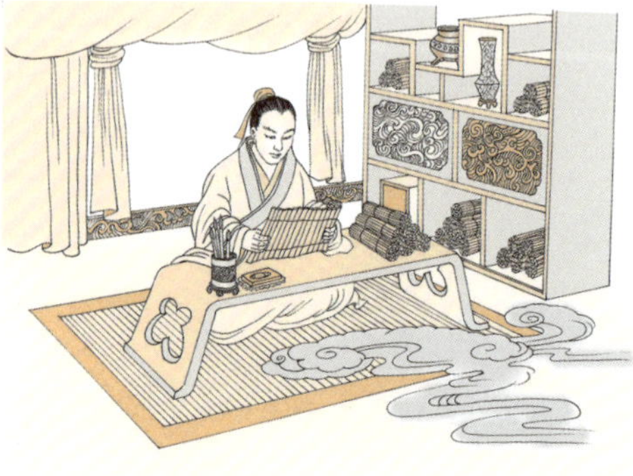

秦漢時期，託名扁鵲所著的《難經》完善了奇經八脈理論，闡釋了十二原穴、十五別絡等理論，充實了取穴原則。

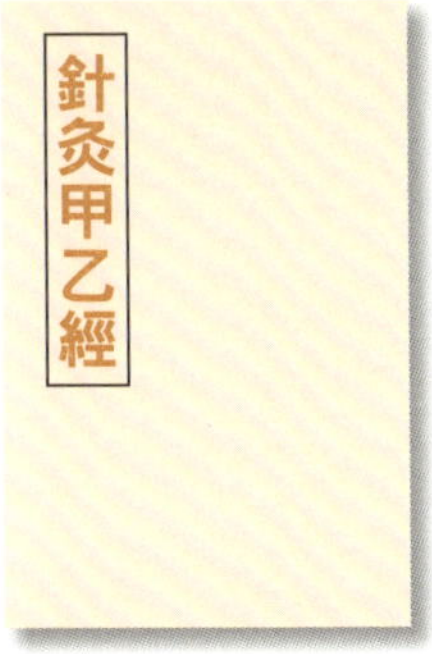


兩晉時期，皇甫謐所著的《針灸甲乙經》，總結了前代的針灸經絡理論，載穴349個。

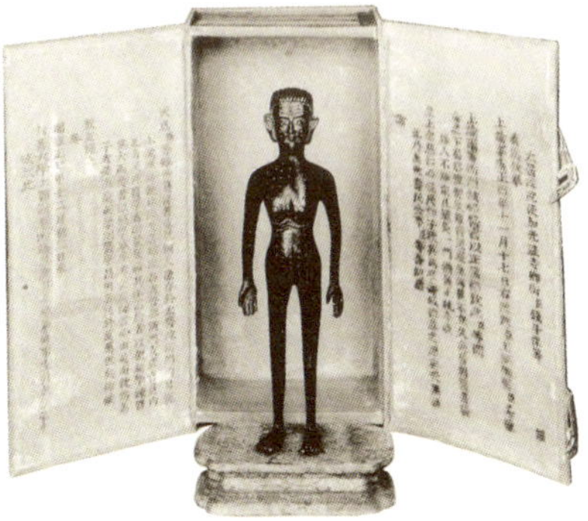

宋仁宗天聖年間，王惟一編寫了《新鑄銅人俞穴針灸圖經》，並且造針灸銅人兩座，並且將《圖經》刻於石上，以方便流傳後世。

**魏晉南北朝** | **隋唐五代** | **宋金元** | **明清**

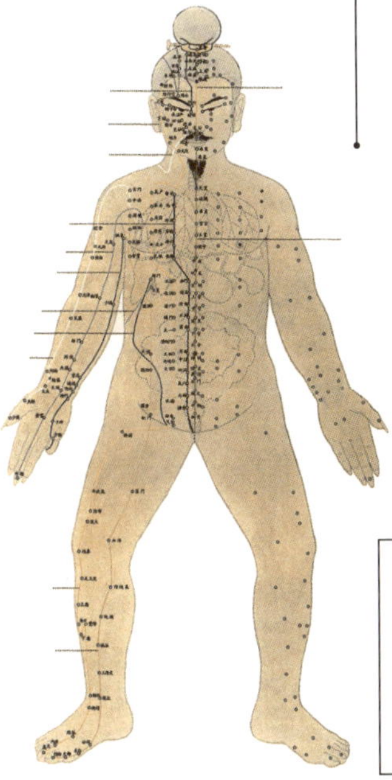

唐貞觀年間，甄權等修訂明堂圖，並且對俞穴名稱、定位、缺漏多有糾正。

### 明清時期的經絡傳承

- 西元1341年，滑伯仁編著了《十四經發揮》，成為後世經絡學的重要參考資料。
- 明英宗正統年間，重鑄針灸銅人，並且重刻《針灸圖經》。
- 明李時珍編著《奇經八脈考》。
- 清代的姚瀾將《本草分經》經絡學說與藥物結合起來，並稱作「藥物歸經」。
- 光緒年間，鑄造正統銅人，又稱光緒銅人。

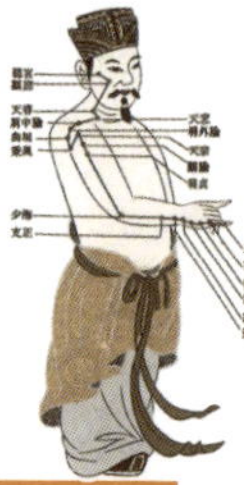

# 第二章

# 人體的活地圖：認識經絡系統



## 經絡總系統
# 經脈和絡脈

經絡是貫穿人體全身的一些路線，古人稱之為經脈，而在這些大幹線上的分支，就是絡脈，脈是這種結果的總括概念。

---

### 人體經絡系統詳解

經脈是經絡系統的主要組成部分，分為「正經」和「奇經」兩大類。正經有十二條，包括手足三陰經和手足三陽經，共四組，每組三經，合稱「十二正經脈」。一般來說，十二正經都有一定的起止點、循行部位和交接順序。奇經則沒有。

奇經有八條，即衝、任、督、帶、陽蹻、陰蹻、陽維、陰維，稱作「奇經八脈」。奇經在經絡系統中具有統率、聯絡和調節十二經絡中氣血的作用。

絡脈是經脈的小分支，有別絡、浮絡、孫絡之分。別絡是其中最大的部分，別絡名稱來源於本經別走鄰經之意，共有十五條，即十二經與任、督二脈各有一支別絡，再加脾之大絡，合稱「十五別絡」。浮絡顧名思義，是浮行於淺表部位的絡脈，分布廣泛，沒有定位，有溝通經脈、輸達肌表的作用。脈最小的分支稱為「孫絡」，分布全身，難以計數。此外，經絡系統的組成，還包含其連屬部分，即十二經別、十二經筋和十二皮部。

### 經絡和脈絡的區別

經絡和脈絡最主要區別就是經絡為主幹，脈絡是主幹的分支。「經」有路徑的含義，是運行氣血、轉送營養的骨幹，一般較為粗大。而絡是網路的意思，一般較為細小，是經絡的分支。如果我們把經絡比喻成河流，經脈就好像是長江、黃河，絡脈則是從長江、黃河分出的支流。絡脈從經脈分出後，再一級一級細分，最終形成了全身無處不在的立體網路。並透過這個網路將經脈中的氣血營養輸送到人體中的每一個角落。

# 人體經絡系統

## 經絡總覽表

- 經絡系統
  - 經脈
    - 十二正經（十二經脈）：氣血運行的主要通道：同內在臟腑有直接的絡屬關係。
      - 手三陰經：手太陰肺經、手厥陰心包經、手少陰心經
      - 手三陽經：手陽明大腸經、手少陽三焦經、手太陽小腸經
      - 足三陰經：足太陰脾經、足厥陰肝經、足少陰腎經
      - 足三陽經：足陽明胃經、足少陽膽經、足太陽膀胱經
    - 奇經八脈 → 十二經脈以外的另一些重要經脈，包括任脈、督脈、衝脈、帶脈、陰蹻脈、陽蹻脈、陰維脈、陽維脈、有統率，聯絡和調節十二經脈的作用。
    - 十二經別 → 從十二經脈中的經脈。有加強十二經脈中相為表裡的兩經之間聯繫的作用。
  - 絡脈
    - 十五別絡 → 從十二經脈及任脈、督脈各分出一支別絡，再加上脾之大絡。有加強表裡兩經在體表的聯繫和滲灌氣血的作用。
    - 孫絡 → 細小的絡脈。
    - 浮絡 → 浮現於體表的絡脈。
  - 十二經筋 → 十二經脈之氣結、聚、散、絡於筋肉、關節的體系。有連綴四肢百骸，主司關節運動的作用。
  - 十二皮部 → 十二經脈的功能活動反映於體表的部位。

## 經絡在全身分布規律

| | |
|---|---|
| 六陰經 | 分布於四肢內側和胸腹。 |
| 六陽經 | 分布於四肢外側和頭面、軀幹。 |
| 三陰經 | 上肢為手太陰肺經在前、手厥陰心包經在中、手少陰心經在後。下肢為足三陰經在足內踝以下為厥陰在前、太陰在中、少陰在後，至內踝8寸以上，太陰交出於厥陰之前。 |
| 三陽經 | 上肢為手陽明大腸經在前、手少陽三焦經在中、手太陽小腸經在後。下肢為足陽明胃經在前、在中、足太陽膀胱經在後。 |
| 足少陰腎經 | 在胸中線旁開2寸，腹中線旁開0.5寸處。 |
| 足太陰脾經 | 行於胸中線旁開6寸，腹中線旁開4寸處。 |
| 足厥陰肝經 | 循行規律性不強。 |
| 足陽明胃經 | 分布於胸中線旁開4寸，腹中線旁開2寸。 |
| 足太陽膀胱經 | 行於背部，分別於背正中線旁開1.5寸和3寸。 |
| 足少陽膽經 | 分布於身之側面。 |

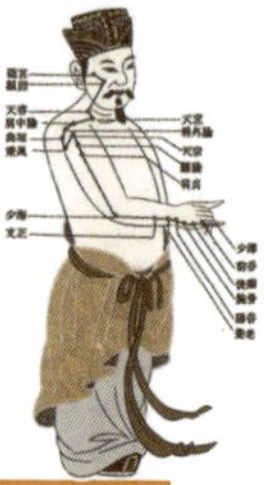



## 十二經脈
# 流動在身體裡的河流

十二經脈是經絡的主幹，像人體的河流，連通五臟六腑，不斷滋養著全身。

### 十二經脈概說

十二經脈是經絡系統的主體，具有表裡經脈相合，與相應臟腑絡屬的主要特徵。包括手三陰經（手太陰肺經、手厥陰心包經、手少陰心經）、手三陽經（手陽明大腸經、手少陽三焦經、手太陽小腸經）、足三陽經（足陽明胃經、足少陽膽經、足太陽膀胱經）、足三陰經（足太陰脾經、足厥陰肝經、足少陰腎經），也稱「正經」。

**十二經絡的體表分布規律：**十二經絡在體表作用對稱地分布於頭面、軀幹和四肢，縱貫全身。

**十二經脈表裡屬絡關係：**十二經脈在體內與臟腑相連屬，其中陰經屬臟絡腑，一臟配一腑，一陰配一陽，形成了臟腑陰陽表裡屬絡關係。

**十二經脈的循行走向：**手三陰經從胸走手，手三陽經從手走頭，足三陽經從頭走足，足三陰經從足走腹（胸）。

**十二經脈的交接規律：**陰經與陽經（互為表裡）在手足末端相交，陽經與陽經在頭面部相交，陰經與陰經在胸部相交。

### 與河流的對應關係

人體有十二條經脈貫穿整個人體，這十二經脈就如大地上的十二條主要河流，滋養著大地上的萬物，讓生命在大地上傳承，使人的生命延續下去。

《靈樞．經水》中說道：「經脈十二者，外合於十二經水，而內屬於五臟六腑。」十二經脈是人能與天地陰陽相契合的原因，因為十二經脈在外是與大地的十二條河流相對應的。

足太陽膀胱經對應清水，內聯膀胱。足少陽膽經對應渭水，內聯膽。足陽明胃經對應海水，內聯胃。足太陰脾經對應湖水，內聯脾臟。足少陰腎經在外對應汝水，內聯腎臟。足厥陰肝經與澠水相對應，內聯肝臟。手太陽小腸經外與淮水聯繫，內聯小腸。手少陽三焦經與漯水相連，內聯三焦。手陽明大腸經與江水相應，內與大腸相連。手太陰肺經與河水對應，內屬肺。手少陰心經與濟水對應，內聯心臟。手厥陰心包經在外對應漳水，內與心包絡相對。

## 經脈與河流

人體的十二經脈，在外與大地的十二條河流相連，在內與人體的五臟六腑相連。十二條河流有大小、寬窄、深淺、遠近不同，五臟六腑也有形體大小、位置上下和容納飲食多少的不同。

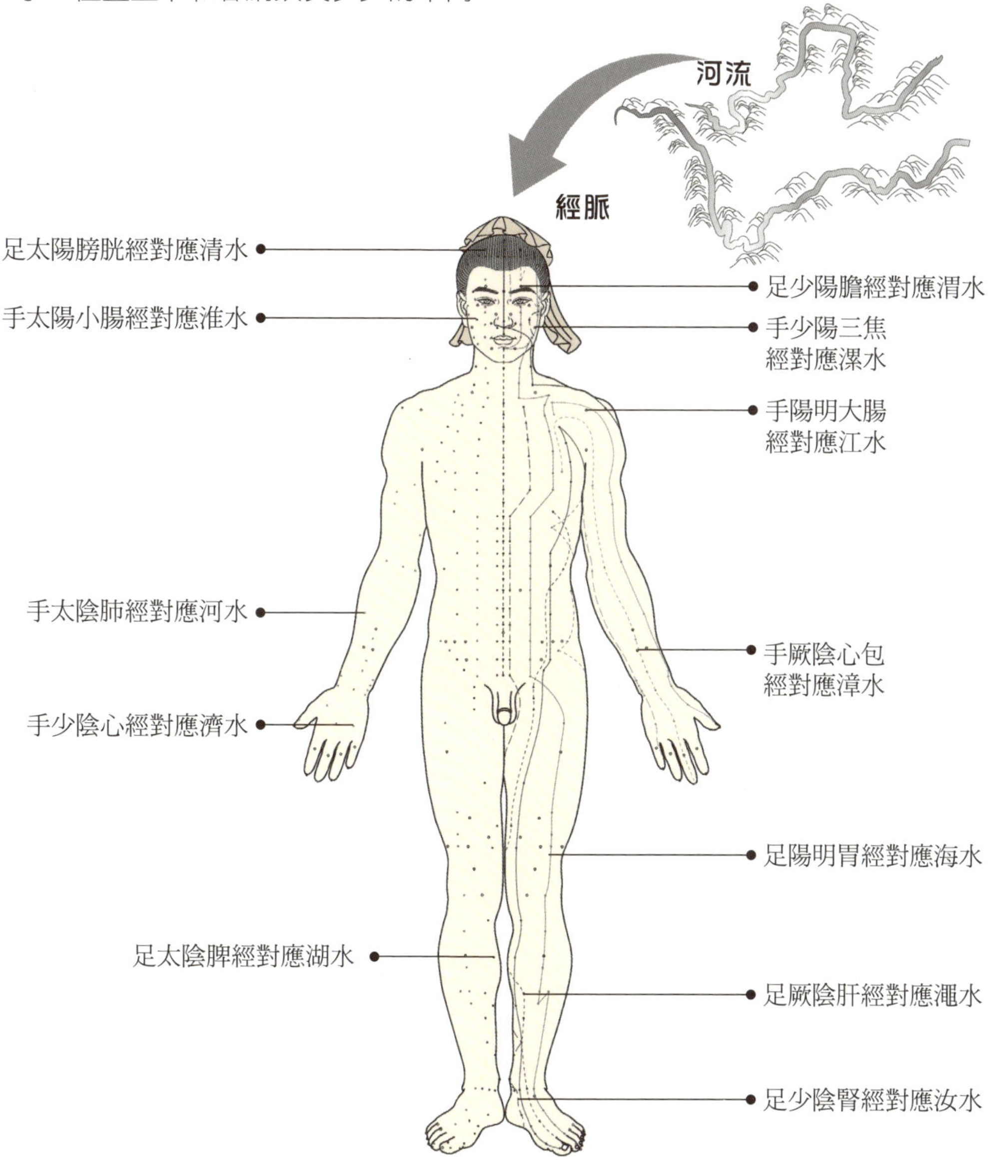
河流
經脈
足太陽膀胱經對應清水
手太陽小腸經對應淮水
手太陰肺經對應河水
手少陰心經對應濟水
足太陰脾經對應湖水
足少陽膽經對應渭水
手少陽三焦經對應漯水
手陽明大腸經對應江水
手厥陰心包經對應漳水
足陽明胃經對應海水
足厥陰肝經對應澠水
足少陰腎經對應汝水

如上所示，人體中的十二經脈就如大地上的十二條主要河流，滋養著大地上的萬物，讓生命在大地上傳承，使人的生命持續下去。

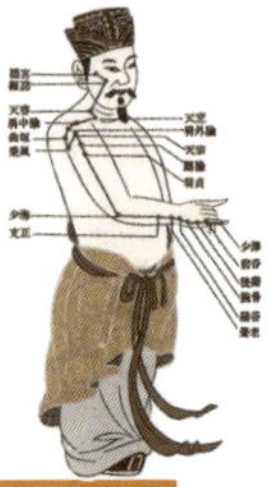



## 奇經八脈

# 人體中的水庫

奇經八脈是人體中別道奇行的經脈，它就像是一個水庫，調節著人體氣血的盛虛；它與十二經脈一樣，是人體經絡中最重要的體系。

---

### 奇經八脈的概念

奇經八脈是十二經脈之外的別道奇行的特殊通道，既不屬於臟腑，又無表裡相配。是任脈、督脈、衝脈、帶脈、陰維脈、陽維脈、陰蹻脈、陽蹻脈的總稱。

而督脈和衝脈都有在脊柱內行走；任脈在人體前面的正中線上行走；督脈在人體背部的正中線上行走，帶脈則在腰部橫行一周，衝脈分布在腹部以及口唇部位；而陽維脈、陰維脈、陽蹻脈、陰蹻脈這四脈則主要分布在下肢的內外兩側、頭頸部位以及肩部和腹部。

### 奇經八脈的循行

任脈，起於小腹，下出會陰部，而後又沿著腹內，向上經過關元等穴，到達咽喉部，再上行經過面部，進入目眶下。

督脈，同樣起於小腹內，出會陰部後，向後在脊柱的內部行走，往上達項後風府，進入腦內，然後向上到頭頂，接著沿前額下行至鼻柱。

衝脈，起於小腹內，出於會陰，向上在脊柱內部行走，它在脊柱外面行走的部分經氣衝穴與足少陰經交會，沿著腹部的兩側，上達口唇。

帶脈，起於脅部的下面，後橫行繞身一周。

陰維脈，起於小腹內側，沿大腿內側上行到腹部，經過胸部，與任脈在頸部交會。

陽維脈，起於足跟外側，向上沿著足少陽經上行，從腋下後上肩，至前額，再到項後，與督脈相會合。

陰蹻脈，起於足舟骨的後方，上行內踝的上面，直上沿大腿內側，經過陰部，向上沿胸部內側，進入鎖骨上窩，上經人迎的前面，與足太陽經以及陽蹻脈相會合。

陽蹻脈，起於足跟外側，經外踝上行腓骨後緣，後向上到達頸部，上挾口角，後與陰蹻脈會合，再沿足太陽經上額，與足少陽經交於風池穴。

## 奇經八脈的作用

第一，加強十二經脈之間的聯繫。比如，督脈與手三陽以及足三陽經都有聯繫，有「陽脈之海」之稱，而任脈則與手三陰、足三陰六陰脈有聯繫，又被稱為「陰脈之海」，任督二脈因而與全身的經脈都緊緊相連，具有調節全身陰陽經脈的作用。而衝脈與任督二脈以及足陽明等經相聯繫。帶脈在軀幹部橫行了一周，那些縱向通過軀幹的經脈則與帶脈緊密相連。

第二，調節氣血。當十二經脈中的氣血較盛時，奇經八脈則起著一種類似於分流的作用，而當十二經脈中的氣血虛虧時，奇經八脈則可以將處於其中的氣血提供給十二經脈，由此來調節氣血在十二經脈中的盛虛。

第三，臨床治療。奇經八脈也有相應的俞穴，當人體有病症出現時，可以透過對俞穴的針刺來達到治療疾病的目的。

## 奇經八脈的特點

第一，奇經八脈的最大特點就是既不絡屬於腑臟，也沒有像十二經脈那樣的表裡絡屬關係，這也是它們區別於十二正經的最大特點。

第二，任、督二脈與十二經脈一樣有自己的獨立俞穴，而其他六條經脈的俞穴則是寄附於十二正經以及任、督脈之中。

第三，奇經八脈的分布沒有固定的循向，與十二經脈多有交錯，在十二經脈氣血盛虛時可以對其進行調節。

## 奇經八脈與十二經脈的關係

奇經八脈交錯地循行分布於十二經之間，奇經八脈中只有任、督二脈有自己獨立的俞穴，其他六脈的俞穴都是依附十二經脈上的。而其中的有些脈絡還沿著十二經的經絡循走。

如衝脈的一部分路線是與足少陰腎經相並行的，並在行於腹部後會於足少陰經。陰蹻脈起於足跟內側，隨足少陰經上行，陰蹻脈在目內眥，與足太陽經和陽蹻脈相會合。陽蹻脈與足少陽經合於風池穴。任脈主要交的俞穴有長強、大椎、風府、百會、神庭等。督脈的交會俞穴有會陰、中極、關元、中脘、天突、承漿等。衝脈交會俞穴會陰、氣衝、大赫、四滿、肓俞、石關、通谷等。帶脈的交會俞穴有五樞、維道。陰維脈的交會俞穴有築賓、大橫、期門、廉泉等。陽維脈的交會俞穴有陽交、臑俞、肩井、本神、頭臨泣、正營、風池、啞門等。陰蹻脈的交會俞穴有照海、交信、睛明。陽蹻脈的交會俞穴有申脈、僕參、跗陽、巨骨、地倉、承泣、睛明、風池等。

# 奇經八脈的循行

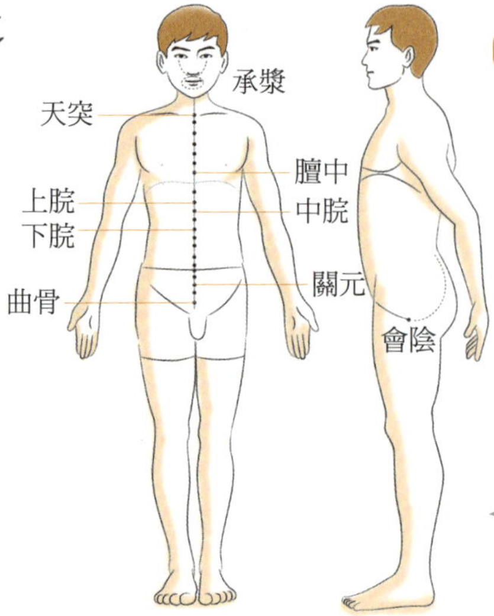


## 任脈

循　　行：起於小腹內，下出會陰部→向上行於陰毛部→沿著腹內，向上經過關元等穴→到達咽喉部→再上行環繞口唇→經過面部→進入目眶下（承泣穴屬足陽明胃經）。

主要病候：疝氣，帶下，腹中結塊等症。

交會俞穴：會陰、曲骨、中極、關元、陰交、下脘、中脘、上脘、天突、廉泉、承漿。

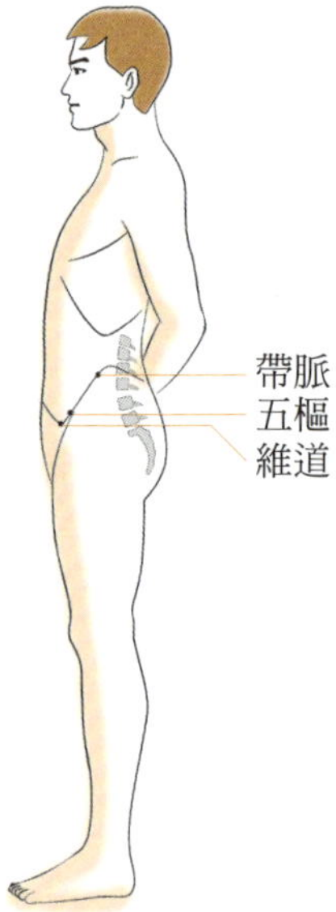


## 帶脈

循　　行：起於季脅部的下面，斜向下行到帶脈、五樞、維道穴→橫行繞身一周。

主要病候：腹滿，腰部覺冷如坐水中。

交會俞穴：帶脈、五樞、維道。

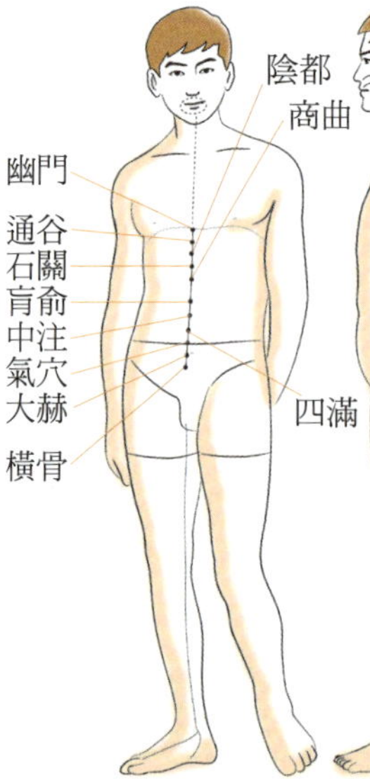


## 衝脈

循　　行：起於小腹內，下出於會陰部→向上行於脊柱內→其外行者經氣衝與足少陰經交會，沿著腹部兩側→上達咽喉，環繞口唇。

主要病候：腹部氣逆等症。

交會俞穴：會陰、陰交、氣衝、橫骨、大赫、氣穴、四滿、中注、肓俞、商曲、石關、陰都、通谷、幽門。

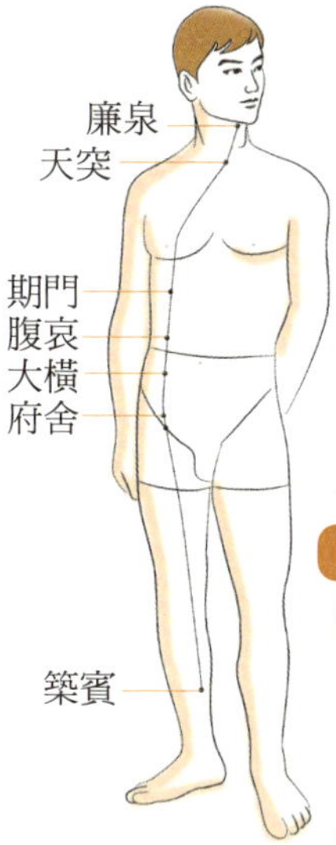


## 陰維脈

**循　　行：** 起於小腹內側→沿大腿內側上行到腹部。→與足太陰經相合→過胸部與任脈會於頸部。

**主要病候：** 心痛，憂鬱。

**交會俞穴：** 築賓、府舍、大橫、腹哀、期門、天突、廉泉。

## 陽維脈

**循　　行：** 起於足跟外側→向上經過外踝→沿足少陽經上行髖關節部→經脅肋後側→從腋後上肩，至前額→再到項後，合於督脈。

**主要病候：** 惡寒發熱，腰疼等症。

**交會腧穴：** 金門、陽交、臑俞、天髎、肩井、頭維、本神、陽白、頭臨泣、目窗、正營、承靈、腦空空、風池、風府、啞門。

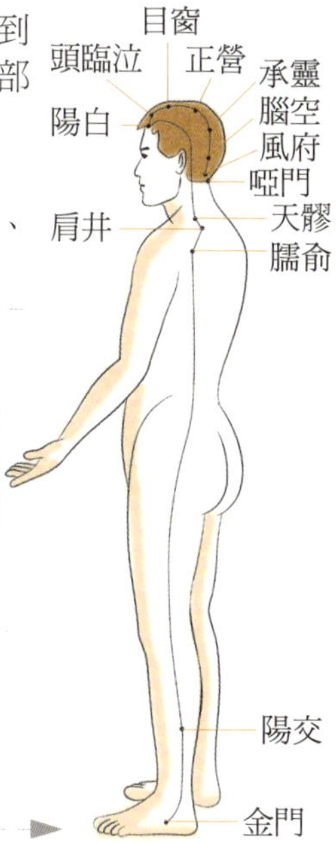


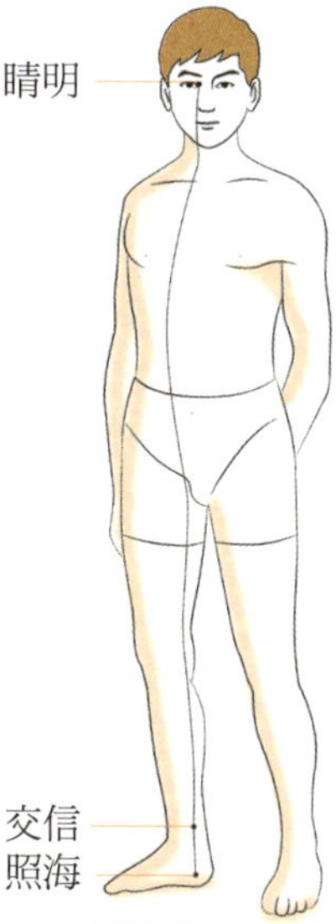


## 陰蹻脈

**循　　行：** 起於足舟骨的後方→上行內踝的上面→直上沿大腿內側→經過陰部→向上沿胸部內側→進入鎖骨上窩→上經人迎的前面→過顴部。到目內眥與足太陽經和陽蹻脈相會合。

**主要病候：** 多眠、癃閉、足內翻等症。

**交會腧穴：** 照海、交信、睛明。

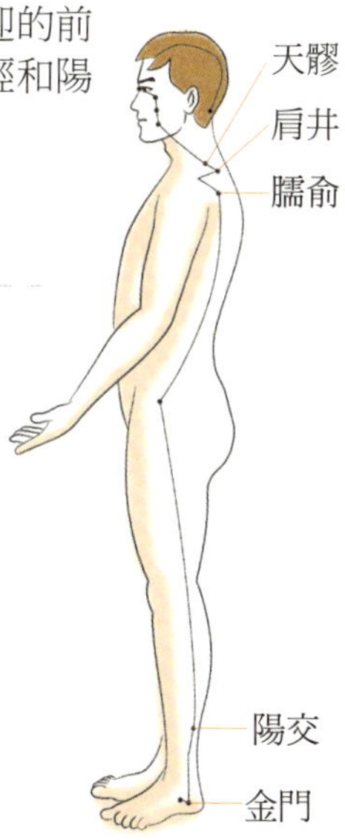


## 陽蹻脈

**循　　行：** 起於足跟外側→經外踝上行腓骨後緣，沒股部外側和脅後上肩→過頸部上挾口角，進入目內眥與陰蹻脈會合→再沿足太陽經上額與足少陽經合於風池。

**主要病候：** 目痛從內眥始，不眠、足外翻等症。

**交會腧穴：** 申脈、僕參、跗陽、居髎、臑俞、肩髃、巨骨、天髎、地倉、巨髎、承泣、睛明、風池。

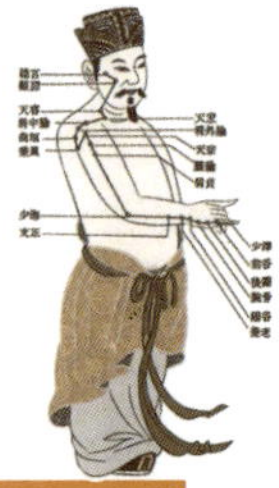



## 十二經別

# 江河中別行的水道

經別，就是正經除了主要的循行路線外，再別行他處的經脈。

### 十二經別的循行

十二正經是主要幹道，經別就是主要幹道分出去的岔道，但仍屬於主要幹道。十二經別，都是從十二經脈的四肢部分別行出來的。十二經別有四種循行方式，第一是「離」，離是從十二經脈的四肢部分（多為肘、膝以上）別出，這是經別循行的第一步。第二是「入」，經脈別出後走入人體臟腑的深部。第三是「出」，經脈深入腑臟後又淺出體表。第四是「合」，即陰經的經別合入陽經的經別，然後分別注入六陽經脈。

### 十二經別的內容

十二經別由每兩組表裡相合的陰經經別和陽經經別共組成了六組經脈組合。十二經別的相合組合是：足太陽與足少陰經別相合、足少陽與足厥陰經別相合、足陽明與足太陽經別相合、手太陽與手少陰經別相合、手少陽與手厥陰經別相合、手陽明與手太陰經別相合。每兩個表裡相合的經別組成的這樣的一個組合，又被稱為「一合」，所以十二經別又被稱為「六合」。

### 十二經別的主要功能

第一，十二經別是從十二正經裡邊別行出來的，它們進入人體內以及腑臟內部深處，達到正經所不能達到的地方，加強了正經與腑臟之間的聯繫。

第二，在頭頸部位，陽經的別經是與本經相合，同時，與本經表裡相合的陰經別經也合入經脈中，這樣陰經和陽經就透過經別緊密地聯繫在一起，成為一個整體，而不是單獨地存在。

第三，十二經別在十二正經的基礎上聯繫各個腑臟經脈，使得它們之間的協調和聯繫加強了許多。

第四，擴大十二經脈的主治範圍，由於十二經別的分布彌補十二經脈所不到之處，因而相應地擴大經絡穴位的主治範圍，例如：足太陽經脈不能到達肛門，但該經的經別「別入於肛」，所以足太陽經的承山、承筋等穴位都可以主治肛門病。

# 十二經別的循行與功能

## 十二經別的循行

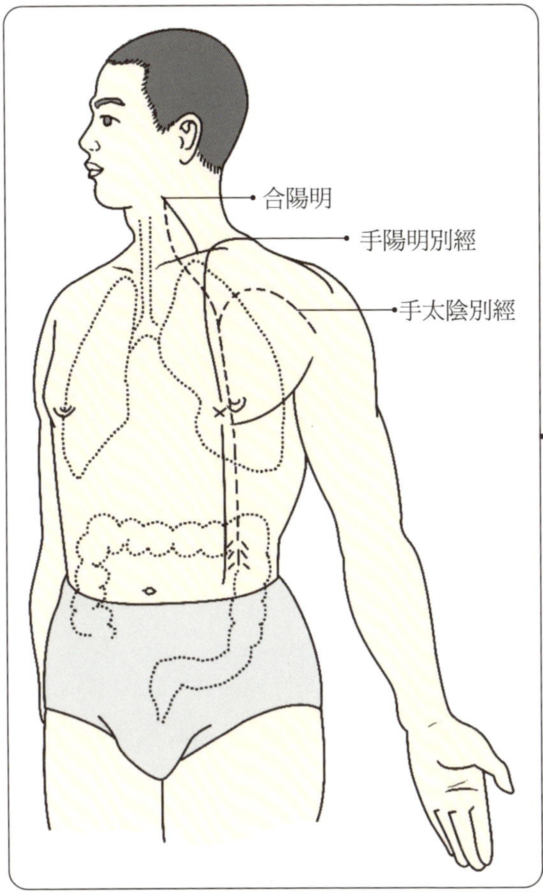


離 → 從肘膝關節上下別離正經。

入 → 進入體腔，聯繫表裡相合的臟腑。

出 → 淺出於頭項。

合 → 陰經經別合於相表裡的陽經，陽經經別合於本正經。

## 十二經別的功能

| | |
|---|---|
| **功能一** → | 加強十二經脈中相為表裡的兩條經脈在體內的聯繫。 |
| **功能二** → | 加強了十二經脈與心臟的聯繫。 |
| **功能三** → | 加強了十二經脈對頭面的聯繫。 |
| **功能四** → | 擴大了十二經脈的主治範圍。 |

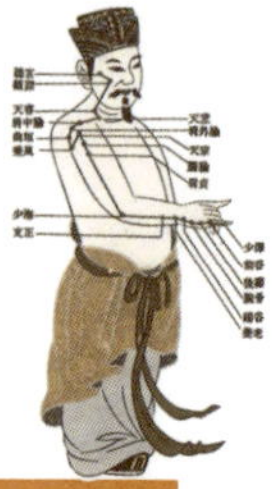



## 十二皮部

# 抵禦外邪的森林

十二皮部分布於人體的淺表部位，當外邪侵犯時，皮部就像森林抵禦風沙一樣，發揮其抗禦病邪、保衛身體的作用。

### 病邪的入侵從皮部開始

各種疾病的發生，往往都是從皮部開始的，病邪在進入體表後，就使腠理開泄，汗毛孔張開，人感到惡寒，邪氣進一步入侵絡脈時，絡脈盛滿，顏色改變。然後開始向內傳到經脈，本來已經虛弱的經脈之氣使邪氣內陷，當病邪滯留在筋骨間，如果寒氣偏盛，就會出現痙攣骨痛的現象。如果熱氣偏盛，就會出現筋脈鬆解，骨肉消瘦，肩肘肌肉敗壞、毛髮枯槁等症狀。

### 十二皮部的分布

皮部，是指體表的皮膚按經絡循行分布部位的分區。

由於正經有十二條，所以體表皮膚亦相應地劃分為十二個部分，稱之為「十二皮部」。可以說，皮部是十二經脈在體表的分布範圍。同時，皮部不僅是經脈的分區，也是別絡的分區，它和別絡，特別是浮絡更有密切的關係。故《素問·皮部論》又說：「凡十二經絡脈者，皮之部也。」因此，十二皮部就是十二經脈及其所屬絡脈在皮表的分區，也是十二經脈之氣的散布所在。

### 十二皮部的功能

抗禦外邪、保衛身體：皮部分布於人體淺表，故能最先接觸病邪，當外邪侵犯時，皮部與布散於皮部的衛氣就能發揮其抗禦病邪、保衛身體的作用。

反映內在臟腑、經絡之病變：由於十二皮部分屬十二經脈，而十二經脈又內屬腑臟，所以，臟腑、經絡的病變亦能在相應的皮部分區反映，故在臨床上觀察不同部位皮膚的色澤和形態變化，即可診斷某些臟腑、經絡的病變。

確定治療原則和方法，達到治療效應：如外感疾病多為六淫邪氣侵犯肌表，表邪不解則由表入裡，同樣裡症也可出表。根據皮部理論，邪在表當發汗，以防病邪沿經絡傳變入裡，發展成裡症。若邪已入裡，亦可由裡達表，使其透過皮部而解。臨床上常見的某些皮膚疾患如疹、斑等外病內治，即是皮部理論在臨床上的應用。

## 十二皮部分布示意圖

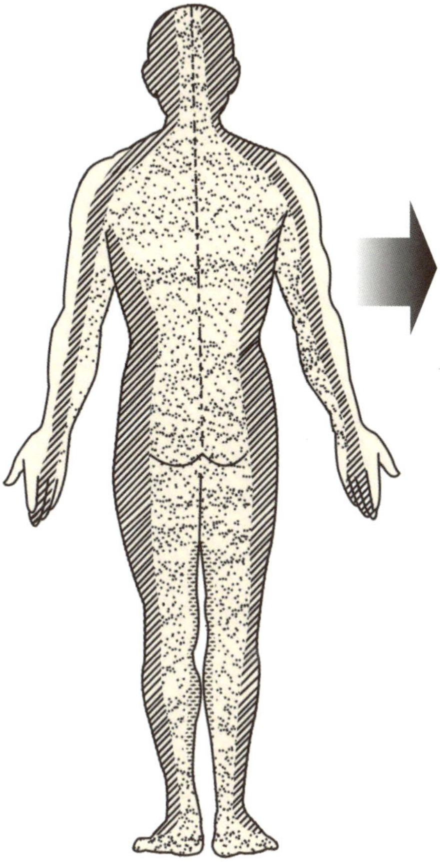

**足陽明胃經皮部**：循足陽明胃經分布於足部、胸腹部、頸部、面部。

**手陽明大腸經皮部**：循手陽明大腸經分布於手部、上肢、頸部、面部。

**足太陰脾經皮部**：循足太陰脾經分布於胸腹部、股部、足部。

**手太陰肺經皮部**：循手太陰肺經分布於手部、上肢。

**足少陰腎經皮部**：循足少陰腎經分布於足部、下肢、腹部。

**手少陰心經皮部**：循手少陰心經分布於手部、上肢。

**足厥陰肝經皮部**：循足厥陰肝經分布於足部、胸腹部。

**手厥陰心包經皮部**：循手厥陰心包經分布於手部、上肢。

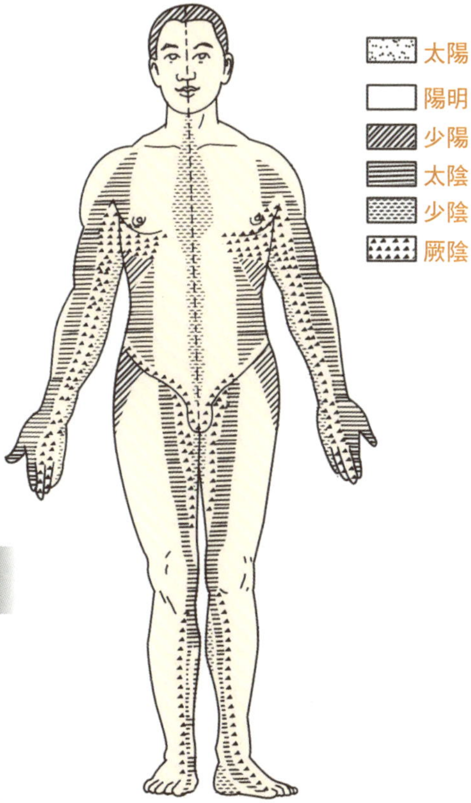


**足太陽膀胱經皮部**：循足太陽膀胱經分布於足部、下肢、腰背部、頭部。

**手太陽小腸經皮部**：循手太陽小腸經分布於手部、上肢、肩部。

**足少陽膽經皮部**：循足少陽膽經分布於足部、下肢、頸部、頭部。

**手少陽三焦經皮部**：循手少陽三焦經分布於手部、上肢、肩部、頸部。

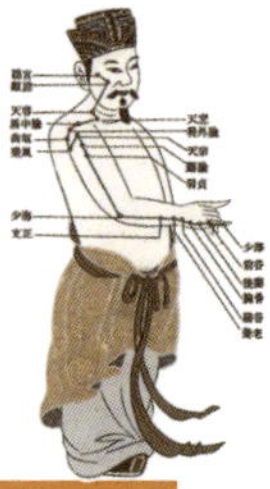



## 十二經筋

# 被河流滋養的土地

如果說十二經脈是地上的十二條河流，那麼，十二經筋就是被十二條河流所滋養的土地。

### 經脈之氣濡養的筋肉骨節

十二經筋是十二經脈之氣濡養筋肉骨節的體系，是十二經脈的外周連屬部分。經筋與經脈的淵源相同，經脈依存於經筋之中，為經筋提供氣血營養，使經筋得以連接人體的四肢百骸，調控關節，從而保障人體正常的運動。

那麼，為什麼在十二正經之外，還有被稱為經筋的東西存在呢？原來是因為經脈在身體內部和外部行走，又進入腑臟，逐漸將全身聯繫起來；而經筋則是將骨頭等組織聯繫起來，維持身體這個形態，它們是各有各的作用，缺一不可。

與十二正經相對應的，我們將人體中的經筋也按照它們在人體中的循行部位來分為十二條，分別是：足太陽經筋、足少陽經筋、足陽明經筋、足太陰經筋、足少陰經筋、足厥陰經筋、手太陽經筋、手少陽經筋、手陽明經筋、手太陰經筋、手厥陰經筋、手少陰經筋。

### 十二經筋的臨床意義

經筋發生病變，主要表現為經筋的牽制、痙攣、疼痛、轉筋以及關節活動不利，肢體偏廢不用等症狀，由於手足三陽經皆上至眼瞼周圍，所以經筋發病也可以由眼瞼開始發現異常。

臨床上治療經筋病變，除了「火針療法」以外，主要採用推拿按摩的方法。經筋雖然沒有專屬的俞穴，但是，在臨床中往往「以痛為俞」，即按摩阿是穴進行治療。由於經脈依存於經筋中，所以經筋雖然不聯繫臟腑，卻仍然與臟腑有著病理關係。如，當發生胃脘痛（即胃痛）的時候，便可在背部胃俞、脾俞附近找到多處筋結病灶點，消除這些疼痛點，胃脘痛就會應手而癒。

由於十二經筋都起於手足且呈「向心性」走向，所以，臨床推拿按摩大都採用「順筋推拿」方法，又由於經筋走向與神經反射方向、靜脈和淋巴的回流方向相同，所以，「順筋推拿」對於下肢末端肌肉放鬆和促進血液循環、增加肌肉組織供血供氧極為有利。

# 十二經筋的循行

## 十二經筋的循行路線

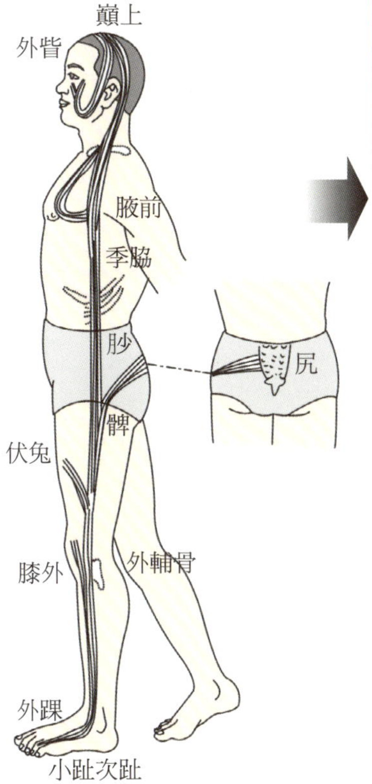


❶足太陽經的經筋：起於足小趾，上結於外踝，斜上結於膝部，下方沿足外側結於足跟。

❷足少陽經的經筋：起於第四腳趾，結於外踝、膝外側、伏兔、骶部、缺盆、鼻旁、目外眥。

❸足陽明經的經筋：起於中三趾，結於足背、腓骨、膝蓋、大腿、髖部、陰器、缺盆、鼻子、耳前等處。

❹足太陰經的經筋：起於大腳趾內側，結於內踝、股骨前、陰器、臍與脊柱。

❺足少陰經的經筋：起於小指內側，結於銳滑、肘內、胸中，至臍。

❻足厥陰經的經筋：始於腳的大拇趾，結於內踝前，脛骨內側踝下、陰器，聯繫各個經筋。

❼手太陽經的經筋：起於小指末端，結於腕背、銳骨後、腋下、耳後乳突、下頷，至目外眥。

❽手少陽經的經筋：起於無名指，結於腕背、肘尖、額角。

❾手陽明經的經筋：起於食指，結於肩髎、鼻旁及對面的下頷部。

❿手太陰經的經筋：起於大拇指，上結於缺盆，下結於胸裡，到達季脇。

⓫手厥陰心包經的經筋：起於中指，結於腕背、肘尖、額角。

⓬手少陰心經的經筋：起於手的小拇指內側，沿著乳內潛行，即胃與食道的交接處向下，然後與肚臍相連。

## 十二經筋的病症

| 經筋 | 病症名 | 病症表現 | 治療方法 |
|---|---|---|---|
| 足太陽經 | 仲春痺 | 足跟腫痛，肩臂不能抬舉 | 火針速刺疾出 |
| 足少陽經 | 孟春痺 | 無名指、膝部外側抽筋 | |
| 足陽明經 | 季春痺 | 肌肉僵硬、大腿出現浮腫 | |
| 足太陰經 | 孟秋痺 | 腿部及脾部抽筋、疼痛 | |
| 足少陰經 | 仲秋痺 | 拘攣、癇症、痙症 | |
| 足厥陰經 | 季秋痺 | 受邪氣侵犯後，易得疝氣 | |
| 手太陽經 | 仲夏痺 | 頸部疼痛不能轉側 | |
| 手少陽經 | 季夏痺 | 面頰、肩部、經筋分布區疼痛 | |
| 手陽明經 | 孟夏痺 | 經筋分布區疼痛 | |
| 手太陰經 | 仲冬痺 | 經筋分布區疼痛 | |
| 手厥陰經 | 孟冬痺 | 肘關節肌肉痙攣 | |
| 手少陰經 | 季冬痺 | 橫膈肌及肋間肌緊張 | |

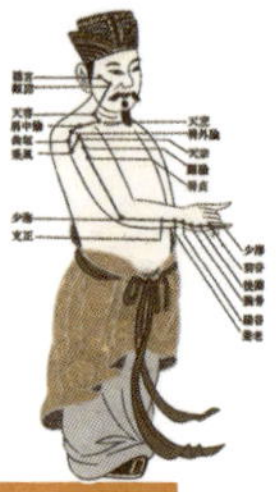



## 十五絡脈

# 流在山谷中的溪水

別絡是經脈分出的支脈，每一經各分出一絡，便有十二絡，再加上陰蹻絡、陽蹻絡及脾之大絡，就是十五別絡。

---

### 十五絡脈

絡脈是從經脈分出的分支，大多數分布於體表，十五絡脈如果再加上胃之大絡，則應當是十六絡脈。

絡脈的主幹脈被稱為別絡，從別絡往下，還會分出許多細小的絡脈，稱為孫絡，即《靈樞》中所謂的「絡之別者為孫」，分布在皮膚表面的絡脈稱為「浮絡」，即《靈樞》所謂「諸脈之浮而常見者」。我們所說的十五別絡，「別」，有本經別走他經之意。

總的來說，十二經絡的別絡都是從四肢肘膝以下分出，表裡兩經的別絡互相聯絡，任脈的別絡散布在腹部，督脈的別絡分布於背部，脾之大絡分布於身體之側，可以將十二經脈中的氣血營養輸送到全身各處。

### 絡脈的主要功能

十二經的別絡不僅具有溝通表裡、加強經脈與體表聯繫的作用，而且還可調氣血、濡養全身，統率全身絡脈。

這種聯繫，主要是透過陰經別絡走向陽經，與陽經別絡走向陰經的途徑來實現。在別絡的循行中，雖然也可進入胸腹腔和內臟相聯絡，但沒有固定的絡屬關係。

自別絡分出的孫絡、浮絡呈網狀擴散，遍布全身，這樣就能使循行經脈中的氣血，透過別絡、孫絡流注全身，充分發揮其對整個身體的濡養作用。

十二經脈的「絡穴」部位十分重要，可以說是各經脈別絡脈氣的匯集點和樞紐。比如，散布於腹部的別絡是任脈，任脈可統率腹部諸陰經的絡脈；散於頭上的別絡是督脈，督脈別走太陽，可統率頭背部的各經絡脈。

十二經別絡的脈氣匯集於十二經的「絡穴」；督脈的別絡散布於背部，脈氣還散於頭，別走太陽；任脈的別絡散布於腹部；脾之大絡散布於胸脅部。故別絡可加強十二經脈及任、督二脈與軀體組織的聯繫，尤其是加強人體前、後、側面的聯繫，統率全身絡脈。

# 脈絡的功能

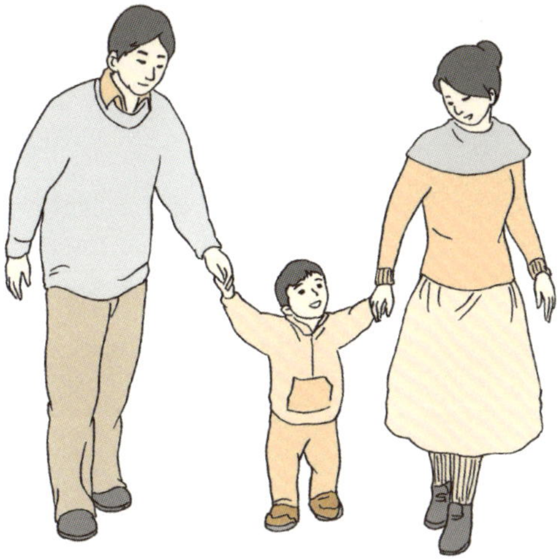

### 聯絡表裡兩經

絡脈與表裡經就像是和睦的一家人，父親是表經，母親是裡經，他們的孩子是絡脈，絡脈使相為表裡的兩條經脈得到溝通和聯繫。

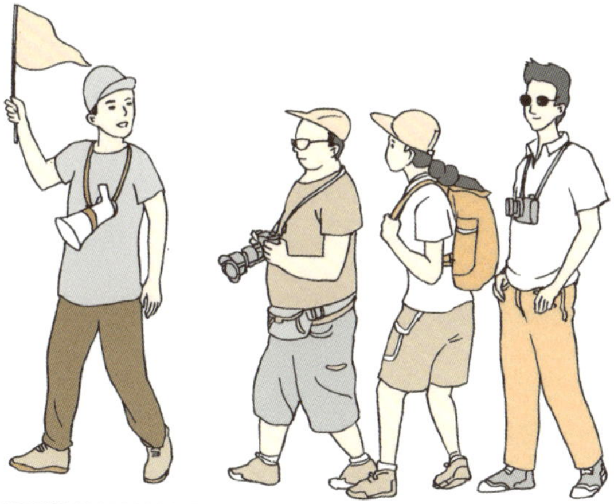

### 統率小絡

別絡就像旅遊團中的導遊，對其他小絡脈有統率的作用，加強了人體前、後、側面的統一聯繫。

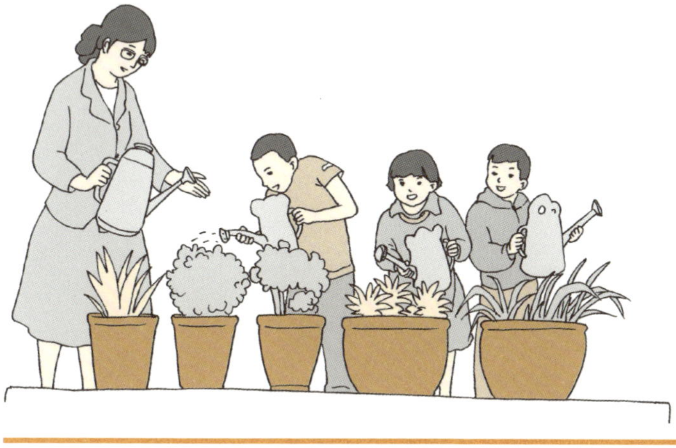

### 濡養全身

從別絡分出的孫絡、浮絡，遍布全身，呈網狀擴散，可以將十二經脈中的氣血營養輸送到全身各處。

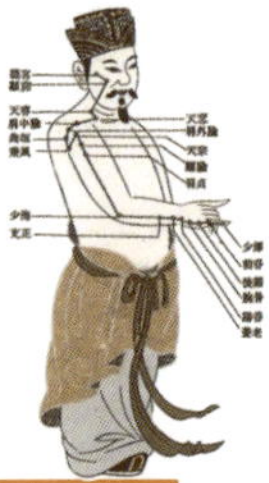



## 俞穴

# 運輸氣血的轉運站

俞穴是人體輸注氣血、反映病候、防治疾病的重要部位。

### 俞穴是氣血流注於體表的部位

俞穴是人體臟腑經絡氣血輸注於體表的特殊部位，是針灸推拿等療法的主要施術部位，俞穴並不是孤立於體表的點，而是與人體組織器官有著密切聯繫、互相疏通、內外相應的。不僅能從內向外反映病痛，還能從外向內接受刺激，防治疾病，從這個意義上說，俞穴又是疾病的反映點和刺激點。

### 尋找俞穴的方法

中醫選取穴位一般使用「同身尺寸」法，分為骨度分寸法和指寸定位法。

骨度分寸法是以體表骨節為標誌，將人體的各個部位分成若干等份，然後將周身各部規定為若干尺寸，根據各部尺寸比例作為選穴的距離標準，此法最早見於《靈樞・骨度篇》，隨著歷代醫家結合臨床經驗不斷修正，其資料已經有所改變，由於此法定位較為準確，所以今天醫書均以此法標註穴位相距的尺寸。

中國古人很早就有「布手知尺，布指知寸」的說法，就是以本人的手指為標準，進行測量定穴的方法，又稱手指比量法。

具體主要有以下三種方法：中指同身寸，將中指彎曲，指尖觸及拇指，以中指節側面兩橫紋盡處為一寸。拇指同身寸，是以患者拇指指關節的橫度作為一寸。橫指同身寸，又名「一夫法」，是將食指、中指、無名指和小指併攏，以中指中節橫紋處為準，四指測量為三寸。此法需在骨度分寸法的基礎上運用，否則會長短失度。

### 俞穴的作用

經絡是運行氣血的道路，俞穴就是使經脈和絡脈相互貫通的樞紐，經脈中的氣血要透過俞穴輸注於絡脈，流到人體的四肢百骸，所以說俞穴是輸注氣血的轉運站，具有輸注氣血的作用。

當人體發生疾病時，相應的俞穴就會出現異常反應，這時，可以透過針

# 如何尋找俞穴

## 指寸定位法

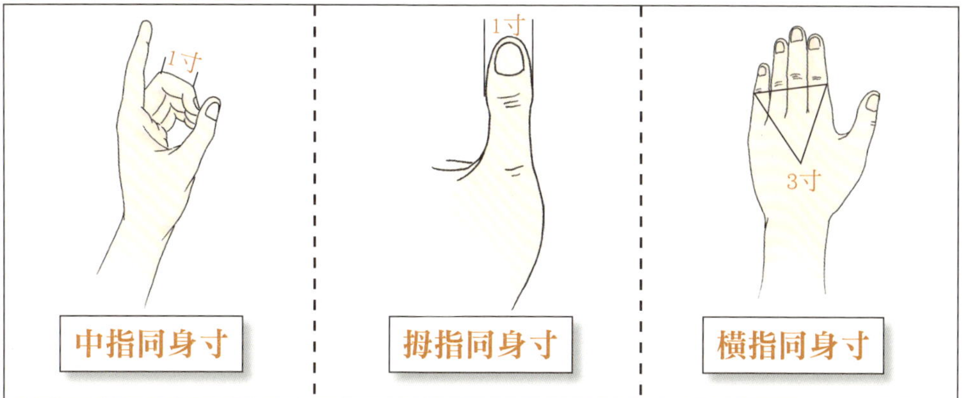


指寸定位法是以手指骨節作為尺寸的比例，進行選穴的方法，可分為中指同身寸、拇指同身寸、橫指同身寸三種測量方法。

## 骨度分寸定位法

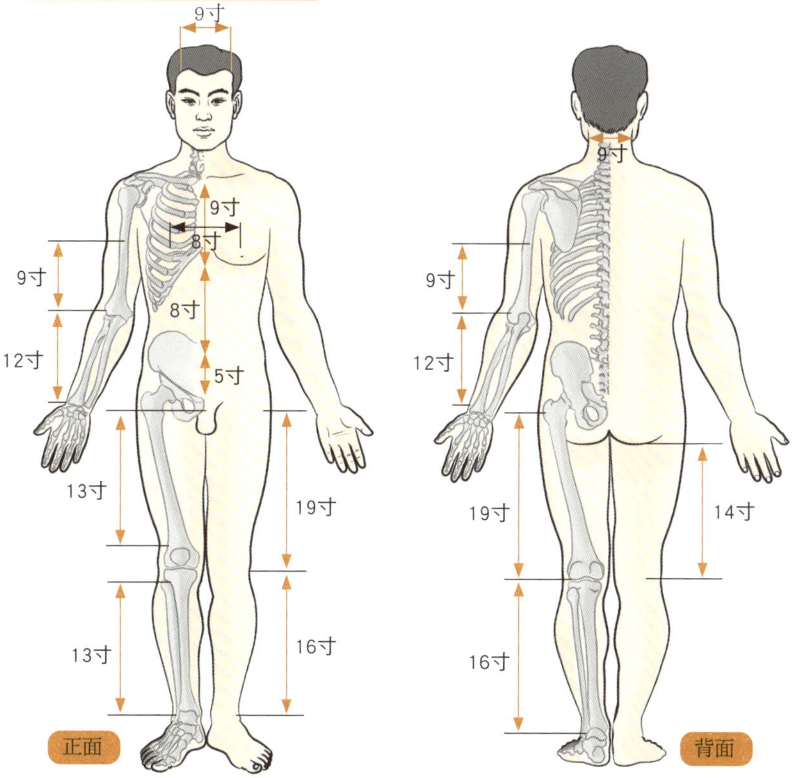


骨度分寸定位法是以骨節為主要標誌，測量周身各部的大小、長短，並依尺寸按比例折算作為定穴的標準。

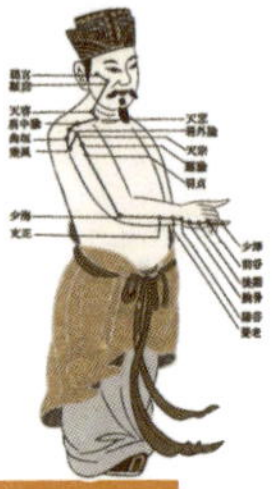



刺、火灸、按摩、刮痧、敷藥等方法，對俞穴進行刺激，來調整經絡氣血，疏通邪氣出路，進而達到扶正祛邪的目的。

## 俞穴的命名方法

《千金翼方》中說：「凡諸孔穴，名不徒設，皆有深意。」了解俞穴名稱的涵義，有助於我們掌握俞穴的部位和治療作用，加深我們對俞穴的理解。總體來說，古人根據俞穴的位置、特性等，運用以下四種方法加以命名：

**比擬法**：這一方法廣泛地借用了天文、地理、人事等現象作為參照，進行相類比較，有人觀察到人體經脈氣血的循行，猶如流水，因此借用泉、池、澤、海比擬，如水泉、陽池等穴位。

**象形法**：是根據俞穴所在部位的骨骼、肌肉以及皮膚皺紋等具象特點，假借他物，而象形命名的。如以動物來命名的魚際、鳩尾等。

**會意法**：是根據俞穴本身的生理功能、病理變化、位置等特點，透過會意的方法命名，如耳前的聽宮、鼻旁的迎香，都可會意理解。

**寫實法**：此法是直接以俞穴的功能為名稱，如氣海、命門、血海等。

這四種方法，既可單獨應用，又可合併應用，比如陰陵泉穴，為脾經之合水穴，中醫脾為陰中之陰，所以用會意的方法，命名為「陰」、「泉」，又根據此穴凸起有如丘陵，故用比擬法命名為「陵」，合起來就是「陰陵泉」。

## 俞穴的分類

人體上的俞穴大體上可以分為經穴、奇穴和阿是穴。

**經穴**：是指屬於十二經脈與任督二脈的俞穴，又稱為「十四經穴」，因為它們分布在十四經脈的循行路線上，與經脈關係密切，不僅能主治本經病症，而且能反映十四經及所屬臟腑的病症。

**奇穴**：指不歸屬於十四經的俞穴，因這些穴道有奇效，故稱「奇穴」，又稱「經外奇穴」。其中有確切位置、有具體名稱的，稱為「有名奇穴」，一些只有明確位置但尚未定名，稱為「無名奇穴」。要注意的是，有些奇經是由多穴位組合而成，如十宣、八風、八邪、華佗夾脊等。這些奇穴多數對某些病症有特殊療效，主治作用一般比較單純。

**阿是穴**：指既無具體名稱，也無具體部位，以病痛局部或與病痛有關的壓痛點、敏感點作為俞穴的部位。刺激這些地方，效果往往比那些固定的經穴明顯。

# 頗具深意的俞穴命名法

人體中有許多俞穴，關於俞穴的命門主要有比擬、象形、會意、寫實等四種方法，以及四種方法的合用。

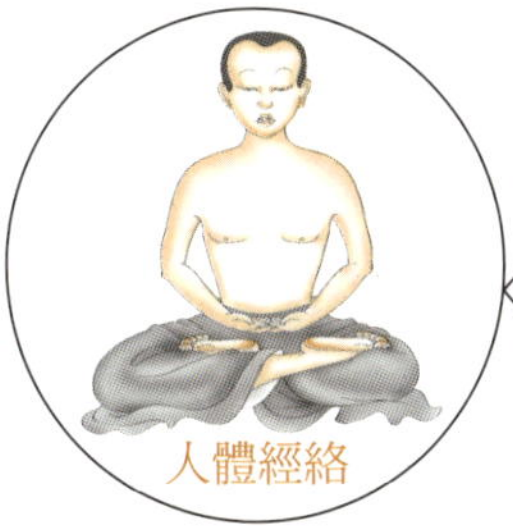


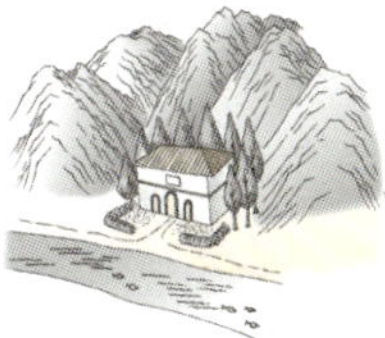

經脈循行如流水

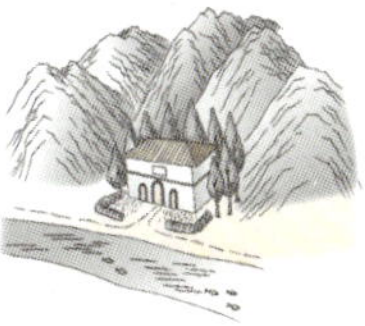

在四肢凸出和凹進部位的穴位如山谷

→ **比擬法**

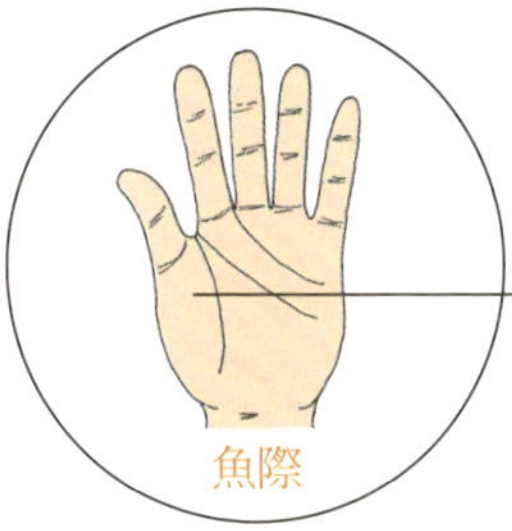


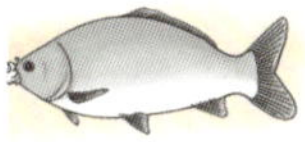

人的大拇指下方就如魚肚的邊際

→ **象形法**

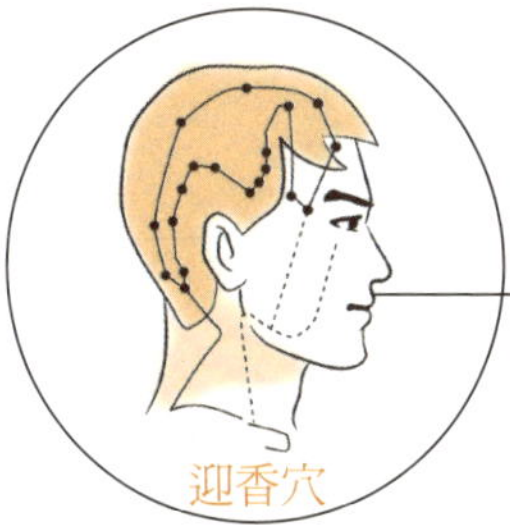


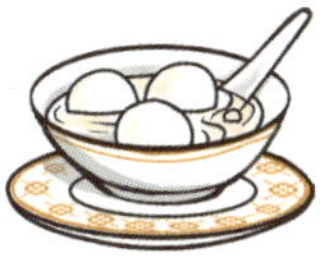

鼻子能夠聞到美味

→ **會意法**

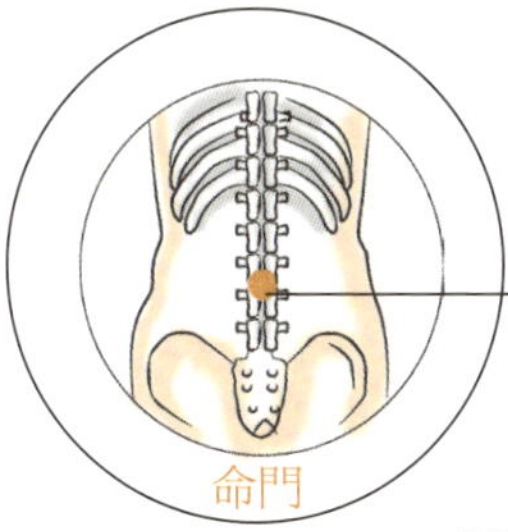


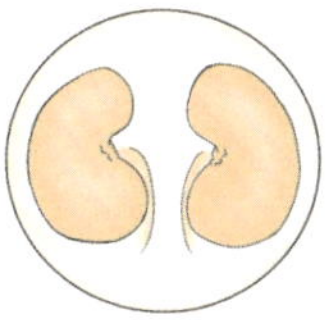

命門是腎所在的位置，根據經穴本身的部位和功能直接命名

→ **寫實法**

**陰陵泉穴**

此穴為脾經之穴，脾屬於陰中之陰，所以會意為「陰」。

此穴凸起如丘陵，故比擬為「陵」。

**四法合用**

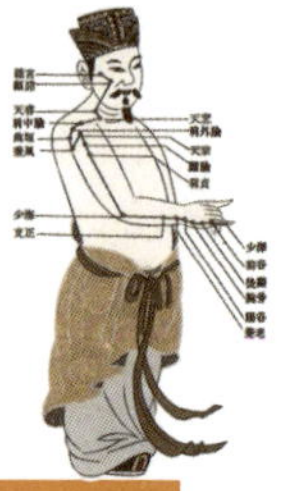



## 重要俞穴

# 人體中的特效藥

在十四經穴中有一些具特殊功能和治療作用的穴位，它們使用頻率很高，而且有特定的稱號，稱為特定穴。

---

根據這些穴位不同的分布特點、涵義和治療作用，可分為「五俞穴」、「原穴」、「絡穴」、「郄穴」、「背俞穴」、「募穴」、「下合穴」、「八會穴」、「八脈交會穴」和「交會穴」十類。

### 五俞穴

五俞穴是指十二經脈分布在肘、膝關節以下的五個特定俞穴，即「井、滎、俞、經、合」穴。「井」穴位於手足之端，是各經脈脈氣始生的地方，「滎」穴位於掌指或趾關節前，是經氣流行的部位，「俞」穴位於掌指或趾關節後，是經氣漸盛的部位，「經」穴多位於腕，踝關節以上，是經氣正盛運行經過的部位，「合」穴位於肘、膝關節附近，是經氣由此深入臟腑的部位。

### 十二原穴

十二經脈在腕、踝關節附近各有一個重要經穴，臟腑發生病變時，會相應地反映到原穴上，針刺原穴有調整臟腑經絡虛實各症的功能。

### 絡穴

絡脈從經脈分出的部位各有一個俞穴，稱為絡穴。十二經脈各有一個絡穴，再加上任脈、督脈絡穴和脾各有一絡穴，共十五絡穴。十二絡脈有聯絡表裡兩經的作用，十五絡穴除了可治療本絡脈病症外，還能兼治表裡兩經病症，即「一絡通二經」。

### 郄穴

郄穴是各經經氣深藏之所：十二經脈各有一個郄穴，奇經八脈中的陰蹻、陽蹻、陰維、陽維脈也各有一個郄穴，共有十六個。除胃經的梁丘之外，分布於四肢肘、膝關節以下。

### 背俞穴

是臟腑經氣輸注於背腰部的俞穴，簡稱俞穴。背俞穴位於背腰部足太陽膀胱經的第一側線上，六臟六腑各有一背俞穴，依臟腑位置上下共十二穴。

# 人體的五俞穴

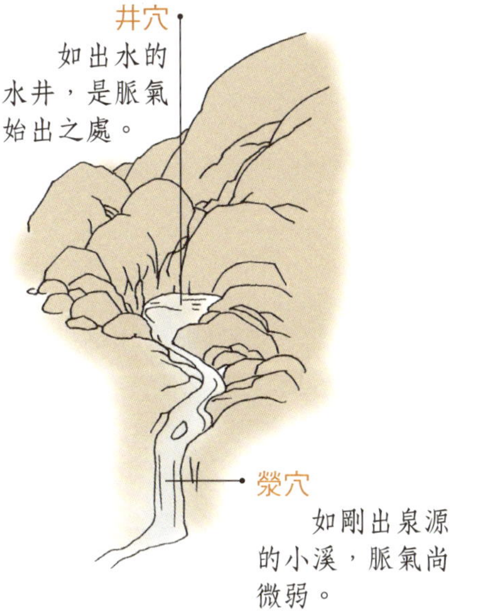


如出水的水井，是脈氣始出之處。

如剛出泉源的小溪，脈氣尚微弱。

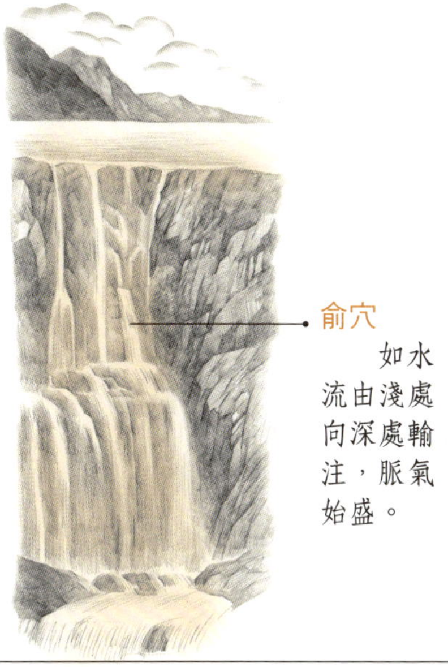


如水流由淺處向深處輸注，脈氣始盛。

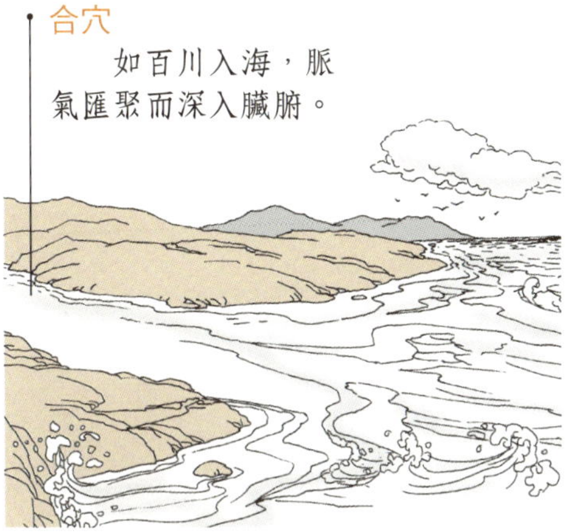
合穴
如百川入海，脈氣匯聚而深入臟腑。

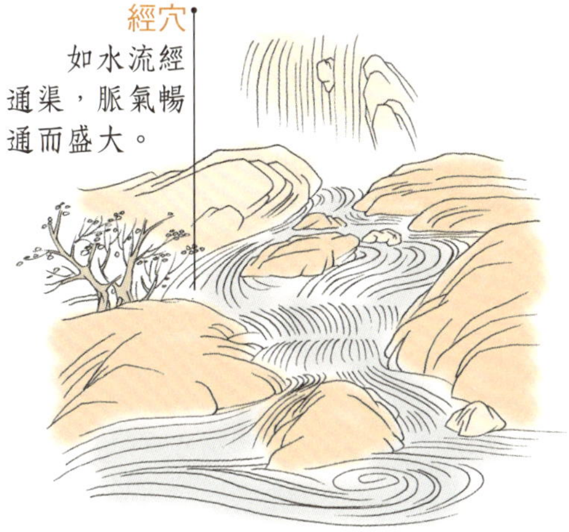
經穴
如水流經通渠，脈氣暢通而盛大。

## 五俞穴主治疾病

| 五行 | 木 | 火 | 土 | 金 | 水 |
|---|---|---|---|---|---|
| 五臟 | 肝 | 心 | 脾 | 肺 | 腎 |
| 五輸 | 所出為井 | 所流為滎 | 所注為俞 | 所行為經 | 所入為合 |
| 主治疾病 | 心下脹滿 | 身熱發燒 | 身體困重，關節疼痛 | 氣喘咳嗽，受寒身熱 | 氣血上逆，津液外泄 |

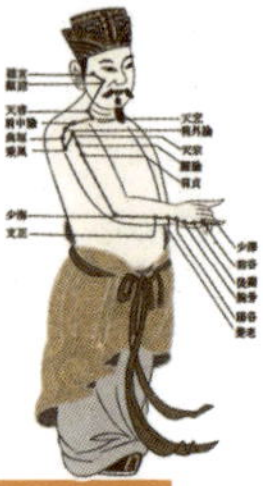



因背俞穴與各臟腑關係密切，因此常用來治療相應臟腑及其組織器官的病症。背俞穴還可配合募穴使用，稱為俞募配穴，強化治療相應臟腑的病症。

## 募穴

是臟腑之氣匯聚於胸腹部的俞穴，六臟六腑各有一募穴，共十二穴位，它們均位於胸腹部有關經脈上，位置與相關臟腑所處部位相近。

募穴與相應臟腑關係密切，因此可治療相應臟腑的疾病，如肺之募穴中府治療咳喘、寒熱，心之募穴巨闕治療心痛、心悸等。

## 八會穴

八會穴是指人體臟、腑、氣、血、筋、脈、骨、髓等精氣匯聚的八個俞穴，其中臟、腑、氣、血、骨之會穴位於軀幹；筋、脈、髓之會穴位於四肢。

八會穴與所屬的八種臟器組織的生理功能關係密切，如脾主運化水穀精微，五臟六腑四肢百骸皆靠脾來養，是後天之本，氣血生化之源，五臟皆察於脾，章門為脾之募穴，為臟之會穴。胃為太倉，主受納，為水穀氣血之海，與脾合稱後天之本，六腑皆稟於胃，中脘為胃之募穴，為腑之會穴。

## 八脈交會穴

是十二經脈與奇經八脈經氣相通的八個俞穴，稱為「八脈交會穴」，又稱「交經八穴」，均位於腕、踝上下。八脈交會穴都是十二正經上的俞穴，奇經八脈借此與十二經脈經氣相通。八脈交會穴既可治療所屬十二經脈的病症，也可治療與之相通的奇經八脈的病症。

## 下合穴

下合穴是指六腑之氣下合於下肢足三陽經的六個俞穴，其中胃、膽、膀胱的下合穴位於本經。又因為大腸、小腸皆屬於胃，所以大腸、小腸的下合穴在胃經上。膀胱主藏津液，三焦主水液代謝，故三焦與膀胱關係密切，因此，三焦的下合穴在膀胱經上。下合穴可治療六腑病症，如足三里治療胃脘痛，下巨虛治療泄瀉等。

## 交會穴

指兩經或數經經脈交會或會合處的俞穴，交會穴多分布於頭面、軀幹部。不但能治本經的疾病，還能兼治所交會經脈的疾病。如關元、中極是任脈的經穴，又與足三陰經交會，這樣既能治任脈的疾患，又可治足三陰經的疾患。

八脈交會穴與交會穴是不同的俞穴，八脈交會穴只是十二經脈與奇經八脈的經氣相通之處，而交會穴則是相關經脈循行路線的實質性交會。

# 陰募陽俞穴位表

募穴都位於人體胸腹部，所以稱為陰募；背俞穴都位於腰背部，所以稱為陽俞；下面就列表對這些穴位加以詳細地說明。

## 募穴表

| 臟腑 | 募穴 | 經屬 | 定位 | 主治 |
|---|---|---|---|---|
| 肺 | 中府 | 肺經 | 胸前壁外上方，雲門下1寸 | 咳嗽氣喘，胸、肩、背痛 |
| 心 | 巨闕 | 任脈 | 臍上6寸處 | 胸痛心悸，癲狂，胃痛吞酸嘔吐 |
| 脾 | 章門 | 肝經 | 合腋曲肘，肘尖所止處 | 腸鳴泄瀉，腹脹，痞塊，脅痛，黃疸 |
| 肝 | 期門 | 肝經 | 乳頭直下，第六肋間隙處 | 胸脅脹痛，乳癰，腹脹吐酸，肝炎 |
| 腎 | 京門 | 膽經 | 側腰部，第十二肋游離端下方 | 腎炎，腎虛腰痛，小便不利，水腫，腸鳴泄瀉等 |
| 心包 | 膻中 | 任脈 | 兩乳之中 | 胸悶氣短，咳嗽氣喘，呃逆嘔吐，乳癰乳少 |
| 大腸 | 天樞 | 胃經 | 臍中旁開2寸處 | 急慢性腸炎，腹痛腹脹，腹瀉，痢疾等 |
| 小腸 | 關元 | 任脈 | 臍下3寸處 | 虛勞羸瘦，中風，眩暈，陽痿，痛經不孕，腹瀉遺尿等 |
| 胃 | 中脘 | 任脈 | 臍上4寸處 | 胃痛吞酸，嘔吐泄瀉，黃疸，咳喘痰多，癲癇失眠 |
| 膽 | 日月 | 膽經 | 乳頭直下，第七肋間隙處 | 膽囊炎，肝炎，黃疸嘔吐，胃痛，脅肋脹痛 |
| 膀胱 | 中極 | 任脈 | 臍下4寸處 | 癃閉，遺尿，尿頻，痛經崩漏，遺精陽痿 |
| 三焦 | 石門 | 任脈 | 臍下2寸處 | 遺精陽痿，帶下崩漏，腹痛腹瀉，水腫疝氣等 |

## 背俞穴表

| 臟腑 | 背俞穴 | 定位 | 主治 |
|---|---|---|---|
| 肺 | 肺俞 | 第三胸椎棘突下，旁開1.5寸 | 肺炎，支氣管哮喘，支氣管炎，鼻塞，皮膚瘙癢等 |
| 心 | 心俞 | 第五胸椎棘突下，旁開1.5寸 | 冠心病，心絞痛，心煩失眠，健忘夢遺，盜汗，癲狂等 |
| 脾 | 脾俞 | 第十一胸椎棘突下，旁開1.5寸 | 胃炎，腸炎，泄瀉痢疾，食不化，羸瘦等 |
| 肝 | 肝俞 | 第九胸椎棘突下，旁開1.5寸 | 肝炎，膽囊炎，結膜炎，夜盲近視，黃疸，眩暈，癲狂等 |
| 腎 | 腎俞 | 第二腰椎棘突下，旁開1.5寸 | 腎炎，遺精陽痿，月經不調，帶下，小便不利，腰痛等 |
| 心包 | 厥陰俞 | 第四胸椎棘突下，旁開1.5寸 | 心絞痛，心肌炎，神經衰弱，風溼性心臟病等 |
| 大腸 | 大腸俞 | 第四腰椎棘突下，旁開1.5寸 | 腸炎，痢疾，痔瘡，便祕，腹瀉，腰腿痛等 |
| 小腸 | 小腸俞 | 骶部正中脊旁1.5寸，平第一骶後孔 | 腸炎，痢疾，盆腔炎，遺精尿血，帶下，腰骶痛等 |
| 胃 | 胃俞 | 第十二胸椎棘突下，旁開1.5寸 | 胃炎，腸炎，胰腺炎，胃痛嘔吐，腹脹腸鳴等 |
| 膽 | 膽俞 | 第十胸椎棘突下，旁開1.5寸 | 膽囊炎，膽石症，肝炎，胃炎，肺癆，潮熱等 |
| 膀胱 | 膀胱俞 | 骶部正中脊旁1.5寸，平第二骶後孔 | 膀胱炎，前列腺炎，小便不利，泄瀉，便祕，腰脊僵痛等 |
| 三焦 | 三焦俞 | 第一腰椎棘突下，旁開1.5寸 | 腎炎，胃炎，水腫，小便不利，泄瀉，腰背僵痛等 |

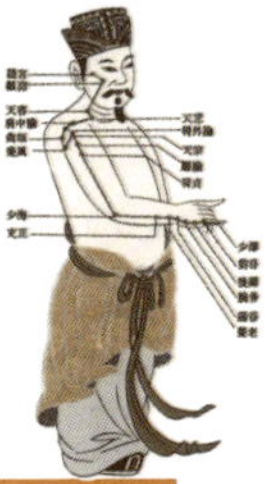



# 第三章

# 疏通經絡主幹：人體健康的根本保證

### 手太陰肺經

## 氣息通暢的總管

手太陰肺經，主要功能是幫助肺氣宣發，調理全身氣血，是人體最為重要的一條經脈。它不僅能夠反映肺的疾病，而且還能夠治療和保健呼吸系統。

---

### 手太陰肺經的循行

肺經主要分布在上肢內側前緣，左右共計22穴。循行路線是從胸走手，起始於中焦胃部，向下絡於大腸，然後回過來沿著胃上口，穿過橫膈膜，入屬於肺臟氣管，從肺系（指肺與喉嚨相聯繫的脈絡）橫出腋下，沿著上臂內側前緣下行，進入寸口（手腕部橈動脈搏動處，即中醫把脈處），經過魚際，沿著邊緣，到達大拇指末端。肺經還有一條支脈，它從手腕骨處的列缺穴分出，一直沿著掌背走向食指指端，與手陽明大腸經相接。

### 手太陰肺經上的疾病

肺經與肺、大腸、喉嚨等器官的聯繫緊密，肺經暢通無阻，就可以保證這些器官功能正常。若肺經異常不通時，身體就會出現以下這些毛病：

外經病的症狀是：沿肺經循行路線上，鎖骨上窩、上臂、前臂內側上緣，有麻木、疼痛、發冷、酸脹等異常感覺。

臟腑病的症狀是：當本經經氣出現異常時，會感到胸悶、咳嗽、氣喘、氣短、心煩不安；又因為肺與口腔和鼻子相通，所以也會出現感冒、鼻塞、傷風怕冷、流涕等症狀。

由於肺經主要聯繫肺臟，因此這條經脈上的俞穴都能治療咳喘、上氣、煩心、咽喉痛等肺系疾病。肺經與大腸經互為表裡，所以如果得了肺病，還會影響到大腸的相關功能，進而發生便祕、泄瀉等疾病。

由於肺在志主悲，所以肺經經氣也有調節人情緒的作用。情緒異常時，可以嘗試做一些有強身健體作用的氣功和導引術。也可以透過靜心打坐的方式

# 手太陰肺經詳解

手太陰肺經主要分布在上肢內側前緣，可以保證肺、大腸、喉嚨等器官的功能正常，下面詳細說明循行路線、主治病症、外邪病症和注意事項。

**循行路線**

肺經，起始於中焦，下絡大腸→向上屬肺→從氣管、喉嚨部橫出腋下至中府、雲門→沿上臂內側下行至天府、俠白→從尺澤至孔最→進入寸口（經渠、太淵），上魚際，終於大拇指末端少商穴→其支脈，從列缺自腕後行到食指末端，與大腸經相交接。

**主治病症**

咳嗽、呼吸緊張、向上竄氣，氣短口渴，心慌意亂，胸部又悶又脹，上臂內側前緣疼痛，手掌心發熱等。

**外邪病症**

肺部脹滿、劇烈咳嗽、缺盆裡面疼痛，更嚴重的會雙手抱腳、看東西模糊不清，這就是臂厥病。

**注意事項**

以上病症，屬於經氣亢盛惡，當用瀉法，反之，屬於經氣不足的，應用補法。屬熱症的，用留針法。對於脈虛下陷的病症，用灸法更合適。

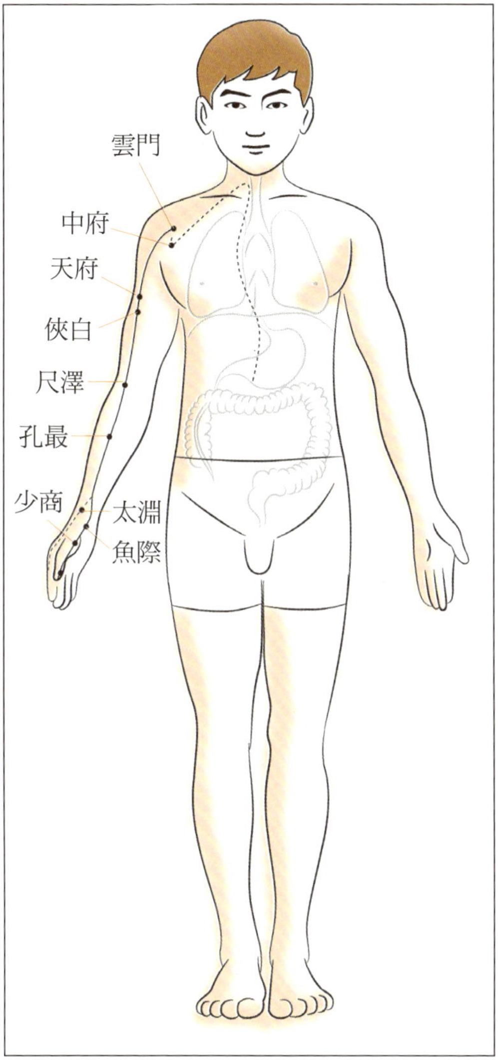


## 手太陰肺經歌謠

中府乳上三肋間，上行寸六雲門安，雲在璿璣旁六寸，
天府腋皺三寸連，俠白肘上五寸主，尺澤肘中約紋全，
孔最腕側七寸處，列缺腕上一寸半，經渠寸口陷中取，
太淵掌後紋頭拴，魚際節後散脈裡，少商大指內側端。

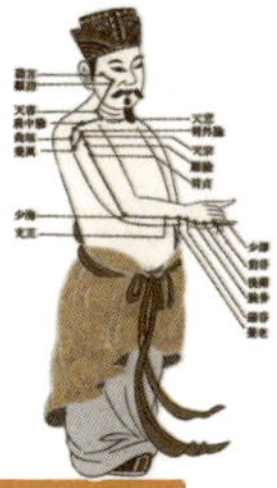



疏通經脈氣血，在靜心狀態下，人會感到心中平靜、一切空空如也，讓煩亂的情緒重新回歸淡泊。

同時，由於肺經與皮膚的聯繫，肺經不好的人，皮膚過敏、臉上長有色斑、臉色暗淡無光，其實這就是因為肺經經氣異常才導致皮膚的改變。

## 作用多多的中府穴

中府穴是手、足太陰二經交會處。手太陰肺經的首穴，又名膺中俞、膺俞，屬於肺經的募穴，也就是肺臟氣血直接輸注的地方，最能反映肺臟的情況，是診斷和治療肺病的重要穴位之一。

在取中府穴的時候，首先端坐，鎖骨下窩處一寸，距離人體正中線六寸的地方。第二種方法是，先找到鎖骨外側下方凹陷處的雲門穴，然後，在雲門穴向下一寸，與第一肋骨間隙平齊處就是中府穴。中府穴是臨床針灸的常用穴道之一，它的作用非常大，凡是呼吸系統的疾病，比如咳嗽、氣喘、胸悶、肺癆、氣逆、寒熱煩悶、喉痺等，只要配上基本的按摩、針灸方法就會有很好的療效。另外中府還可以配合其他穴位治療肩背痛、腹脹等病症。尤其值得一提的是，每天按摩中府穴五分鐘以上，可以豐胸。這是因為，按摩此處能促進胸部氣血循環，進而改善雙乳大小。

## 瀉熱去火的尺澤穴

尺澤穴位於肘橫紋中，肱二頭肌腱橈側凹陷處。是手太陰肺經的合穴，合穴屬水，比喻肺經脈氣到這個地方如水之所歸，聚於一處，因此運用了比擬法命名。

尺澤穴具有清宣肺氣、瀉火降逆、滋陰潤肺的作用，刺激此穴對於肺部病症均有治療作用。主治咳嗽、氣喘、咯血、胸部脹滿、咽喉腫痛、肘臂攣痛、嘔吐、小兒驚風、高熱、吐瀉等症。

除此之外，《五龍歌》中說：「筋急不開手難伸，尺澤從來要認真。」《天元太乙歌》也說：「五般肘痛針尺澤。」《肘後歌》則說：「鶴膝腫勞難移步，尺澤能舒筋骨痛。」所以尺澤穴對於疼痛、扭傷等病症也有效用。

## 治療出血的孔最穴

本穴位於前臂屈側，尺澤穴與太淵穴的連線上，腕橫紋上面7寸處。取此穴時需伸前臂仰掌，在太淵穴與尺澤穴連線上的4/9處。

孔最穴為手太陰肺經郄穴，一般郄穴主治急性病症，陰經的郄穴主治急

# 手太陰肺經上的特效穴（1）

手太陰肺經左右共計22穴，其中有許多治病的特效穴，下面介紹中府、尺澤、孔最三個特效穴的取穴方法和功效。

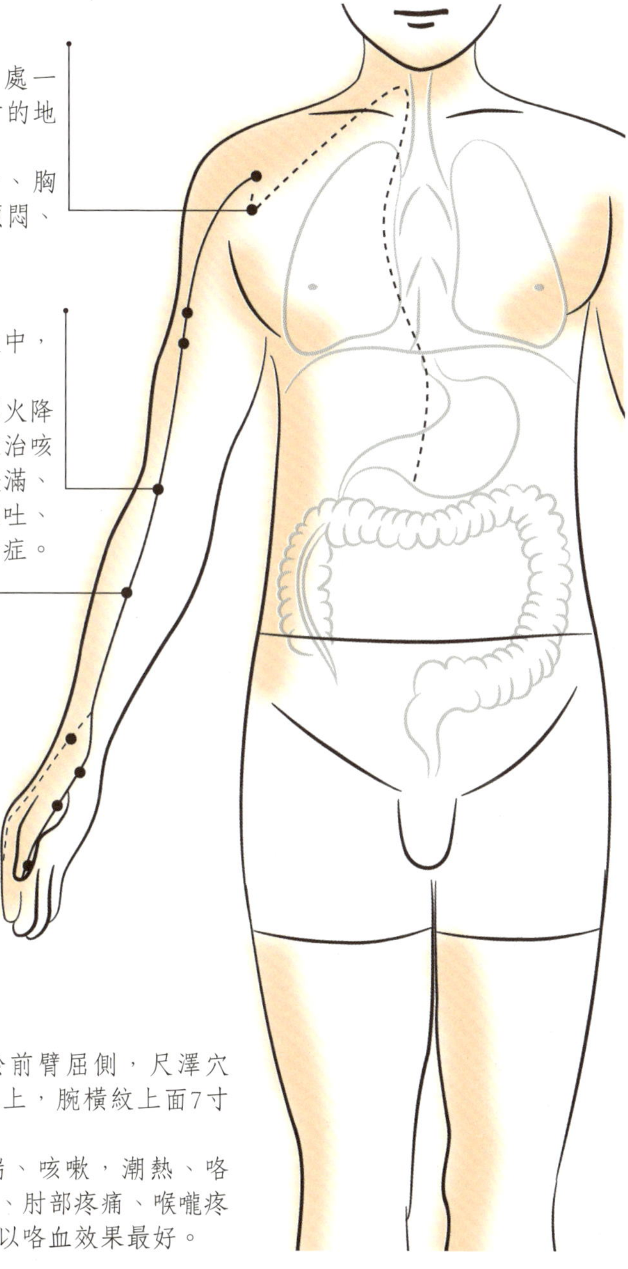

**中府穴**

**取穴**：端坐，鎖骨下窩處一寸，距離人體正中線六寸的地方即是。

**功效**：主治咳嗽、氣喘、胸悶、肺癆、氣逆、寒熱煩悶、喉痺。

**尺澤穴**

**取穴**：尺澤穴位於肘橫紋中，肱二頭肌腱橈側凹陷處。

**功效**：具有清宣肺氣、瀉火降逆、滋陰潤肺的作用，主治咳嗽、氣喘、咯血、胸部脹滿、咽喉腫痛、肘臂攣痛、嘔吐、小兒驚風、高熱、吐瀉等症。

**孔最穴**

**取穴**：本穴位於前臂屈側，尺澤穴與太淵穴的連線上，腕橫紋上面7寸處。

**功效**：主治哮喘、咳嗽，潮熱、咯血，氣逆、失音、肘部疼痛、喉嚨疼痛、痔瘡等，尤以咯血效果最好。

性出血性疾病。所以，孔最穴主治哮喘、咳嗽、潮熱、咯血、氣逆、失音、肘部疼痛、喉嚨疼痛、痔瘡等，以咯血效果最好。

## 主管小病小疾的列缺穴

列缺穴位於腕橫紋上1.5寸處，屬手太陰肺經，是八脈交會穴之一，通任脈。是治療頭面部、上肢疼痛常用的重要穴道之一。

列缺的取穴有兩個方法：其一是掌心向內握拳，手腕微微向下垂，在腕後橈側能看見一高骨突起，然後用力握拳，看到的一塊凹陷處，即是列缺穴。其二是，兩手虎口張開，垂直交叉，將左手放在右腕背部，食指指尖下即是列缺穴。此穴具有止咳平喘、通經活絡、解表祛風、利水通淋的功效。

列缺穴可治感冒、咳嗽、口眼歪斜、頭痛、手腕無力等症，它對因外邪引起的頭痛效果顯著，古人有「頭項尋列缺」的諺語，另外，由於列缺是八脈交會穴之一，通任脈，所以對遺精、陰莖痛、小便難、遺尿、痛經等任脈的疾病也可治療，成效奇佳。

## 肺朝百脈的太淵穴

太淵是手太陰肺經的原穴，說明此處肺經經氣非常博大。取此穴位時應正坐，伸臂仰掌，太淵穴位於手腕橫紋上，橈動脈搏動的凹陷處，就是手腕上的寸口處，因此有肺朝百脈、脈會太淵之說，故在人體穴位中佔有重要地位，是手太陰肺經上的重要穴道之一。

本穴具有宜肺平喘、止咳化痰、清咽消腫、通調血脈之療效，主治咳嗽、哮喘、百日咳、咯血、胸滿、胸痛、噫氣、心悸、手腕痛、咳痰帶血、無脈症、閉經、肺炎、肋間神經痛等疾病。

指壓太淵穴，對於腕部疾病也有療效；還有些人總覺得氣短，似乎喘不上氣來，稍做運動或精神緊張鼻子就不會吸氣了，此時可以點揉太淵穴，因本穴是肺經原穴，補氣效果極佳，能有效緩解氣短症狀。

## 預防風寒的魚際穴

魚際穴位置在手拇指本節（第1掌指關節）後的凹陷處，約當第1掌骨中點的橈側，赤白肉際處。針刺魚際穴可以主治如下四大類疾病，第一類疾病是咽乾、咽喉腫痛、失音。第二類疾病是咳嗽、哮喘、咳痰帶血、咯血。第三類疾病是小兒疳積。第四類是感冒、肺炎、乳腺炎、神經官能症、發熱、掌心熱等其他病症。

## 手太陰肺經上的特效穴（2）

上面介紹了手太陰肺經中的中府、尺澤和孔最三個特效穴，下面再介紹列缺、太淵和魚際三個特效穴的取穴方法和功效。

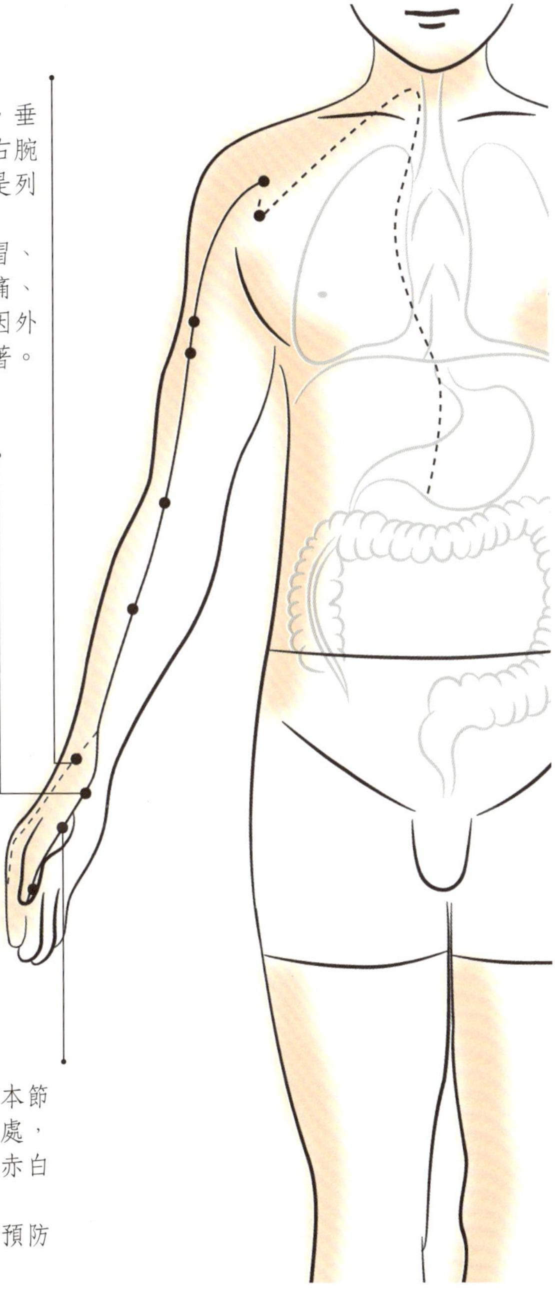

**列缺穴**

**取穴：**兩手虎口張開，垂直交叉，將左手放在右腕背部，食指指尖下即是列缺穴。

**功效：**列缺穴可治感冒、咳嗽、口眼歪斜、頭痛、手腕無力等症，它對因外邪引起的頭痛效果顯著。

**太淵穴**

**取穴：**太淵穴位於手腕橫紋上，橈動脈搏動的凹陷處。

**功效：**本穴具有宣肺平喘、止咳化痰、清咽消腫、通調血脈之療效。

**魚際穴**

**取穴：**魚際穴位置在手拇指本節（第1掌指關節）後的凹陷處，約當第1掌骨中點的橈側，赤白肉際處。

**功效：**冬季揉搓魚際穴能夠預防感冒。

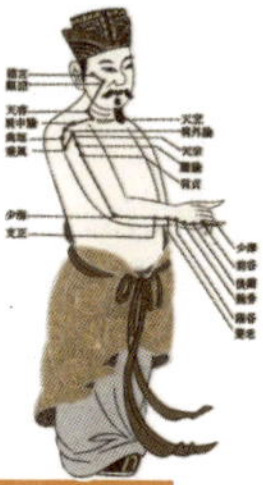



## 手厥陰心包經

# 代心受過的勇士

手厥陰心包經是十二經脈上穴位最少的經脈，也是人體上最為重要的一條經脈，是代心受過的勇士。

### 手厥陰心包經的循行

心為神之主，脈之宗，是人體最重要的內臟器官，主宰人體的一切生命活動，故《素問．靈蘭祕典論》將心臟稱為「君主之官」。

如心臟有病變，就會得心腦血管疾病，或是精神方面的病症，如出現失眠、多夢、神志不寧、精神委靡甚或昏迷等病症。

心包是指包在心臟外面的一層組織，發揮阻止邪氣入侵、保護心臟的作用。手厥陰心包經是基於心包而形成的一個獨立經絡，位於手臂陰面中間的一條線上，具體循行路線是從乳頭外側經過胸，行至上肢內側中間，到達中指末端，其上分布著9個穴位，左右共計18穴，是十二經脈中穴位最少的經脈。

心包受邪所出現的病變與心是一致的，主要治療心腦血管疾病，如心動過速、心動過緩、心絞痛以及神經官能症等；還能治療精神、神經疾病，精神分裂症、神經衰弱、歇斯底里症等。也可以治療一些如胸悶、胃痛、嘔吐、肘臂痛、掌心熱等疾病。

### 手厥陰心包經的保養

根據中醫五行理論「心屬火，脾主土」，火能生土，因此心臟的功能加強，必定有助於提升脾臟的能力。脾臟是免疫系統最重要的器官，因此按摩心包經可以提升免疫力。多數疾病，按摩這條經絡都能對身體有很大的幫助。

現代人飲食不規律、挑食厭食導致血液中的膽固醇與脂肪異常增高，當血液中的膽固醇達到一定量時，就會開始阻塞血管，使血液流動不暢通，就容易誘發心肌梗塞和腦中風等併發症。而敲擊心包經會加速血液流動，延緩血管老化，剝離附著在血管壁上的膽固醇，將它們排出體外，讓身體恢復健康。

中醫講究順應天時，同樣，什麼時間敲擊經絡也是非常有講究的，一般來說，心包經在戌時（19～21時）最旺，也是該吃晚飯的時候，因為這個時間最有利於消化。但是晚飯後不要敲心包經，會影響氣血的運行，在吃完晚飯後30分鐘執行最好。

# 手厥陰心包經詳解

手厥陰心包經是基於心包形成的一個獨立經絡，位於手臂陰面中間的一條線上，下面就詳細說明其循行路線、主治病症、外邪病症和注意事項。

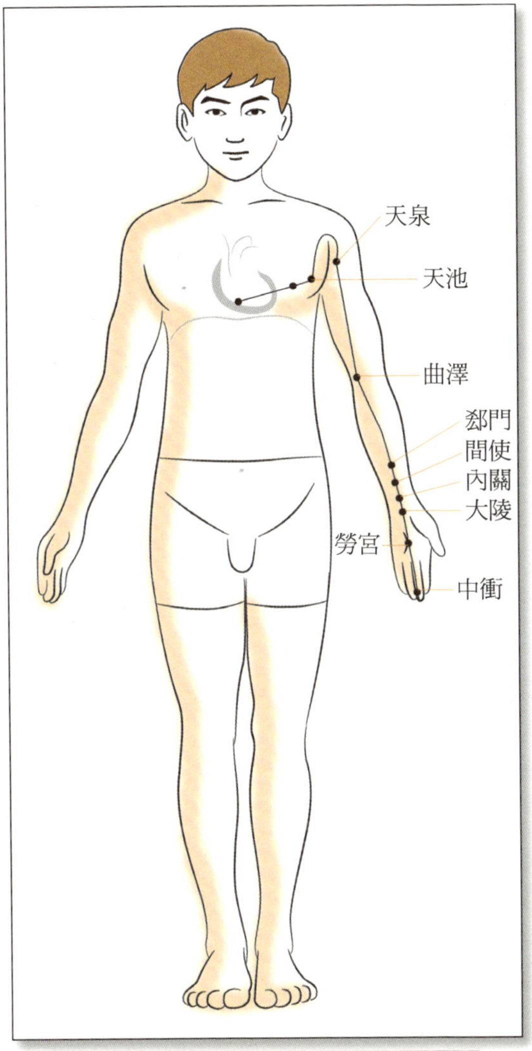


### 循行路線

起於胸中，從心包絡出發，向下穿過隔膜，而後依次經絡並聯絡胸腹的上、中、下三個部分，另外一條支脈，從胸中出發，橫出於肋下，當腋中下三寸處上行到腋窩，再沿著上臂內側下行，從手太陰經與手少陰經的中間進入肘中，然後沿著前臂兩筋之間進入掌中，經過中指到達指尖。

### 主治病變

1. 手厥陰心包絡經上的俞穴，主治由脈所引發的疾病，如心痛、心煩、掌心發熱等。
2. 對於既不屬於經氣亢盛，也不屬於經氣不足，而是經氣失調的，要從本經取治。

### 外邪病症

腋部腫，胸肋脹滿，心跳過速，面赤、眼黃等。

### 注意事項

對於以上病症，凡是屬於寒症的，要用留針法，屬於熱症的，要用疾刺法，屬於經氣不足的用補法，屬於經氣亢盛的用瀉法，脈虛而下陷的用灸法。

### 手厥陰心包經歌謠

心包穴起天池間，乳後旁一腋下三，
天泉曲腋下二寸，曲澤肘內橫紋間，
郄門去腕方五寸，間使腕後三寸安，
內關去腕只二寸，大陵掌後兩筋間，
勞宮屈中名指取，中衝中指之末端。

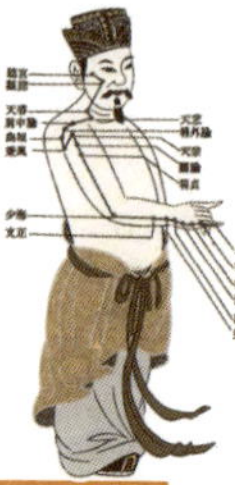



## 清心安神的間使穴

間使穴是五俞穴之經穴，別名鬼路，鬼路是指從地部而來的心包經經水由本穴流行通過，動而不居，不作停留，猶如鬼神行過。間使穴位於前臂掌側，曲澤與大陵的連線上，手腕橫紋上方3寸處。

本穴五行屬金，具有寬胸和胃、清心安神、理氣散滯之功用。主治精神失常、癔病抽驚。

本穴的特殊作用在理氣。中醫理論認為：「百病皆生於氣也。」因為自身氣機紊亂而致病的非常之多，比如肺氣上逆，引起咳喘；胃氣上逆，引發噯氣、嘔吐；肝氣橫逆，導致胸脅脹悶；肝氣犯胃，引發胃脘脹滿、疼痛；肝氣壓脾，導致腹脹、腹痛、泄瀉；而對於氣滯脈絡的心痛，心悸、胸脅痛、肢體麻木，氣滯血瘀的痛經、月經不調等，可取此穴進行醫治，臨床上常配太衝穴，能疏肝解鬱、理氣散滯、活血祛瘀。

## 防病保健的內關穴

內關穴是心包經之絡穴，名義是心包經的體表經水由此注入體內。取穴時，手掌朝上，在手腕橫紋上的兩寸處，上抬手腕並且握拳，能在手臂中間看見兩條筋，內關就在腕上兩寸兩筋之間。內關穴是針灸臨床治療和防病保健的首推穴位。內關穴有「寧心安神、理氣止痛、和胃降逆」的作用。鑑於它的這些功用，它的主治範圍為心臟系統疾病、胃腸不適等。具體作用是：

首先，發現經常按揉內關穴對心律失常有很好的調節作用。平時可以每天花2分鐘按揉，力量不需要太大，有酸脹感即可。經常這樣按，可以增強心臟的無氧代謝，消除疲憊感和協調心跳。

其次，內關還是治療落枕的一個常用穴位。當早上起來發現脖子僵硬不能動時，就是患了落枕。患者可以指掐「內關」進行治療，具體做法是：將右手食、中、無名和小指放在內關穴的背側，拇指用力掐住內關穴位，使上肢、肩及頸部有酸、脹、沉之感，同時頭部自由轉動，一般3分鐘左右，落枕的不適症狀就會自行消失。

最後，打嗝時，用拇指對該穴位進行一壓一放會很快止住。因為打嗝屬於「胃氣上逆」。而按住內關穴能夠平復胃氣。

## 手厥陰心包經上的特效穴

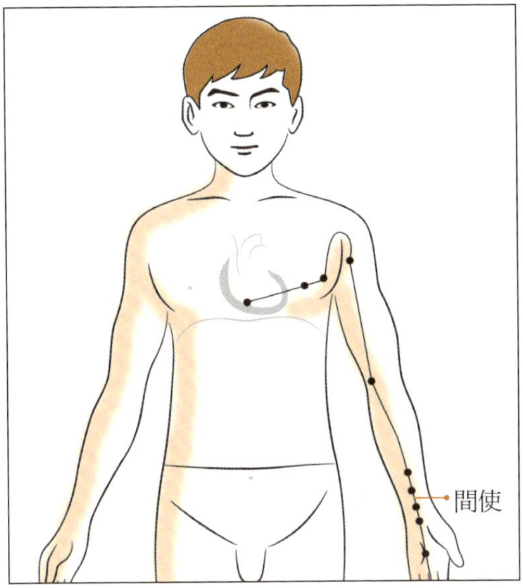


手厥陰心包經左右共計18穴，其中也有一些特效穴，下面介紹間使和內關兩穴的取穴方法和治病功用。

功用

- 寬胸和胃、清心安神、理氣散滯。
- 疏肝解鬱、理氣散滯、活血祛瘀。

**間使穴**

伸直手臂，掌心向上，本穴位於曲澤與大陵的連線上，手腕橫紋上方3寸處。

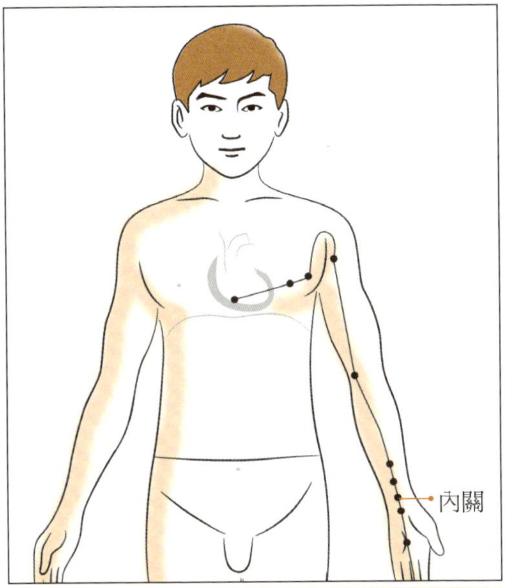


功用

- 每天按揉2分鐘，能夠調節心率失常。
- 用力掐按內關穴3分鐘，能夠消除落枕。
- 按壓內關穴，能夠止打嗝。

**內關穴**

手掌朝上，在手腕橫紋上的2寸處。

## 瀉心火的大陵穴

大陵穴是手厥陰心包經上的一個重要穴位，位於人體的腕掌橫紋的中點處，即掌長肌腱與橈側腕屈肌腱之間。是心包經五俞穴之俞穴，心包屬火，此穴五行屬土，土為火之子，按照五俞穴子母補瀉法中「實者瀉其子」的說法，大陵穴便是能夠瀉心包火的首選穴位。所以，大陵穴具有清心通絡、鎮驚安神、理氣止痛、祛風止痺的作用。鑑於它的這些功用，本穴擅長於治療心包經的疾病，凡心火旺盛、氣血瘀滯引起的口舌生瘡、心煩、失眠、躁狂、小便泛赤、胸悶等，都可配合大陵醫治。

## 大陵穴的特殊功用

大陵穴自古以來就是治療口臭的特效穴，古代典籍《勝玉歌》中說：「心熱口臭大陵驅。」《玉龍歌》說：「口臭之疾最可憎，勞心只為苦多情，大陵穴內人中瀉，得清涼氣自平。」可見大陵穴在治療口臭方面的特殊功用。

按摩大陵穴能夠讓你擁有一雙纖長美麗的手臂，到了夏日不少女性會因為自己手臂粗壯，囤積脂肪過多，而常常感到無奈。由於工作過忙或是學習太累，又沒有時間進行運動，有此困擾的女性朋友，不妨經常按摩手臂上的尺澤穴、曲池穴和大陵穴，堅持一段時間，會收到令人驚喜的效果。而且大陵穴還有預防感冒的作用。

滑鼠手，是指因工作性質而引起的腕關節勞損，表現為手腕腫脹、關節無力、局部壓痛等症狀。這個現代疾病，讓不少都市白領飽受痛苦，患者可以將拇指指腹放在患腕的大陵穴，中指指腹放在陽池穴，適當對合用力按壓1分鐘左右；再將拇指指腹放在患肢曲池穴，其餘四指放在肘後側，拇指適當用力按揉1分鐘左右。以有酸脹感為佳。每日做一至兩次，能夠疏通經絡、活血止痛。

大陵穴配合其他穴位也可以治療許多疾病，如大陵穴配神門、列缺，有疏通經筋、通經活絡的作用，能治療腕下垂；配心俞、膈俞，有通心絡、祛淤血的作用，主治心血瘀阻之心悸；配豐隆、太衝，有疏肝理氣、化痰醒腦的作用，主治氣鬱痰結型之癲狂。

# 大陵穴的功用

大陵穴也是手厥陰心包經上的一個重要穴位，具有瀉心火、治口臭、治滑鼠手、使手臂纖長等特殊功效，下面詳細說明。

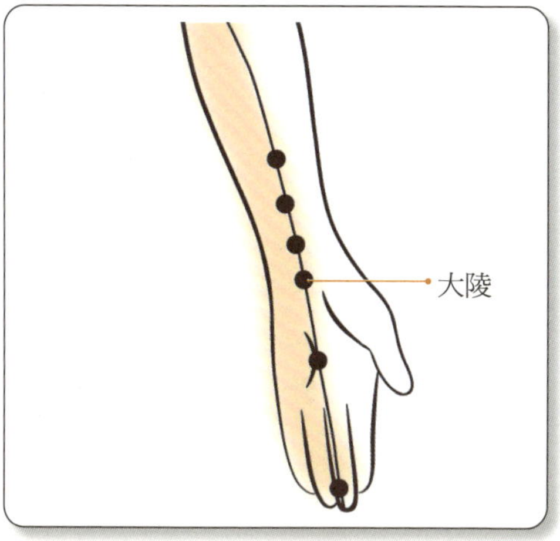


### 瀉心火

心包屬火，大陵穴五行屬土，土為火之子，按照五俞穴子母補瀉法中「實者瀉其子」的說法，大陵穴便是能夠瀉心包火的首選穴位。

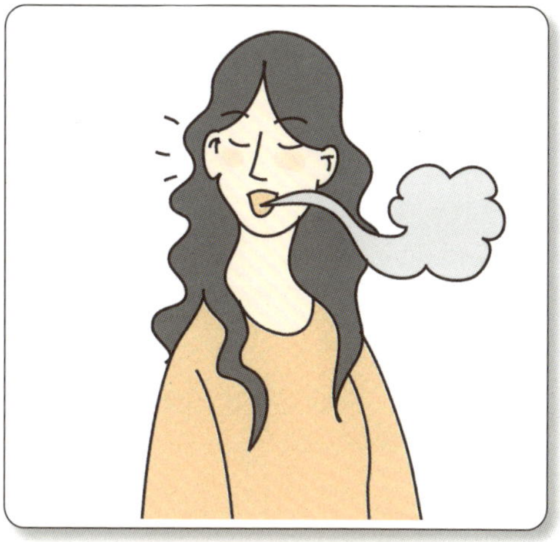

### 治療口臭

大陵穴自古以來就是治療口臭的特效穴，古代典籍《勝玉歌》中就說：「心熱口臭大陵驅」。

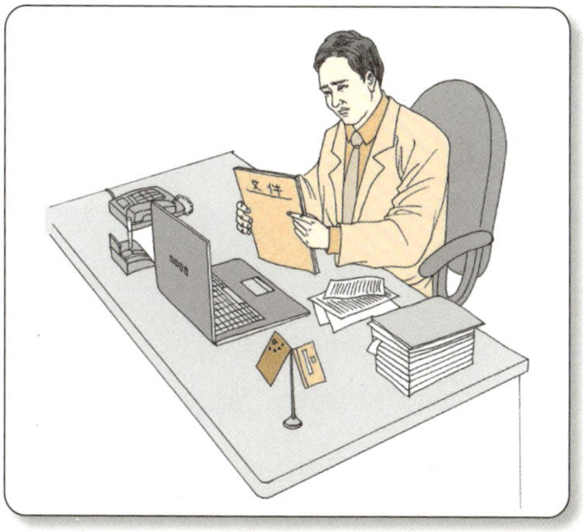


### 治療滑鼠手

滑鼠手的症狀是腕部腫脹、關節無力、局部壓痛，合壓大陵穴和陽池穴可以治療此病症。

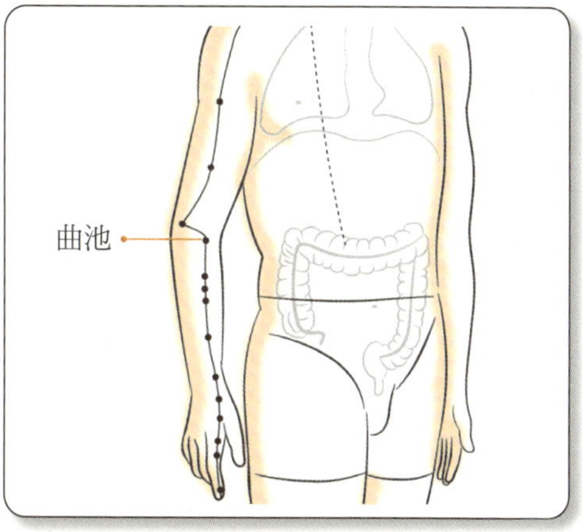


### 使手臂纖長

經常按摩手臂上的尺澤穴、曲池穴和大陵穴，持續按一段時間，手臂上的贅肉就會不見了。

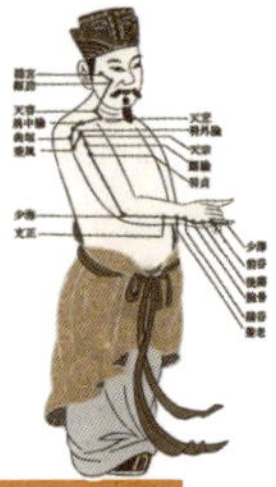



## 手少陰心經

# 心臟的專業護士

手少陰心經少血多氣，十二經之氣皆感而應心，十二經之精皆貢而養心，故此經絡為生之本，神之居，血之主，脈之宗。

---

### 手少陰心經的循行

手少陰心經主要分布在上肢內側後緣，與心包經一樣，是十二經脈中穴位最少的一條經脈，一邊9個，兩邊共計18個經穴。

手少陰心經：從心中開始，出來經過與心臟相聯繫的內臟，向下通過橫膈，聯絡小腸。

上行支脈：從心臟向上，順著食道到達雙目。

外行主幹：從心上行至肺，然後轉而向下出於腋下，沿上臂內側後緣、肱二頭肌內側溝，到達肘窩，沿前臂內側後緣、尺側腕屈肌腱之側，到腕後豌豆骨部進入手掌內後邊，沿小指的橈側出於末端，與手太陽小腸經相接。

本經屬於心，在中醫上講「心主神」，「神」有「神智、精神」的意思。正如《靈樞・邪客篇》中所說：「心者，五臟六腑之大主也，精神之所舍也。」所以，心是人精神思維活動的主宰，只有心臟功能正常，人才會神志清晰、思維敏捷、精力充沛，相反；人就會出現如煩躁、遲鈍、抑鬱、健忘、昏迷、失語等精神異常狀況。這種狀況時間久了，身體的其他五臟六腑就會跟著生病，所以，保養好心臟及所屬的手少陰心經，是保證人體健康的基礎。

### 手少陰心經的保養

《黃帝內經》中說到，心經異常的人，身體會出現心胸煩悶、疼痛、咽乾、口渴、眼睛發黃、脅痛、手臂陰面靠小指側那條線疼痛或麻木、手心熱等症狀。如果疏忽大意，就會引發心血管疾病和神經性疾病。想要不生病，平時就要下工夫保養心經。

在心經最旺的午時，即11～13點，敲心經，不僅有利於心臟健康，而且還有安神的作用。在敲的時候，小臂會有酸痛感，上臂會有電麻感，這都是正常的經絡感覺，感覺越明顯效果就越好。

具體操作時，可以循著經脈的方向按揉，這樣做不僅可以放鬆上臂肌肉，還有疏通本經經氣的作用。想要預防冠心病、肺心病的人，還可以點揉和

# 手少陰心經詳解

手少陰心經主要分布在上肢內側後緣，可以保證心臟的健康，下面詳細說明其循行路線、主治病症、外邪病症和注意事項。

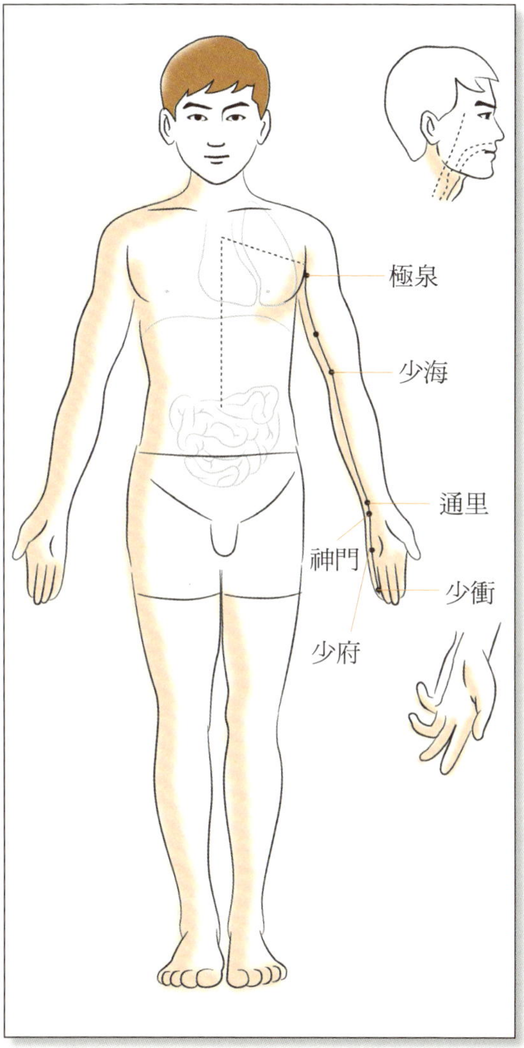


### 循行路線

手少陰心經分布於上肢內側後緣，起源於心臟，由心中湧出，向下經過橫膈膜，聯絡於小腸臟腑。

### 主治病變

主治由脈所引發的疾病，例如：目黃、上下臂的內側後緣疼痛、寒冷、掌心發熱、灼痛等。

### 外邪病症

出現頭痛、喉嚨乾燥、口渴難耐的症狀。

### 注意事項

對於以上病症，凡是屬寒症的用留針法，屬熱症的用疾刺法，屬於經氣不足的用補法，屬經氣亢盛的用瀉法，脈虛而下陷的用灸法。

### 手少陰心經歌謠

少陰心經極泉中，腋下筋間動引胸，青靈肘上三寸覓，少海屈肘橫紋頭，靈道掌後一寸半，通里腕後一寸同，陰郄去腕五分的，神門掌後銳骨逢，少府小指本節末，小指內側是少衝。

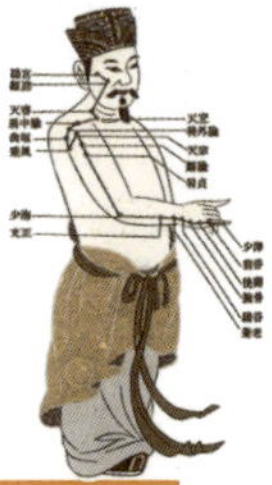



彈撥心經上的重點穴位。只要持續就會有很好的療效。

## 治療冠心病的名穴——極泉

極泉穴，是手少陰心經的首穴，取穴時，在腋窩頂點，當上臂外展時，腋窩中部有動脈搏動處即是此穴。

本穴具有寬胸寧神、行氣活血的功效，主要治療心痛、目黃、肘臂疼痛、腋下腫、腋臭、肩臂不舉等病症。

在進行冠心病和肺心病、頸椎病所致的上肢麻木和心絞痛發病時的輔助治療時，可以用彈撥穴位的方法，就是用手指點按在穴位上，然後稍微用力至有酸脹感為止，然後向旁邊撥動，撥動時，手指的力度不要減少。不一會兒，就會有麻感順著手臂向下傳導直到手指。

心情煩悶時，可按摩此穴來寧心安神、解鬱止驚。具體的做法是，將右手四指放在左側胸大肌外側，邊做捏拿胸大肌，然後用食指和中指點揉極泉穴。

極泉穴除了以上兩個功效外，還可以治療腋臭。方法是，快速針刺患側極泉的阿是穴（極泉穴上下各1.5寸），用瀉法，留針30分鐘。

## 主治肘關節病的少海穴

當人上了年紀、曾經受過傷或者是睡覺姿勢不正確，就會出現屈伸不利、落枕、前臂麻木及肘關節周圍軟組織疾患，不少人為此深深感到苦惱，其實，治療的方法並不難，只要找到肘關節處的少海穴，問題就迎刃而解了。

少海是治療肘關節及其周圍組織病變的特效穴，少海在肘關節處，取穴時屈肘，在肘橫紋內側端與肱骨內上髁連線的中點處，也就是肘橫紋尺側紋頭凹陷處。

在治療肘關節疾病時，在穴位上進行點揉。但是在治療頸椎病壓迫神經所導致的前臂麻木時主要是在穴位上進行撥動，方法同上面的極泉，即用手指點按在穴位上，然後稍微用力至有酸脹感為止，然後向旁邊撥動。

除了治療肘關節疾病外，少海穴還可以治療神經衰弱、精神分裂、頭痛、眩暈等神經系統疾病，肺結核、胸膜炎等呼吸系統疾病以及心絞痛、淋巴結炎等症。

# 手少陰心經上的特效穴（1）

手少陰心經上的特效穴主要對心臟具有保護作用，同時還有安神的作用，下面介紹其中的極泉穴和少海穴這兩個特效穴的取穴方法和功效。

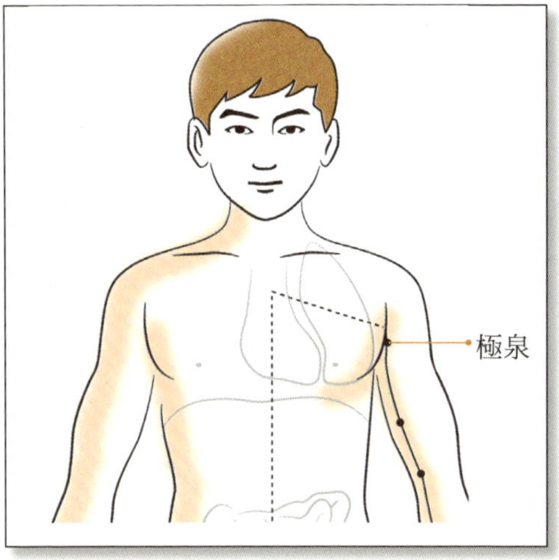


功用

治療冠心病、肺心病、頸椎病所致的上肢麻木和心絞痛。

寧心安神、解鬱止驚、除腋臭。

## 極泉穴

為手少陰心經的首穴，取穴時，上臂外展時，在腋窩頂點中部有動脈搏動處。

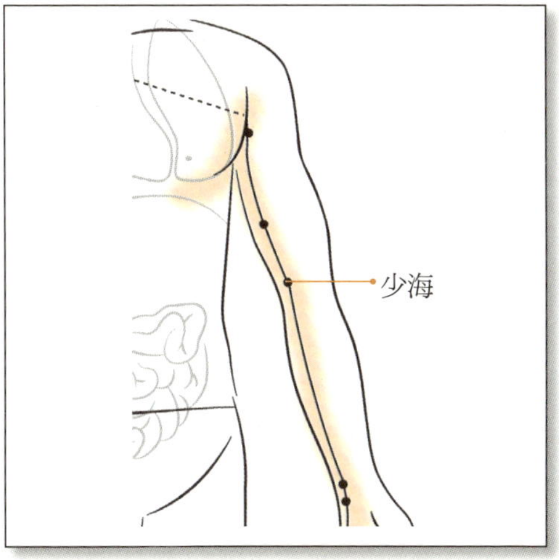


功用

在少海穴上進行點揉，能夠治療肘關節疾病。

主治神經衰弱、精神分裂、頭痛、眩暈、胸膜炎等病症。

## 少海穴

在肘關節處，取穴時屈肘，在肘橫紋內側端與肱骨內上髁連線的中點處。

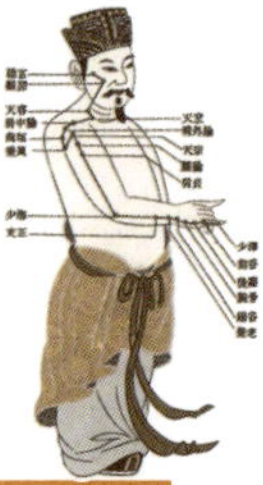



## 消除緊張的通里穴

通里穴是手少陰心經的絡穴，氣血從此處別走手太陽小腸經，心與小腸相表裡，因此經氣可通達表裡二經，並且小腸是受盛之器官，化物而小，就像深井里弄一樣，故以之命名。本穴位於前臂掌側，腕橫紋上1寸，有行氣活血，寧心醒神之功，是治療心血瘀阻的主穴。

本穴的特殊作用是可以治療中風失語症，因為通里是手少陰心經的絡穴，而絡穴能夠治療本絡脈發生的虛實病症，故臨床上常用通里、廉泉，配合金律、玉液點刺出血，療效甚佳。

另外，我們在遇到精神緊張或考場應試，部門應聘、好友分離等情況感到情緒難以控制時，可透過按摩通里、少府平定情緒。按摩方法：一手四指併攏，拇指指端放在另一手通里穴處，用指端甲緣按掐，一掐一鬆，連做14次；然後用指腹向指尖方向推擦，連做14次；再用指腹向肘關節方向推擦，連做14次；然後一手掌心朝上，另一手拇指指端放在少府穴處，用指端甲緣按掐，一掐一鬆，連做14次；將剩餘四指併攏，抵放在當少府對側的手背部位，用拇指指腹推擦少府穴，連做1分鐘。此法有清心寧神的作用，適合神經性心悸、心動過速、心律不整等現象，有很好的放鬆心神、平定情緒的作用。

## 治療心慌、失眠的神門穴

神門意指體內心經的氣血物質由此交於心經體表經脈。本穴為心經氣血物質的對外輸出之處，故名神門，同時它也是心經俞穴。神門穴還是心經之原穴，是經氣流注之要衝，凡神志不清的症狀，都可取本穴以開心氣鬱結。此穴具有鎮靜安神、寧心通絡的作用。

神門穴位於手腕掌面關節，腕橫紋中，主治心痛、心煩、驚悸、怔忡、健忘、失眠、癲癇、胸脅痛等病。由於本穴是心經原穴，故可擅長治療心的病症，舉凡心氣虛、心血虛、心陰虛、心火亢盛、痰迷心竅、心腎陽虛、心脾兩虛等，都可配取神門穴施治。《靈樞》說：「五臟有疾也，當取之十二原。」《玉龍歌》有諺說：「神門獨治癡呆病，轉手骨開得穴真。」神門穴可配內關、三陰交治療失眠、健忘、焦慮等症狀。

在日常工作中，若用腦一段時間後，可在神門穴處按摩，有助於提神醒腦；若欲健腦養生，可配合太陽穴、風池穴、內關穴進行按摩。

# 手少陰心經上的特效穴（2）

除極泉和少海兩個特效穴外，在手少陰心經上還有通里、神門、少府、風池和太陽五個特效穴位，下面詳細說明這些穴位的特殊功效。

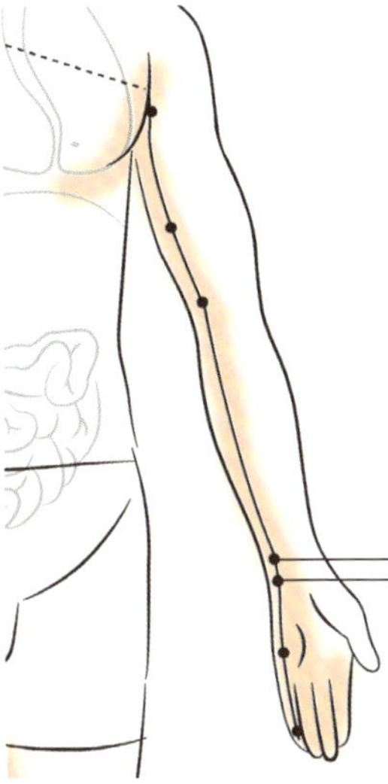

**通里穴**

前臂掌側，腕橫紋上1寸，有行氣活血，寧心醒神之功，是治療心血淤阻的主穴。

**神門穴**

是心經之原穴，是經氣流注之要衝，凡神志不清的症狀，都可取本穴以取心氣鬱結。

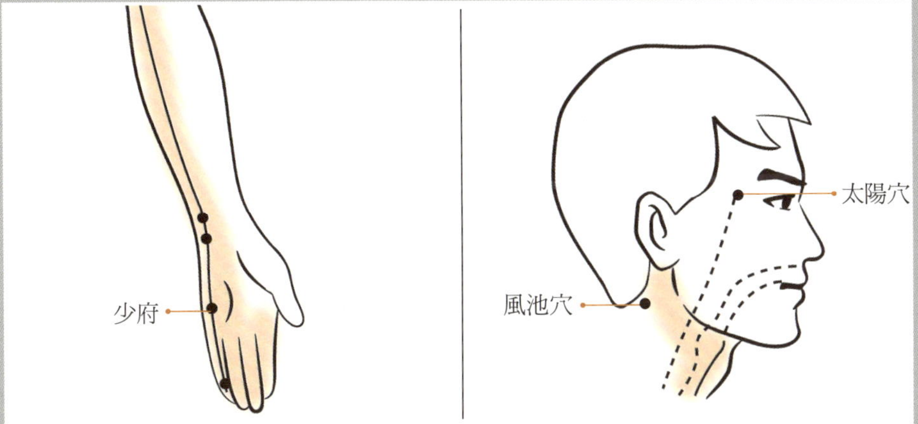


在遇到精神緊張或考場應試、部門應聘、好友分離等情況感到情緒難以控制時，可透過按摩通里、少府平定情緒。

日常工作中，若用腦一段時間後，可在神門穴處按摩，有助於提神醒腦；若欲健腦養生，可配合太陽穴、風池穴、內關穴進行按摩。

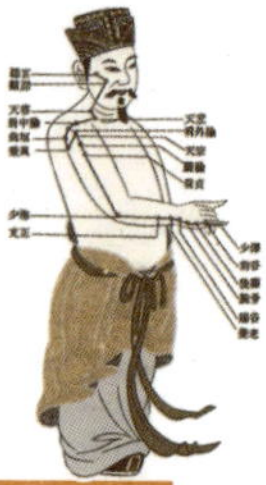



## 手太陽小腸經

# 筋絡的疏導師

手太陽小腸經主要分布於上肢外側後緣，循行時跨過腕、肘、肩三個關節，按摩兩側穴位，有疏通筋絡、活絡關節的重要作用。

---

### 手太陽小腸經的循行

小腸經與手少陰心經是互為表裡的兩條經，用瀉小腸火來去心火是臨床上的常用方法，有時心火也會下移至小腸，比如口舌生瘡、舌尖紅痛，因中醫上講「小腸主液」，所以可以透過利小便的方法來治療心火。比如說泡一點竹葉，再加一點冰糖，熱就能從小便排出來了。

小腸經的體表循行起於小指尺側末端，行於上肢外面尺側，經肩胛、頸部、眼睛下方到達耳前。從手走向頭，計19穴，左右共38穴。

小腸經起於小指外側的少澤穴，沿著手背，經過手腕和肘臂背側到達肩頸，向下進入鎖骨，沿著食道通過心臟、橫膈，最後到達胃部，屬於小腸。支脈則從缺盆上行，經過頸部到達面頰，至外眼角，向後進入耳中。另一支脈則從面頰部分出，經過顴骨到達內眼角，與足太陽膀胱經相接。

### 手太陽小腸經的疾病

小腸是六腑之一，它的主要功能是將剩餘的水分經腎臟氣化作用滲入膀胱，形成尿液，經尿道排出體外。小腸功能失調，可引起濁氣在上的腹脹、腹痛、嘔吐、便祕等症，又可引起清氣在下的便溏、泄瀉等症。

手太陽小腸經屬小腸，絡心，與手少陰心經相表裡，從手走頭，主要分布在上肢外側後緣和面頰部。由於小腸經屬於陽經，而陽經不治相關的臟腑病症，只能治療本經循行的外經病症，故本經多用於治療上肢和頭面部的筋絡腫痛、攣急、麻木等症。

### 手太陽小腸經的保養

現代人待在辦公室時間久了，不常活動，最容易感到肩酸背痛、頸肩麻木，進而引發頸椎病。而小腸經就是專管上肢攣急的經絡，因此若感覺自己上肢活動不利，可以循著小腸經按揉，不僅放鬆上肢肌肉，疏通經氣，還能用來緩解疲勞，同時，在做治療時也可作為剛開始的放鬆手法來應用。

# 手太陽小腸經詳解

手太陽小腸經主要分布在上肢外側後緣和面頰部，多用於治療上肢頭面部的疾病，下面詳細說明循行路線、主治病症、外邪病症和注意事項。

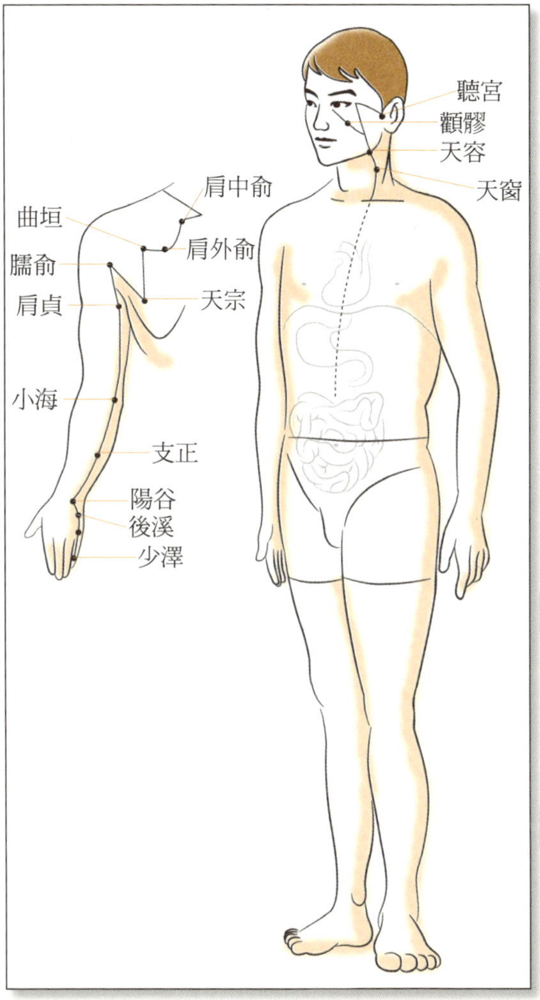


## 循行路線

起於手小拇指的末端，沿著手外側的後緣運行，向上至腕部，而後出於腕後小拇指側的高骨，再沿前兩臂骨的下緣，從肘後內側兩筋的中間流出，再沿著上臂外側後緣，從肩後骨縫中流出，又從肩胛後繞出，在肩上部位交會進入盆缺，深入體內與心臟相聯絡，而後沿著使館下行，穿過橫膈膜，到達胃部，最後下行聯絡於小腸。

## 主治病變

主治由液引發的疾病，如目黃，耳痛，面頰腫脹，頸、肩、肘臂後端疼痛。

## 外邪病症

此處外邪侵入，就會導致下頜部腫，頭頸不能轉動，咽喉痛，肩痛像裂開一樣，臂痛好似折斷等症狀。

## 注意事項

對於以上病症，凡是屬寒症的用留針法，屬熱症的用疾刺法，屬於經氣不足的用補法，屬經氣亢盛的用瀉法，脈虛而下陷的用灸法。

## 手太陽小腸經歌謠

小指端外為少澤，前谷外側節前覓，節後握拳取後溪，
腕骨腕前骨陷側，銳骨下陷陽谷討，腕後銳上覓養老，
支正腕後五寸量，小海肘踝鷹嘴央，肩貞腋上一寸尋，
臑俞貞上岡下行，天宗秉風下窩中，秉風岡上舉有空，
曲垣岡端上內陷，外俞陶道三寸從，中俞二寸大椎旁，
天窗扶突後陷詳，天容耳下曲頰後，顴髎面頄銳端從，
聽宮耳中大如菽，此為小腸手太陽。

手太陽小腸經最旺在下午1～3點的未時，這時陽氣開始下降，陰氣開始上升，因此是按揉的最佳時間。

## 通乳開竅的少澤穴

正如《玉龍歌》中所說：「婦人吹乳痛難消，吐血風痰稠似膠，少澤穴內明補瀉，應時神效氣能調。」自古以來，少澤穴就是治療孕婦產後少乳的一個特效穴。

這個穴位是手太陽經井穴，為本經受澤的初始之處，位於手小指末節尺側，距指甲根角0.1寸。取此穴時，掌心向下，微微握拳，在小指指甲的側緣和基底部各作一條直線，相交處就是少澤穴。

本穴具有清熱利咽、通乳開竅的功效，主治乳腺炎、乳汁分泌不足、頭痛、發熱、昏厥、乳汁少、咽喉腫痛、日翳等症。配肩井、膻中主治產後缺乳。澤穴配天容，有清熱利咽的作用，主治咽喉腫痛、扁桃腺發炎；配人中，有醒神開竅的作用，主治熱病、昏迷、休克。

對於愛美的女性來說，更不可不知少澤穴，因為此穴配合膻中和天宗，有美乳豐胸的作用，操作方法很簡單，只要在洗澡的時候，輕輕按摩兩乳中間的膻中穴、肩胛骨中央凹陷處的天宗穴、小指指甲下方外側的少澤穴即可。這幾個穴位之所以有豐胸作用，是因為按摩或針灸這幾個穴位能刺激腦垂體釋放激素，這些激素作用於卵巢，進而啟動乳腺細胞，促進乳房發育，同時也把血液引流到胸部，給乳腺輸送營養，以達到豐胸的效果。而按摩少澤穴不但能豐胸，還能促進神經末梢的血液循環，改善冬天手腳冰冷的現象。

## 肩貞肩周炎的必用穴

小腸經有一個別名叫「肩脈」，顧名思義，這是一條治療肩部疾病的重要經脈。肩貞穴就是其中專門治療肩關節周圍炎的特效穴位。肩貞穴位於肩關節的後面，雙手自然下垂時，手貼近身體，在腋後向上1寸處就是此穴。在進行按摩的時候，胳膊稍微向上抬起，另一手從腋下穿過向上，用中指點揉；或者另一手從前面經過，手掌掌根放在肩關節的正上方，在中指能夠到達的地方，進行按摩。

本穴除了能夠治療肩周炎外，還可以主治肩臂疼痛、瘰癧、手臂麻痛不能上舉、耳聾、耳鳴、風溼痛、傷寒感冒、發熱惡寒、肩胛痛、手臂痛等症。

# 手太陽小腸經上的特效穴（1）



## 少澤穴和肩貞穴的取穴

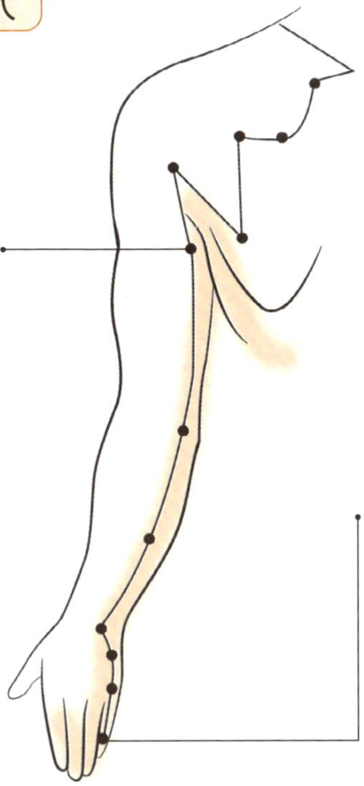

**肩貞穴**

雙手自然下垂，手貼近身體，在腋後向上1寸處就是此穴。

**少澤穴**

掌心向下，微微握拳，在小指指甲的側緣和基底部各作一條直線，相交處就是少澤穴。

## 小腸經上的五俞穴

| 穴名 | 穴位 | 主治 | 類別 |
|---|---|---|---|
| 少澤 | 小指末端尺側指甲根旁約0.1寸。 | 頭痛、目翳、咽喉腫痛、乳腺炎、目赤、乳汁不足。 | 井穴 |
| 前谷 | 握拳，第五指掌關節前尺側，橫紋頭赤白肉際。 | 頭痛、目痛、咽喉腫痛、乳少、熱病、目赤腫痛、目翳、鼻塞。 | 滎穴 |
| 後溪 | 微握拳，手掌尺側，當小指本節（第五指掌關節）後尺側的遠側掌橫紋頭赤白肉際。 | 頭項強痛、腰背痛、手指及肘臂攣痛、耳聾、目赤、癲狂、瘧疾。 | 俞穴 |
| 陽谷 | 在手腕部外側，腕背橫紋尺側端，當尺骨莖突與三角骨之間的凹陷中。 | 神經性耳聾，耳鳴，口腔炎，齒齦炎，腮腺炎，高燒不退，不發汗，手腕痛。背橫紋尺側端，當尺骨莖突與三角骨之間的凹陷中。 | 經穴 |
| 小海 | 位於人體的肘內側，當尺骨鷹嘴與肱骨內上髁之間凹陷處。 | 肘臂疼痛、耳聾、耳鳴、頭痛、齦炎、癲癇、精神病。 | 合穴 |

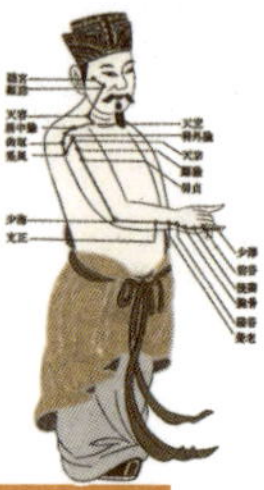



## 治療急性腰痛的後溪穴

後溪穴，位於小指的末節凹陷處，在手掌小指側，微握拳，當小指近手掌那節（第五掌指關節）後的遠側掌橫紋頭赤白肉際，即手掌和手背交界的地方，手的外側的地方。此穴是手太陽小腸經之俞穴，同時又是八脈交會穴，通督脈，有清熱利溼、寧心安神之功效。

後溪是治急性腰扭傷的特效穴。當腰扭傷、疼痛在脊柱兩側時點揉的效果尤為顯著。但是在自我保健時，它除了可以作為治療腰痛的主要穴位來按揉以外，還有一點經常被大家忽視，那就是它的止痛作用。把拇指或者食指、中指屈起來，用關節抵住後溪穴，然後加力，邊加力邊進行輕微的按揉，止痛效果相當明顯。

## 轉動後溪治落枕

而對於落枕，亦可選後溪穴治療，將食指指尖按壓患側後溪穴，並進行有節律旋轉摩動，給予強刺激，同時令病者輕轉頸部，不久症狀就能消失。或者配以天柱穴，亦有通經活絡、舒筋止痛的作用，主治頸項強痛、落枕。落枕時也可以這樣做，僵硬的脖子一會兒就好了。同樣按揉天柱穴、大杼穴、大椎穴、完骨穴、肩井穴也能馬上見效。

## 針灸治療足跟痛

針刺後溪穴可以治療中老年人足跟痛，具體做法是患者取坐位，如果是左側足跟痛取右後溪穴，右側足跟痛取左後溪穴，消毒後，取2寸毫針，快速進針，用強刺激瀉法，並囑咐患者不斷地盡力狠跺足跟疼處。2分鐘後，患者疼痛立即減輕或消失，而後留針30分鐘，每10分鐘行強刺激瀉法一次，並囑患者竭盡所能不停地跺足跟疼處，以期達到更好的效果，隔日1次，3次為一個療程。

本穴還可配大椎、陶道、間使，作為臨床上治療瘧疾的良方；配翳風、聽宮，有聰耳開竅的作用，主治耳鳴、耳聾。

《針灸大成》中引用了後溪治病之《西江月》詞一首：「手足拘攣戰掉，中風不語癇癲，頭疼眼腫淚漣漣，腿膝背腰痛遍，項強傷寒不解，牙齒腮腫喉咽，手麻足麻破傷牽，盜汗後溪先砭。」由此可見，後溪穴對多種疾病都有顯著療效。

# 手太陽小腸經上的特效穴（2）



## 後溪穴的功用

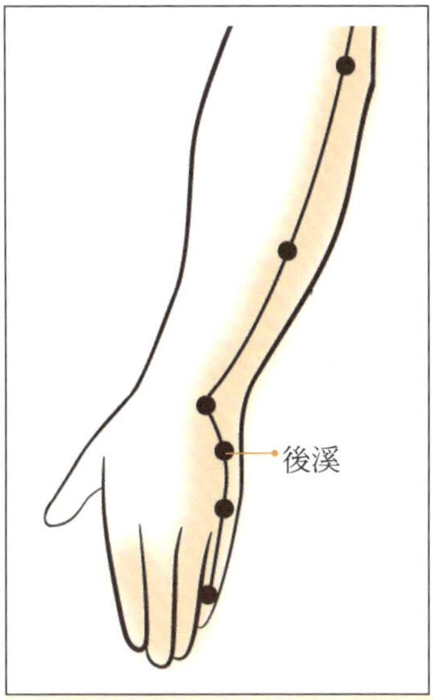


主治

把拇指或者食指、中指屈起來，用關節抵住後溪穴，然後加力，能治療腰痛。

配天柱穴、大杼穴、大椎穴、完骨穴、肩井穴按揉，可以治療落枕。

左側足跟痛取右後溪穴，右側足跟痛取左後溪穴。

**後溪穴**

在手掌小指側，微握拳，當小指近手掌那節（第五掌指關節）後的遠側掌橫紋頭赤白肉際。

## 小腸經上的交會穴

| 穴名 | 穴位 | 主治 | 交會穴 |
|---|---|---|---|
| 臑俞 | 人體的肩部，當腋後紋頭直上，肩胛骨下緣凹陷中。 | 瘰癧，肩胛痛，肩腫。 | 手足太陽經，陽維脈與陽蹺脈交會穴。 |
| 秉風 | 位於人體的肩胛部，崗上窩中央，天宗穴直上，舉臂有凹陷處。 | 臂疼痛不能上舉、項強不能回顧、肩周炎、上肢酸麻疼痛。 | 手三陽與足少陽經交會穴。 |
| 顴髎 | 目外眥，瞳孔直下，顴骨下緣凹陷中。 | 口眼歪斜，眼瞼動，齒痛，頰腫。 | 手少陽、太陽經交會穴。 |
| 聽宮 | 面部，耳屏前，下頜骨髁狀突的後方，張口時呈凹陷處。 | 以主治耳鳴、耳聾、耳中腫痛、化膿性中耳炎。 | 手、足少陽與手太陽經交會穴。 |

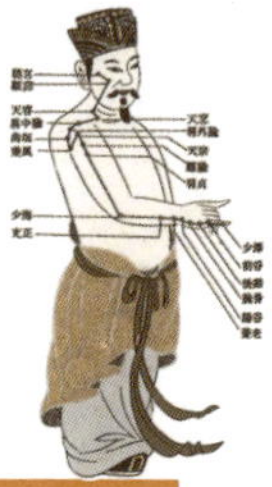



## 手陽明大腸經
# 大腸的保護神

手陽明大腸經是人體十二經脈之一，簡稱大腸經，大致循行路線是從手走頭，主要分布在上肢外側前緣和頭面部，屬大腸，絡肺。

### 手陽明大腸經的循行

腸胃是人體消化、吸收以及排出廢物的重要器官。手陽明大腸經絡屬於大腸。《黃帝內經》中提及：「陽明經多氣多血。」氣血是維持人體生命活動的基礎，如果腸胃消化吸收功能正常，人體內就會生成充足的氣血，抵抗疾病的能力自然也會增強，所以手陽明大腸經是人體中重要的一條經絡，它是大腸的保護神。

手陽明大腸經起於食指末端的商陽穴，沿食指橈側緣上行，向上進入第一、第二掌骨之間，向上沿前臂外側進入肘外側，上行至肩端，然後向後與脊柱上的大椎穴相交，再向前下行至鎖骨，下行聯絡肺臟，通過膈肌，屬於大腸，分支從鎖骨上窩走向頸部，通過面頰，進入下齒，出來回繞至上唇，交會於人中，然後左脈向右，右脈向左，交錯前行，上行到達鼻翼兩側，與足陽明胃經相接。

### 手陽明大腸經的保養

因為大腸經多氣多血，所以這條經絡的陽氣盛極，能夠治療各種陽症實症，以及由陽氣過盛引起的各種發熱病，此經與肺相表裡。

但是，由於陽經一般只能治療本經循行所涉及的器官和組織所產生的疾病，所以，大腸經一般不能治療與臟腑有關的病症，反而對具體主治上身部位病和五官病有很好的療效。如果是手陽明大腸經氣血不通暢會導致食指、手背、上肢、後肩等經絡路線上的疼痛和酸、脹、麻等不舒服的感覺。如果氣血有熱、上火時，會有眼睛發黃，口發乾，眼睛乾澀，流涕或鼻出血，牙齦腫痛或者咽喉腫痛等一系列症狀。

此外，大腸主津液的正常運行，所以，保養好大腸經，皮膚才能光澤潤滑。如果津液不足，皮膚就會產生皺紋，同時也出現各種疾病。例如：過了青春期還滿臉長痘，就有可能是由於長期便祕，導致毒素堆積，可以取大腸經上的俞穴加以按摩，以疏通經絡，去除毒素，讓津液發揮滋養皮膚的作用。

# 手陽明大腸經詳解

手陽明大腸經主要分布在上肢外側前緣和頭面部，對上身部位病和五官病有很好的療效，下面詳細說明循行路線、主治病症、外邪病症和注意事項。

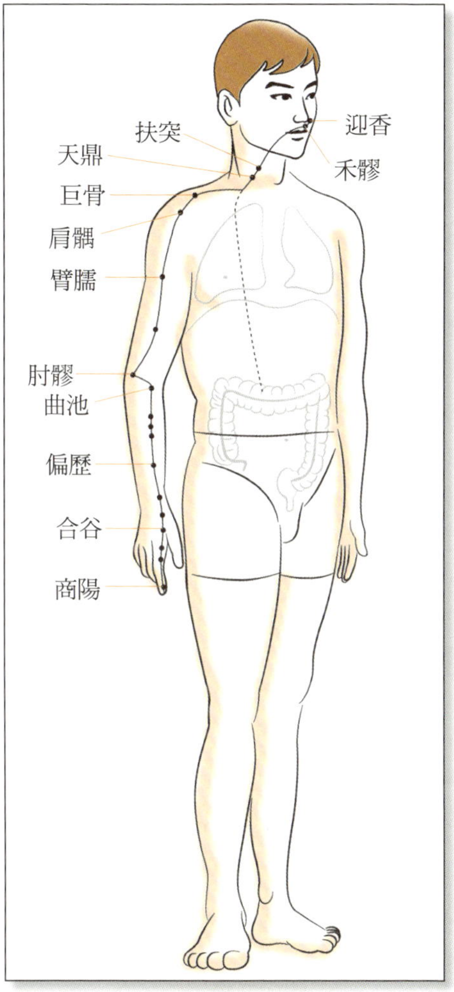


## 循行路線

手陽明大腸經起於食指偏於大拇指的尖端，行於上肢外面橈側，經肩前、頸部、下齒到達鼻旁。從手走向頭共計20穴，左右共計40穴。

## 主治病變

手陽明大腸經主治津液不足症，症狀是眼睛發黃、鼻塞、流鼻血、口乾、咽喉腫痛，嚴重者會出現閉氣，肩前及上臂疼痛，食指疼痛不能活動。

## 外邪病症

手陽明大腸經的脈氣異常，就會導致頸部腫大、牙痛等症。

手陽明大腸脈氣有餘時，在本經循行部位會出現發熱、腫痛的症狀；脈氣不足時，身體會怕冷，寒顫。

## 注意事項

對於以上病症，凡是屬寒症的用留針法，屬熱症的用疾刺法，屬於經氣不足的用補法，屬經氣亢盛的用瀉法，脈虛而下陷的用灸法。

## 手陽明大腸經歌謠

二手陽明屬太腸，臂前外側須審量，
商陽食指內側取，二間握拳節前方，
三間握拳節後取，合谷虎口歧骨當，
陽溪腕上兩筋肉，偏歷腕上三寸量，
溫溜腕後上五寸，池前四寸下廉鄉，
池下三寸上廉穴，三里池下二寸長，
曲池屈肘紋頭是，肘髎大骨外廉旁，
肘上三寸尋五里，臂臑髃下胭端詳，
肩髃肩峰舉臂取，巨骨肩尖骨陷藏，
天鼎扶下一寸取，扶突鼎上結喉旁，
禾髎水溝旁半寸，鼻旁五分是迎香。

## 人體上的保健穴

合谷穴是人體上的六大保健穴之一，於手背的虎口處，第一掌骨與第二掌骨凹陷中，是大腸經原穴，是人體元氣經過和留止的部位，按揉這個穴位能增強人體對疾病的抵抗力。古人有「頭面縱有諸般病，一針合谷效通神」的說法。說明合谷穴對於治療頭面部疾病有神奇的療效，更是治療面癱的特效穴。

由於合谷穴經氣旺盛，所以是止痛的特效穴，不僅可以治療常見的牙齦腫痛、頭痛以及咽喉類、扁桃腺炎引起的咽喉腫痛等，還對中老年人的神經性頭痛有良好效果，另外，由於「同氣相求」，也就是說大腸經和胃經都是陽明經氣，所以古代文獻記載合谷還可以治胃疼。

除了止痛外，合谷還有預防和治療感冒的功效。對於懷孕不能吃藥的準媽媽們，可以按揉這個穴位，既不用吃藥，又能治病。

不僅如此，合谷還是使皮膚變得光滑的良穴。經常按摩合谷穴，可使顏面變得光滑、細嫩，並且有預防面皺的功效，只要一日做兩三回，便能還給您青春靚麗的容顏。

## 讓人心裡安寧的曲池

曲池穴，因穴位處形似水池，故名曲池。在尋找穴位時，彎曲肘關節，肘橫紋外側端，在尺澤和肱骨外上髁連線中點。本穴是手陽明大腸經的合穴，是清火瀉熱的良穴（此穴容易造成流產，孕婦禁用）。如果心情煩躁，心裡就像憋著一團火時，就把大拇指按在曲池穴上，然後向前後撥動，以感到酸脹或者疼時為度。只要按一會兒，心情就會安寧下來了。

曲池穴還能治療一些皮膚病，皮膚病多是由於外感風邪，風邪中的溼、寒之氣，阻塞經氣運行的通道，不能消散而致。曲池穴具有驅逐周身風邪的作用，所以可以治療如溼疹、蕁麻疹、丹毒、疥瘡、皮膚乾燥等病症。

由於曲池穴是大腸經的合穴，為大腸經經氣最強盛之穴，因此本穴可以治療多種疾病，比如咽喉腫痛、牙痛、目赤痛、上肢不遂、手臂腫痛、腹痛吐瀉、高血壓、癲狂等，還有美容效果，若老人有長老人斑或皮膚粗糙，點按曲池穴，收效良好。

## 疏通鼻子的迎香穴

一看迎香穴的穴名就知道它的功效與鼻子有關，在古代，人們感冒鼻子不通，只要一按迎香穴，馬上就恢復正常，又能聞到香氣了。根據這個功效，

# 手陽明大腸經上的特效穴（1）



## 合谷和曲池

### 曲池穴

取穴時，彎曲肘關節，肘橫紋外側端，在尺澤和肱骨外上髁連線中點處。本穴是大腸經經氣最為強盛之穴，能治療皮膚病，咽喉腫痛、牙痛、目赤痛等多種疾病。

### 合谷穴

位於手背的虎口處，第一掌骨與第二掌骨凹陷中，是止痛和使皮膚變得光滑的特效穴。

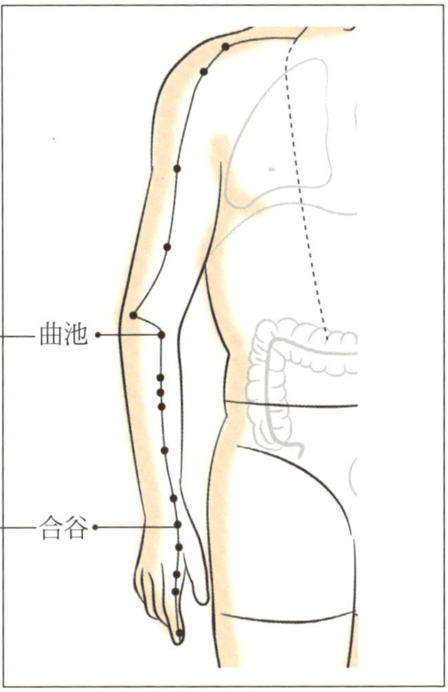


## 大腸經上的五俞穴

| 穴名 | 穴位 | 功能 | 主治 | 類別 |
|---|---|---|---|---|
| 商陽 | 在食指末節的橈側，距離指甲角旁0.1指寸。 | 泄熱消腫，開竅醒神。 | 齒痛、口腔炎、牙周炎、腮腺炎、牙齒疼痛、頷腫、目赤、昏迷中風。 | 井穴 |
| 二間 | 微握拳，在手食指本節橈側前緣，當赤白肉際凹陷處。 | 清熱消腫。 | 食指屈伸不利、熱病、腮腫、面神經炎、咽喉腫痛、頷腫、鼻衄、齒痛、口乾、口眼歪斜。 | 滎穴 |
| 三間 | 微握拳，在食指橈側，第二掌指關節後，第二掌骨小頭上緣。 | 泄熱消腫，消滿止瀉。 | 下牙痛、咽喉腫痛、扁桃腺炎、急性結膜炎、三叉神經痛、面神經炎、肩關節周圍炎、感冒。 | 俞穴 |
| 陽溪 | 在腕背橫紋橈側，拇指向上翹起時，當拇短伸肌腱與拇長伸肌腱之間的凹陷中。 | 清熱安神、明目利咽。 | 腕疼痛、無力、五指拘攣、狂言、面神經炎、腕關節炎與腱鞘炎、熱病心煩、癲癇、癔症、精神病、頭痛。 | 經穴 |
| 曲池 | 在手臂的橈側，屈肘成直角，在肘橫紋外側端陷處，當尺澤與肱骨外上髁連線的中點處。 | 散風止癢，清熱消腫。 | 半身不遂、神經疾病、上肢活動不利、風疹、溼疹、皮膚瘙癢症、頸淋巴結結核、便祕。 | 合穴 |

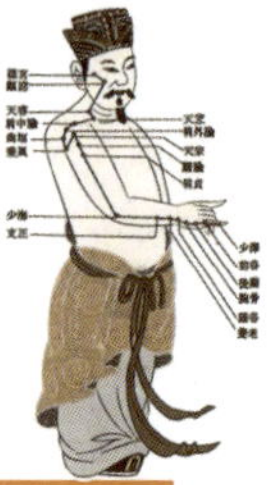



人們將此穴稱作迎香。迎香穴在鼻翼外緣中點，鼻孔旁5分處。是手陽明大腸經的終結穴，與胃經相連接。具有清熱散風、宣通鼻竅、預防感冒的功效。更是治療鼻塞的特效穴。

凡是由感冒引起的鼻塞、流鼻涕，或者過敏性鼻炎，只要按摩鼻翼兩側的迎香穴一兩分鐘，症狀就可以立刻得到緩解。受寒時，噴嚏不止，也可以用力壓迎香穴直到發酸為止，放開後再壓，重複直到不打為止。便祕時也先揉兩邊的迎香穴兩三分鐘，還可以有通便的作用。

## 治療上肢酸痛的手三里

手三里穴是緩解上肢疲勞、酸痛的良穴。取此穴位時應讓患者採用正坐，側腕，伸直前臂，曲肘的取穴姿勢，手三里穴位於前臂，手肘彎曲處向前3指幅，在陽溪與曲池連線上，用手按就痛之處。也就是說位於前臂背面橈側，當陽穴溪穴與曲池穴連線上，肘橫紋下2寸處。

有的人運動過度或者是上肢拉傷，胳膊就會又酸又疼，這時按揉該穴位就能緩解酸痛。另外，彈撥手三里對頸椎病壓迫神經引起的上肢麻木也有治療作用。此外，當合谷穴治療牙痛效果不好時，可在合谷穴與手三里之間，一邊按壓一邊找最能抑制疼痛的壓痛點，按壓該點馬上見效。

指壓手三里對精神鎮定有效，可治療精神性陽痿；此外，對牙痛頰腫、牙齦疼痛、口腔炎、喉腫也很有效。同時，對上肢不遂、腹痛、腹瀉、頭痛、頸淋巴結結核、疖腮、高血壓、感冒、面神經炎、眼目諸疾、肘關節炎與勞損、乳腺炎、腸炎等疾病也有效。

什麼時候按摩大腸經上的這些穴位比較好呢？氣血的循行在十二時辰裡面各有旺衰，大腸經在早上5～7點的卯時最旺，這時按摩大腸經最好，如果沒有早起的習慣，那就往下推12個時辰，也可以按照按摩「同氣相求」的方法，在上午7～9點的辰時按摩足陽明胃經。

# 手陽明大腸經上的特效穴（2）

上面介紹了手陽明大腸經上的合谷和曲池等特效穴，下面介紹迎香和手三里兩穴取穴方法和功用。

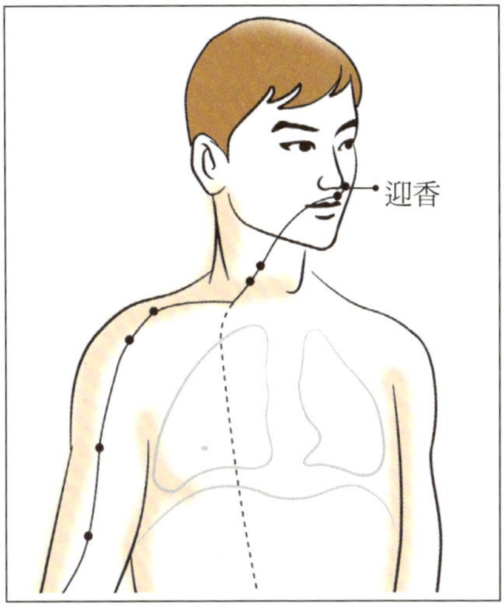


功用

具有清熱散風、宣通鼻竅、預防感冒的功效。更是治療鼻塞的特效穴。

受寒時，噴嚏不止，也可以用力壓迎香穴直到發酸為止，放開後再壓，重複直到不打為止。

## 迎香穴

迎香穴在鼻翼外緣中點，鼻孔旁5分處。是手陽明大腸經的終結穴，與胃經相連接。

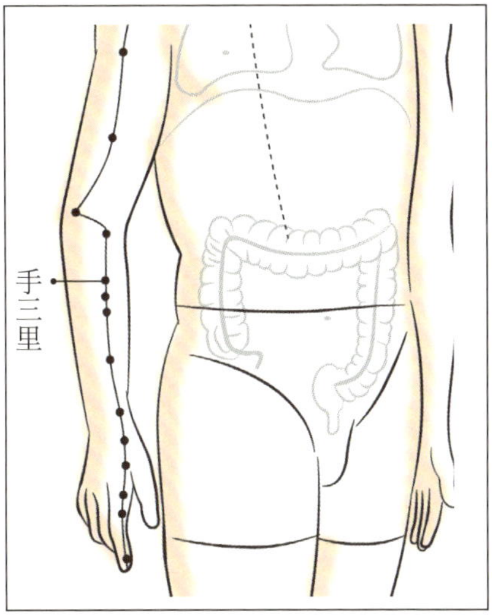


功用

有的人運動過度或上肢拉傷，胳膊就會又酸又疼，這時按揉該穴位就能緩解酸痛。

指壓手三里對精神鎮定有效，可治療精神性陽痿；此外，對牙痛頰腫、牙齦疼痛、口腔炎、喉腫也很有效。

## 手三里

手三里穴位於前臂，手肘彎曲處向前3指幅，在陽溪與曲池連線上，用手按疼痛之處。

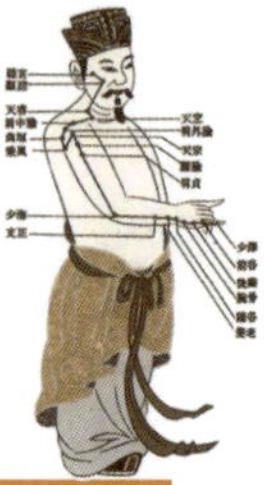



### 手少陽三焦經

# 捍衛頭腦安全的衛士

手少陽三焦經，主要分布於上肢外側中線上，因為它對治療頭部疾病有不錯的療效，所以，被稱為捍衛頭腦安全的衛士。

## 什麼是三焦？

三焦是五臟六腑中的六腑之一，和其他臟腑最大的不同是，三焦不是一個具體的器官，它像是身體裡的容器，將其他臟腑器官包裹起來，形成一個大體腔。這個體腔即三焦，分為上焦、中焦、下焦，膈以上的部位是上焦，包括心、肺；膈到臍之間的部位是中焦，包括脾、胃；臍以下的部位是下焦，包括腎、膀胱、大腸和小腸。

三焦是人體元氣升降出入的通道，又是氣化的場所。元氣，是腎中精氣所化生，故根於腎，運行途徑通過三焦而充沛於全身，散布於五臟六腑，具有激發與推動作用。三焦總司全身的氣化功能，如果元氣虛弱，三焦通道運行不暢或衰退，就會導致全身或某些部位出現氣虛現象。

另外，三焦還是水液運行的道路，它具有疏通水道、運行水液的作用。三焦水道的通利與否，必然影響人體的水液運行和代謝。如果三焦水道不利，脾、肺、腎等臟腑調節水液的功能就會難以實現，進而引起水液代謝失常，產生痰飲、水腫等病變。

## 手少陽三焦經的循行

手少陽三焦經從手走頭，主要分布在上肢外側中間，肩部和頭頸部側面，計23穴，左右共46穴。

它的循行路線是：從無名指的指端出發，並從無名指的外側上行，經過手背，行至手腕，並從前臂外側兩骨的中間流出，向上穿過手肘部，沿著手上臂外側到達肩部，交出足少陽膽經之後，進入缺盆，之後向下分布在兩乳之間的膻中穴，並與心包絡經相連，再向下穿過橫膈膜，依次歸屬於上中下三焦。

本經有一條支脈，從膻中上行，出於缺盆，繞過頸項，連接到面後，直出於耳上角，再環曲下行，繞頰部到眼眶下。本經的另一條支脈，由耳後進入，再出耳前，經絲竹空穴，與上條支脈會合於面頰，再透過眼外角，與足少陽膽經相接。

# 手少陽三焦經詳解

手少陽三焦經主要分布在上肢外側中間，以及肩部和頭頸部側面，可以治療許多頭部疾病，下面詳細說明循行路線、主治病症、外邪病症和注意事項。

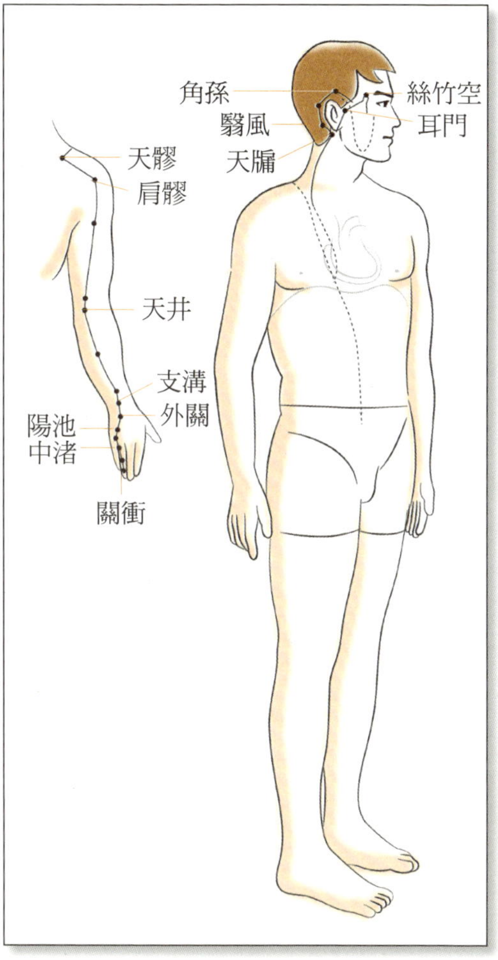


**循行路線**

手少陽三焦經從手走頭，主要分布在上肢外側中間，肩部和頭頸部側面，計23穴，左右共46穴。

**主治病變**

主治由氣所發的病，如眼外角痛，頰痛，汗自出，耳後、肩、上臂、肘的外緣等處疼痛，無名指不能活動等。

**外邪病症**

手少陽三焦經異常，會出現耳聾、失聰、喉嚨腫痛、喉痺。

**注意事項**

對於以上病症，凡是屬寒症的用留針法，屬熱症的用疾刺法，屬於經氣不足的用補法，屬經氣亢盛的用瀉法，脈虛而下陷的用灸法。

## 手少陽三焦經歌謠

無名指外端關衝，液門小次指陷中，
中渚液門上一寸，陽池腕表陷中從，
外關腕後二寸取，腕後三寸支溝容，
支溝橫外取會宗，空中一寸用心攻，
腕後四寸三陽絡，四瀆肘前五寸著，
天井肘外大骨後，鷹嘴骨上一寸從，
肘後二寸清冷淵，肘後五寸是消濼，
臑會肩髎下三寸，肩髎臑上陷中央，
天髎曲垣上一寸，天牖天容之後旁，
翳風耳後尖角陷，瘈脈耳後雞足張，
顱息亦在青絡上，角孫耳郭上中央，
耳門耳缺前起肉，和髎耳前銳發鄉，
欲知絲竹空何在，眉梢陷中不需量。

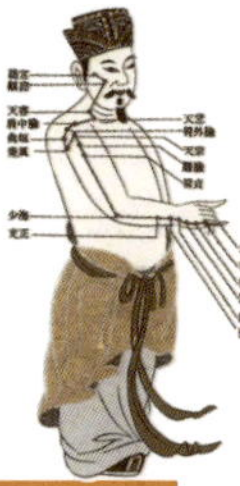



手少陽三焦經上的俞穴主要治療耳聾、失聰、喉嚨腫痛、喉痺、偏頭痛、面部神經麻痺、耳鳴等症。

## 手少陽三焦經上的病症

三焦經大體來說，就是手臂外側靠無名指那一條線，因為這條經繞著耳朵轉了大半圈，所以，它還有一個名字叫「耳脈」，可以通治耳朵上的疾病，像耳聾、耳鳴、耳痛等耳病都可以透過刺激本經穴位得到緩解。敲的時候要以有酸痛感為度，這樣，不僅能調節全身體液循環，增強免疫力，還能刺激大腦皮層、放鬆神經，改善頭痛、目痛、咽喉痛、出汗等身體不適症狀。

另外，三焦經的終點叫絲竹空，這個地方容易長斑、長魚尾紋，所以敲三焦經就有防止長斑並減少魚尾紋的功效。

手少陽三焦經是輔助三焦，總管人體能量和氣血運行的通道。本經少血多氣，很多因為氣大而得的疾病，如氣機抑鬱、心脅不舒、心痛、肩肘、前臂疼痛、小指和食指活動障礙，都是由於三焦經經脈不通、經氣不利所引起。

## 手少陽三焦經的保養方法

第一，循經按揉或敲擊。三焦經所治療的疾病基本上都是經絡循行所過的地方的一些病，「經絡所過，主治所及」，這很好理解；另一方面，三焦經屬於少陽經，前面說了，少陽主樞，是門軸，不管是外面的東西要進去，還是裡面的東西要出來都得經過門，都得轉門軸，所以三焦經也能用在其他一些病的治療和預防當中，比如說便祕用支溝，原本應找與大腸對應的經脈，但大腸屬於陽明，在治療疾病的過程中因為陽明比少陽靠裡，所以這就是把「壞人」從裡往外推的過程，當然就得轉軸開門了。

什麼時候揉三焦經最好呢？手少陽三焦經的氣血在亥時達到頂峰，也就是21～23點，這時候不管是工作還是休息的人都會犯睏，所以選擇這個時段按揉對全身都有很好的保健作用。

第二，重點穴位的按揉。三焦經在針灸臨床上的應用一般以治療發熱、外感風寒或者面癱以及耳聾耳鳴等比較常見。大家常用幾個重點穴位如支溝、肩髎、翳風、耳門等就足以保證這條經及所屬部位的健康了。

## 治療眩暈的中渚穴

中渚穴是治療突然眩暈的特效穴。尋找此穴時，掌心朝下，在手背的小指與無名指指根間下2公分的凹陷處，用力按壓，有使不上力的感覺，就是此

# 三焦和三焦經的五腧穴

## 三焦分表

三焦者，中瀆之腑也，水道出焉。三焦（氣管、食道、輸尿管）中空如洞，可以是水液流通的道路。

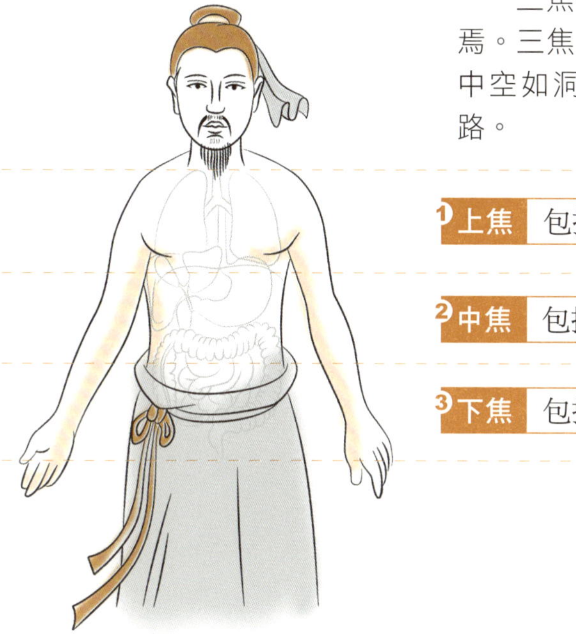

1 上焦 包括心與肺

2 中焦 包括脾、胃、肝、膽

3 下焦 包括腎、膀胱、小腸和大腸

## 手少陽三焦經上五俞穴

| 穴名 | 穴位 | 主治 | 類別 |
| --- | --- | --- | --- |
| 關衝 | 第四指側指甲角旁0.1寸。 | 頭痛，目赤，耳聾，咽喉，腫痛，熱病，暈厥。 | 井穴 |
| 液門 | 握拳，第四、五指之間，當指掌關節前凹陷中。 | 頭痛，目赤，耳聾，咽喉，腫痛，熱病，暈厥。 | 滎穴 |
| 中渚 | 握拳，第四、五掌骨小頭後緣之間凹陷中。 | 頭痛，目赤，耳聾，咽喉，腫痛，熱病，手指不能屈伸。 | 俞穴 |
| 外關 | 腕背橫紋上2寸，在橈骨與尺骨之間。 | 熱病，頭痛，目赤腫痛，耳鳴，耳聾，上肢痺病。 | 經穴 |
| 天井 | 屈肘，在尺骨鷹嘴上1寸許凹陷中。 | 偏頭痛，上肢痺痛，目黃。 | 合穴 |

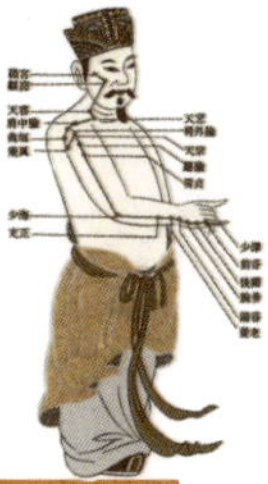



穴。中渚是本經俞穴，是人體手少陽三焦經上的重要穴道之一。能夠治療頭痛、耳聾、咽喉腫痛、發熱、手指拘攣等疾病。

中渚穴可促進頭頸血氣暢通，而對於長時間伏案工作的人來說，當起身的動作快時，往往會感到頭暈目眩，這是一種次健康狀態，是由於氣血不暢引起的，可以迅速用大拇指和食指，用力按摩中渚穴。按摩8秒鐘，然後換手，如此按摩一兩次，就會消除頭暈目眩的症狀。

如果睡覺落枕了或是頸項部疼痛，可以端坐，用拇指按壓中渚穴，食指、中指同時在掌側用力緊捏，以產生酸、脹、痲感為度，同時活動頸部，直至活動自如、疼痛消失即可，每次1～2分鐘。

## 治療風溼痛的外關穴

外關穴是相對內關穴而言的，因為在手背，屬於外側，故名外關。取此穴時，俯掌，於手腕橫紋向上三指寬處，與正面內關穴相對，或當陽池與肘尖的連線上，腕背橫紋上2寸，尺骨與橈骨之間。本穴屬手少陽之絡穴，別走心包絡經，為八脈交會穴之一，通陽維脈，有鎮驚息風、通經活絡之功效，主治頭痛、高熱、耳聾、脅肋痛、落枕、急性腰扭傷、肘臂屈伸不利等。

因為八脈交會穴既能治療俞穴所屬本經的疾病，還能治療所通奇經的病症，所以，外關穴可以治療陽維脈上的外感風邪等症。

風溼一般由風邪所致，是指膝蓋、手臂、肩膀、手腕、手指等關節劇烈疼痛或是肌肉僵硬。風溼痛是困擾不少中老年人的頑固慢性病，治療風溼疼痛可採用指壓法，如果上半身疼痛選取外關穴和內關穴，下半身疼痛選取百里穴，左右交替，一面吐氣一面壓上述諸穴6秒鐘，重複10遍。但是要注意，如果患處腫脹、發炎的話，只在患處附近緩緩地按壓即可。

另外，外關穴對治療腰痛也很有效，因為「陽維之脈令人腰痛」，所以急性腰扭傷、腰痛，都可找外關進行治療。

## 治療便祕的支溝穴

支溝穴是治療便祕的特效穴，無論是何種類型的便祕，按摩支溝都會手到病除。支溝穴位於前臂背側，當陽池與肘尖的連線上，腕背橫紋上3寸，尺骨與橈骨之間，屬於手少陽三焦經經穴，主要治療本經絡產生的疾病。本穴具有通經開竅、活絡散瘀、調理臟腑的功能，常用於治療耳鳴、耳聾、嘔吐、便祕、熱病、肩酸背痛等症。

# 手少陽三焦經上的重要穴位（1）

手少陽三焦經左右共有46個穴位，其中有許多特效穴，下面就介紹中渚、外關兩個特效穴的取穴方法和功用。

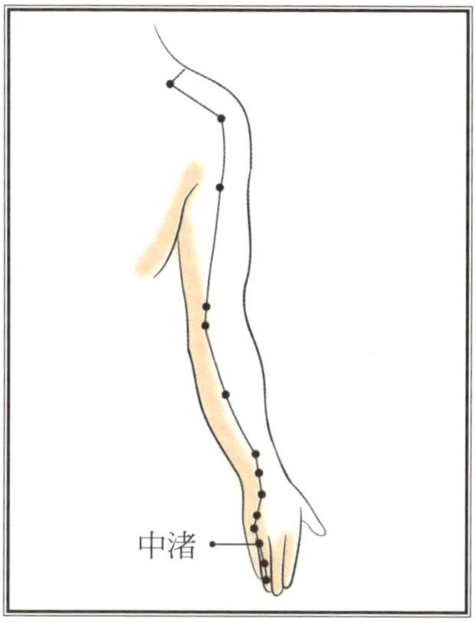


功用

- 中渚穴可促進頭頸血氣暢通，防止頭暈目眩。
- 如果睡覺落枕了或是頸項部疼痛，用拇指按壓中渚穴，食指、中指同時在掌側用力緊捏，以產生酸、脹、麻感為度。

**中渚穴**

尋找此穴時，掌心朝下，在手背的小指與無名指指根間下2公分的凹陷處，用力按壓，有力量脫落的感覺，就是此穴。

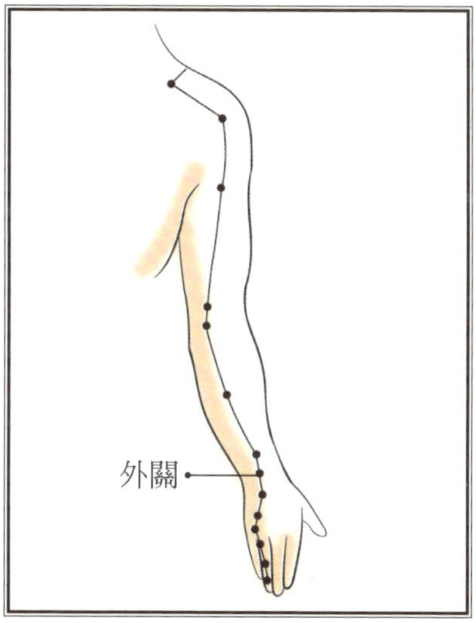


功用

- 外關穴可以治療陽維脈上的外感風邪等症。
- 治療風溼疼痛可採用指壓法，如果上半身疼痛選取外關穴和內關穴，下半身疼痛選取百里穴，左右交替。
- 急性腰扭傷、腰痛，都可找外關進行治療。

**外關穴**

取此穴時，當陽池與肘尖的連線上，腕背橫紋上2寸，尺骨與橈骨之間。

隨著現代人飲食越來越精細，越來越多的人有排便不正常的情況，便祕雖然不是什麼大病，但是它卻給人帶來精神負擔和排便困難的痛苦。一般來說，只要間隔時間超過3天即可視為便祕。

有便祕的人，每天早晚輕揉面部兩顴骨處和面頰，因為面部是胃經和大腸經循行的部位，鼻尖和人中是督脈循行的部位，可引氣下行，所以，要再按揉鼻尖和人中穴，然後，連續做漱口動作，口內產生唾液後下嚥；捏按通便不可缺少的支溝穴，清瀉三焦；用右手順時針按摩下腹部，以肚臍為中心，半徑為10公分，圍繞肚臍按摩30次，早、晚空腹進行。

## 預防風邪的翳風穴

翳風穴是三焦經和膽經的交會穴，是人體常用穴之一，位於耳朵下方耳垂後邊緣，當耳後乳突與下頜角之間的凹陷處，具有清熱散邪、通關利竅之功效，主治口眼歪斜、面癱、牙痛、頰腫等症。

翳有「遮蓋、掩蓋」的意思，顧名思義，翳風能夠對一切「邪風」導致的疾病有效，即「善治一切風疾」。它不但可以用來治療，還可以用來預防和診斷疾病以及判斷病情的加重與否。

如果持續按揉翳風穴可以增加身體對外感風寒的抵抗力，能減少傷風感冒的機率，在受了風寒感冒後我們如果按揉翳風，頭痛、頭昏、鼻塞等症狀很快就會消失。同時，翳風也是治療面癱的一個非常重要的穴位，不管是中樞性面癱還是周圍性的面癱，都可以拿來用。

作為日常的保健常識，當我們從外面的寒冷氣溫回到屋子裡面後，一定要先按揉翳風3分鐘。另外，天氣炎熱時一定不要讓後腦勺一直對著空調或電風扇吹，因為這樣會導致許多疾病而後患無窮。

# 手少陽三焦經上的重要穴位（2）

上面介紹了中渚和外關兩個特效穴，下面再介紹手少陽三焦經中的支溝和翳風兩個特效穴的取穴方法和功用。

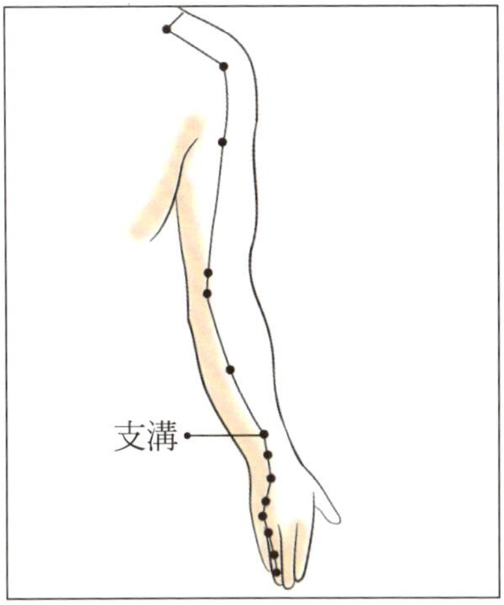


本穴具有通經開竅、活絡散瘀、調理臟腑的功能，常用於治療耳鳴、耳聾、嘔吐、便祕、熱病、肩酸背痛等症。

有便祕的人，每天早晚輕揉面部兩顴骨處和面頰，支溝穴是治療便祕的特效穴。

**支溝穴**

位於前臂背側，當陽池與肘尖的連線上，腕背橫紋上3寸，尺骨與橈骨之間。

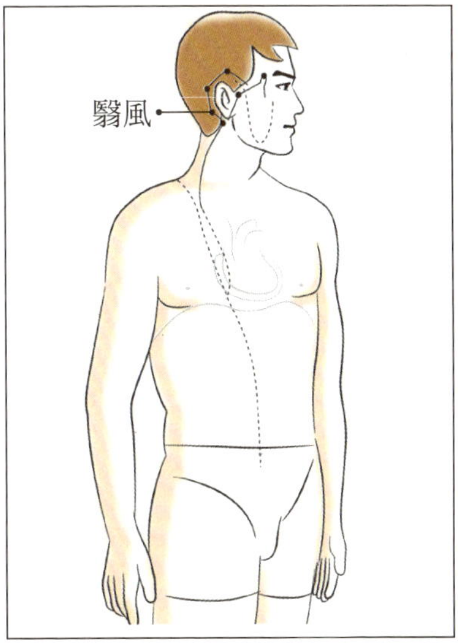


有清熱散邪、通關利竅之功效，主治口眼歪斜、面癱、牙痛、頰腫等症。

善治一切風疾。

當我們從外面的寒冷氣溫回到屋子裡面後，一定要先按揉翳風3分鐘。

**翳風穴**

是三焦經和膽經的交會穴，是人體常用穴之一，位於耳朵下方耳垂後邊緣，當耳後乳突與下頜角之間的凹陷處。

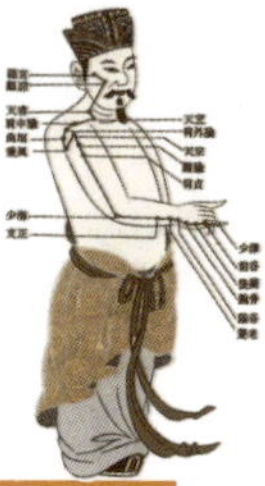

## 足太陰脾經

# 氣血轉換的通道



足太陰脾經主要分布於人體胸腹部和下肢內側前緣，是人體吸收精微物質，轉化氣血的通道。

---

### 足太陰脾經的循行

足太陰脾經起於足趾內側末端，行於小腿內面前側經小腿中央，大腿內面前側到達腹部、胸前外側。從足走向胸，主要分布在下肢內側前緣，屬脾，絡胃。計21穴，左右共42穴。

脾經具體的循行路線是：從足大趾末端開始，沿大趾內側赤白肉際，經過第一蹠骨後面，向上至內踝前邊，再向上到小腿內側，沿脛骨後緣，交出足厥陰經的前面，上行至大腿，然後從股部內側前緣進入腹部，通過橫膈上行，夾食道兩旁，聯繫舌根，散布於舌下。

胃部的支脈：向上再通過橫膈，流注於心中，與手少陰心經相接。

### 脾是氣血化生之源

從上面路線可以看出來，與足太陰脾經關係密切的內臟有脾臟。中醫裡的脾與西醫不完全一樣。它們的相同點都是儲存血液和提高人體免疫力的器官；不同的是中醫的脾能吸收食物中的精華物質，然後將之轉化為氣血津液，並透過心肺輸送至全身各個臟腑器官，以供人體生命活動之需。

脾就如同一面鏡子，能夠真實地反映人體生命的活動狀況。脾氣旺盛的人，食慾旺盛、飯後胃部與腹部舒適、大便正常、面色紅潤、肌肉豐滿；脾氣虛弱的人，食慾不振、胃脹腹滿、大便稀、面色萎黃、形體消瘦、軟弱無力。但有的人食量不小，卻面黃肌瘦，同樣屬於脾胃的運化功能不正常，水穀不能化為氣血所致。

脾作為人體的臟腑器官，除了能消化和吸收食物中的精微物質外，還能統攝、控制血液，使血液在經脈內正常循行，稱「脾統血」。

一般情況下的出血症與身體上火有關，還有一種出血症，是由於脾氣虛弱，不能對脈管中的血液進行約束引起的，如皮膚紫癜、產後出血不止、嘔血、便血、尿血等。治療這類出血不能用瀉火的方法，而要補脾氣。如人工流產後氣虛所致的出血不止，吃歸脾丸一類的中成藥，就能收到良好的效果。

# 脾胃是人體的後天之本

足太陰脾經與脾臟的關係十分密切，脾是氣血化生之源，能夠真實反映人體的活動狀態，下面詳細說明脾的生理功能和在人體中的地位。

## 脾的生理功能

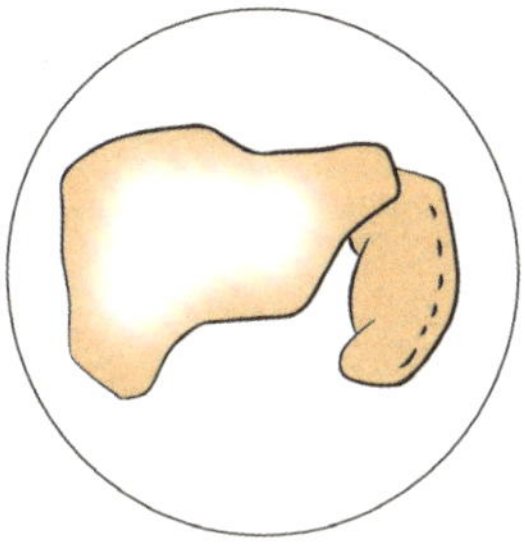

脾臟
收納和布化的倉官。

**運化**
脾主運化，就飲食的作用來講，包括對飲食的消化吸收，僅為物質的轉運輸布及其氣、血、津液轉化等一系列過程。

**統血**
脾的統血作用中，既包括了脾氣固攝血液，令其在脈管裡運行，而不逸出脈外，也包括了脾透過運化水穀精微化生血液的功能。

## 脾為後天之本

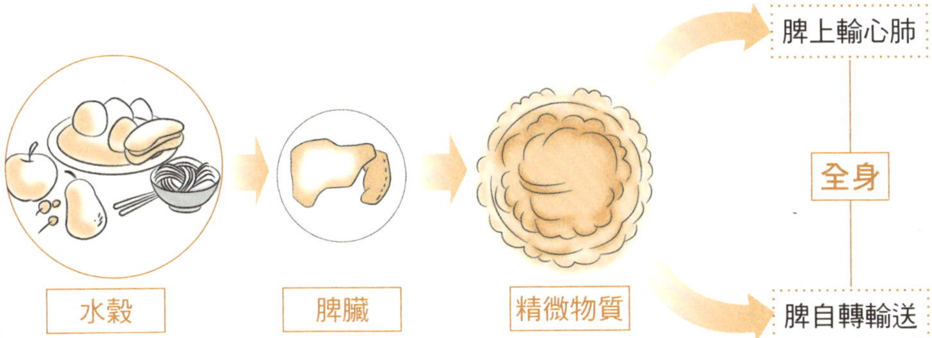

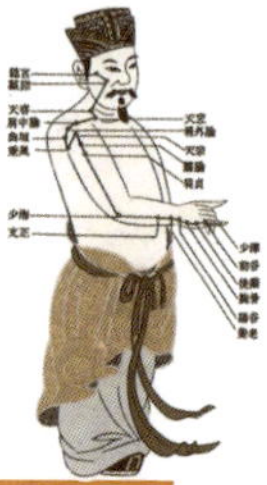



## 足太陰脾經的病症

脾經所屬的陰經，與臟腑聯繫密切，當經絡不通，氣血異常時，人的身體就會生病。

**外經病**：如果是經絡不通，大腳趾的內側、腳內緣、小腿、膝蓋或者大腿內側、腹股溝等經絡路線上會出現發冷、酸、脹、麻、疼痛等不適感。因為脾跟血液相關，所以脾虛引起的痛經常有從小腹、腹股溝到大腿內側的放射性疼痛，並且感到冰涼，如果平時按揉脾經的穴位，例如：三陰交、陰陵泉可以預防痛經。

**五官病**：從上面經絡循行可以看出，足太陰脾經跟舌、咽部關係密切，所以治療舌根發強、吃飯後即吐、不自主地流口水這些病症應該從脾經著手。

**臟腑病**：「陰主裡，陽主表」，脾經可以治療全身乏力或者全身疼痛、胃痛、腹脹、大便稀、心胸煩悶、心窩下急痛。

## 足太陰脾經的保養

有的人一早醒來，發現自己流了很多口水，還以為自己睡得很香，其實這是脾虛的一種表現，是因為晚上吃得太多或太油膩所致。晚上陽氣漸衰，脾臟運化能力減弱，脾氣不旺，如果吃太多東西，水穀就不能化生為氣血，反聚為溼熱之邪。久之，必然對脾胃造成傷害，所以，要養成良好的飲食習慣，飲食從口入，如果脾的功能正常，人的口味食慾才能正常，人才能擁有健康。

有一句話是「思則氣結，思傷脾」。思慮過度會使脾功能失調，消化液分泌減少，這時人的身體就會出現食慾不振、容顏憔悴、氣短、神疲力乏、鬱悶不舒服等現象，這時除了注意調整情緒外，還要每天花幾分鐘按摩脾經才能得以痊癒。

很多人平時都採用節食的辦法來減肥，其實這種減肥法是以消耗身體內的氣血，把正常的肌肉分解掉，以供應人體重要器官日常所需的能量，這樣做不僅傷害了身體，還容易復胖。想要減肥就要找到肥胖的原因，多數肥胖是因為胃強脾弱，無法將攝入的食物轉化成營養物質，進而變成脂肪堆積在體內，所以若想持久保持身材和健康，就必須保持脾的健康，增加脾自身的功能，排出體內酸毒、脂肪和垃圾。

# 足太陰脾經詳解



足太陰脾經主要分布在下肢內側前緣，是運輸人體氣血的通道，如果此經不通，人體就會生病，下面就詳細說明其循行路線、主治病症、外邪病症和注意事項。

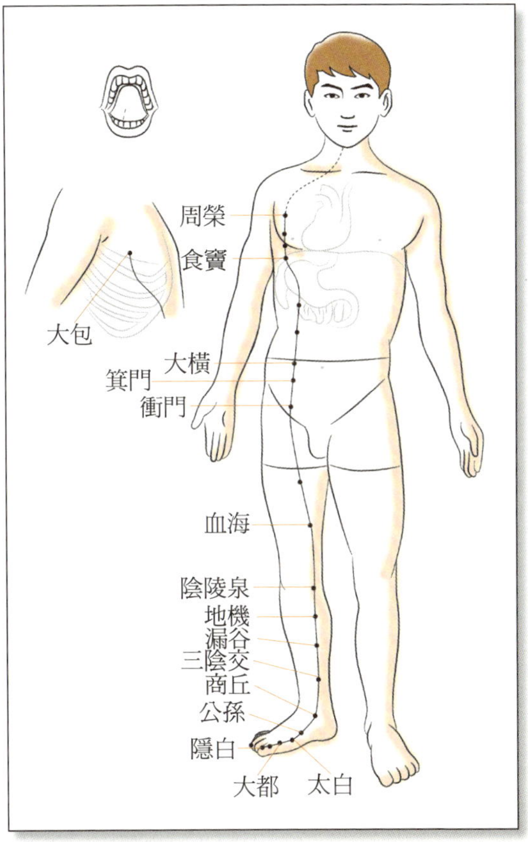


## 循行路線

足太陰脾經起於足趾內側末端，行於小腿內面前側經小腿中央，大腿內面前側到達腹部、胸前外側。從足走向胸，主要分布在下肢內側前緣，屬脾，絡胃。計21穴，左右共42穴。

## 主治病變

該經主治病變：飲食不下，心煩氣躁，胸部作痛，舌根痛，身體沉重不能轉動，大小便不通，或大便稀，全身泛黃，失眠，坐立不安，勉強站立時，股膝內側的經脈腫脹而怕冷，足大腳趾不能動。

## 外邪病症

舌根僵直，一吃飯就嘔吐，腹內發脹，胃脘疼痛，常有噯氣等。在排出大便後，會感到脘腹輕快舒服，就像沒病一樣。

## 注意事項

對於以上病症，凡是屬寒症的用留針法，屬熱症的用疾刺法，屬於經氣不足的用補法，屬經氣亢盛的用瀉法，脈虛而下陷的用灸法。

## 足太陰脾經歌謠

大趾內側端隱白，節前陷中求大都，太白節後白肉際，
節後一寸公孫呼，商丘踝前陷中遭，踝上三寸三陰交，
踝上六寸漏谷是，膝下五寸地機朝，膝下內側陰陵泉，
血海膝臏上內廉，箕門穴在魚腹取，動脈應手越筋間，
衝門橫骨兩端同，去腹中行三寸半，衝上七分是府舍，
舍上三寸腹結算，結上寸三是大橫，卻與臍平莫胡亂，
建里之旁四寸取，便是腹哀分一段，中庭旁六食竇穴，
膻中去六是天溪，再上寸六胸鄉穴，周榮相去亦同然，
大包腋下有六寸，淵腋之下三寸絆。

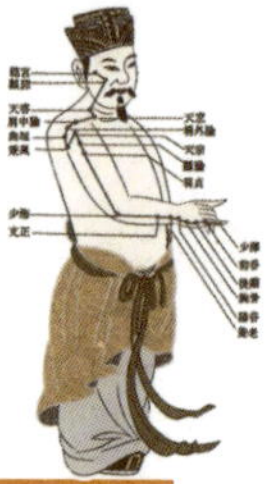



## 治療血崩的隱白穴

隱白穴是脾經之井穴，對治療脾經虛弱有很好的療效。隱白穴位於足大趾末節內側，趾甲角旁0.1寸。

隱白穴是治療血崩的良穴，血崩是指女性小產或月經時大量出血的狀況。凡功能性子宮出血、生殖器炎症、腫瘤等婦科疾病均可出現症狀。艾灸隱白穴治療血崩，既簡便易行，效果又明顯。將艾條的一頭點燃，懸於一側隱白穴上1.5公分處，每次懸灸15～20分鐘，以隱白穴周圍皮色轉紅有熱感為止，先灸一側，然後灸另一側，每日可灸3～4次，待血停止後可再繼續灸1～2天，使療效更為鞏固。灸時患者常常會感到小腹部原有的繃緊拘急感消失，心情也隨之開朗。但灸隱白不可太近，須考慮隱白穴的位置。

揉按隱白穴也可增強氣血，盤腿端坐，赤足，用左手拇指按斥右足隱白穴，左旋按壓15次，右旋按壓15次，然後用右手拇指按壓左足隱白穴，手法同前。

隱白穴有開竅醒神、益氣統血的功效，除了主治血崩外，還主治月經過多、便血、尿血、癲狂、多夢、腹滿、泄瀉等症。

## 婦科疾病的首選穴

由於三陰交穴是足太陰、足少陰、足厥陰三陰經交會之處，所以得名。本穴在小腿內側，當足內踝尖直上3寸，脛骨內側緣後方。取穴時，正坐平放足底或仰臥，於內踝尖上四橫指處，當脛骨內側面後緣處，用手按時比其他部位敏感，有點脹疼的感覺。

三陰交對中醫而言，是一個特別受重視的穴位，又名「女三里」，是婦女調經要穴，幾乎所有的婦科疾病，如痛經、月經不調、更年期症候群、過胖過瘦（增肥減肥）、腳底腫脹、手腳冰冷等。都可以配合針三陰交穴進行治療，因此有人說它是婦科病的專屬穴。月經開始前5～6天起，每天用一分鐘的時間刺激本穴，要比生理痛後刺激有效。在日常生活中，可以用大拇指多按摩三陰交穴，不但能減少婦科問題，久而久之，整個人也會變得越來越精神、漂亮。

三陰交也是有名的「強身健體穴」，極受養生學家重視，每天按摩刺激此穴，可通經絡、活氣血、健脾胃、益肝腎、強身體。

# 足太陰脾經上的特效穴（1）

## 隱白和三陰交

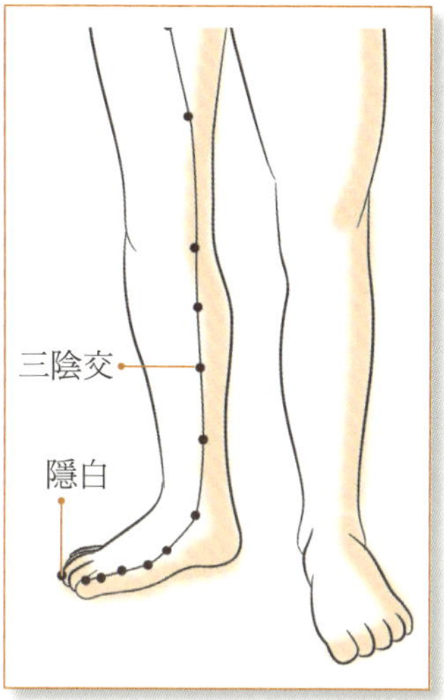


**隱白穴**

脾經之井穴，對治療脾經虛弱有很好的療效。隱白穴位於足大趾末節內側，趾甲角旁0.1寸。

**三陰交**

由於三陰交穴是足太陰、足少陰、足厥陰三陰經交會之處，所以得名。本穴在小腿內側，當足內踝尖直上3寸，脛骨內側緣後方。

## 足太陰脾經上的五俞穴

| 穴名 | 穴位 | 主治 | 腧穴 |
|---|---|---|---|
| 隱白 | 隱白穴位於足大趾末節內側，趾甲角旁0.1寸。 | 月經過多、崩漏、便血、尿血、癲狂、驚風。 | 井穴 |
| 大都 | 足內側緣，當足大趾本節（第一蹠趾關節）前下方赤白肉際凹陷處。 | 腹脹、腹痛、腹瀉、胃痛、嘔吐、泄瀉、便祕、熱病。 | 滎穴 |
| 太白 | 第一蹠骨小頭後緣，赤白肉際。 | 胃痛、腹脹、腸鳴、泄瀉、便祕、痔漏、腳氣。 | 俞穴 |
| 商丘 | 當踝前下方凹陷處。 | 腹脹、泄瀉、便祕、黃疸、足踝痛。 | 經穴 |
| 陰陵泉 | 當脛骨內側踝下緣凹陷處。 | 腹脹、泄瀉、水腫、黃疸、小便不利或失禁，膝痛。 | 合穴 |

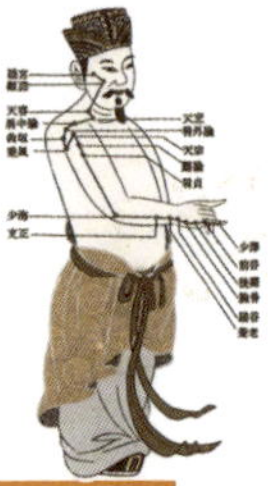



## 經血病的專用穴

血海是人體足太陰脾經上的重要穴道之一，位於大腿內側，髕骨內側端上2寸，當股四頭肌內側頭的隆起處，取穴時，仰臥或正坐屈膝，膝蓋骨內側的上角，有約三指寬筋肉的溝，按壓有疼痛感的地方，就是血海穴。或者患者屈膝，醫者以左手掌心按於患者右膝髕骨上緣，2～5指向上伸直，拇指約呈45度斜置，拇指尖下即是穴。對側取法與此相同。

血海與三陰交都是治療血症的要穴，但功能特點各有不同，血海偏於治療下半身血症，婦女血症，治療範圍相對局限。而三陰交則可治療包括婦女血症在內的全身性血症，治療範圍較廣，但在治療婦女諸症時，二穴作用都很大，臨床上常配合使用。

血海是治療女性經血病的要穴。女人每月都被痛經所困擾著，而且其中超過一半屬於無法徹底根治的原發性痛經。平時按摩或者艾灸血海就可以緩解痛經。同時，少食多餐，儘量避免過甜及過冰的食品，冬天保持身體暖和，多喝熱的藥草茶或熱檸檬汁，以及在腹部放置熱敷墊或暖水袋等做法，也可以幫助緩解。

## 治療丹毒的血海

血海對婦科病、溼疹、丹毒等皮膚病效果很好。中醫理論認為，溼疹、丹毒等皮膚病是風熱之邪所致，若血暢通無阻，風熱之邪自然就沒有了，所以，用活血的方法可以根治。對婦科病可以按揉或者點按，對皮膚病可以用牙籤之類有尖的東西加大刺激。經常按揉血海不但可以對付婦科病，還能抗過敏，對我們經常說的「血熱」造成的病，都有效。

更年期障礙雖然不是病，但是它的自律神經障礙，頻出汗、歇斯底里、目眩、高血壓、耳鳴、食慾不振、下痢、便祕，在精神方面則有容易興奮、時常頭痛、情緒容易變化、失眠，記憶力衰退等症狀，常會妨礙到日常生活，所以不能忽視不管，可選取血海穴進行按壓，用稍微會感覺到痛的力量以大拇指按壓6秒鐘，反覆做10次，同時放鬆心情，慢慢向外吐氣，這樣每天堅持不斷地做，一定會減輕更年期令人厭煩的症狀，而且身心也會趨於協調，愉快地度過更年期。

# 足太陰脾經上的特效穴（2）



## 血海的功用

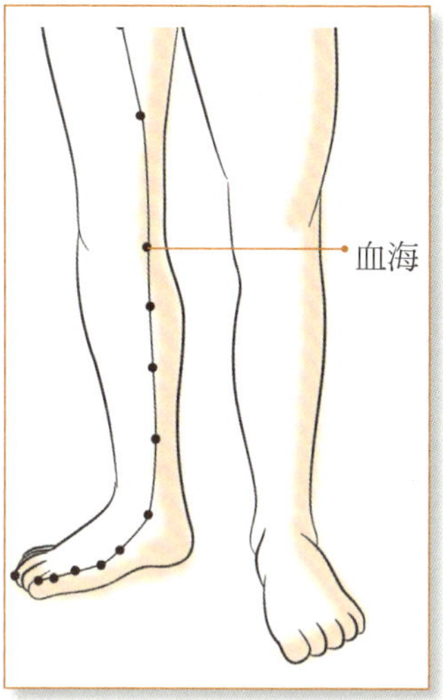


血海

一般以對側手掌按患者髖骨上緣，2～5指向上直伸，拇指斜放約45度，拇指尖指處就是此穴。

血海是治療女性經血病的要穴。平時按摩或者艾灸血海就可以緩解痛經。

血海對婦科病、溼疹、丹毒等皮膚病效果很好。

按壓血海穴，會減輕更年期令人厭煩的症狀，而且身心也會趨於協調，愉快地度過更年期。

## 足太陰脾經上的重要穴位

| 穴名 | 穴位 | 主治 | 特效穴 |
|---|---|---|---|
| 衝門 | 於人體的腹股溝外側，距恥骨聯合上緣中點3.5寸。 | 腹痛、疝氣，崩漏、帶下。 | 足太陰、厥陰經交會穴。 |
| 府舍 | 衝門穴上方0.7寸，距前正中線4寸（或任脈旁開4寸處）。 | 腹痛、小腸疝氣、便祕。 | 足太陰、厥陰經與陰維脈交會穴 |
| 大橫 | 臍中旁開4寸。 | 腹痛、泄瀉、便祕。 | 足太陰與陰維脈交會穴。 |
| 腹哀 | 當臍中上3寸，距前正中線4寸。 | 消化不良、胃寒、腸鳴。 | 足太陰與陰維脈交會穴。 |
| 食竇 | 該穴位於人體的胸外側部，當第5肋間隙，距前正中線6寸。 | 胸脅脹痛、噫氣、反胃、腸鳴、腹脹。 | 大包至食竇深部為臟腑，不可深刺。 |
| 大包 | 位於左側胸部，腋中線上，當第6肋間隙處。 | 氣喘、哮喘、胸悶、心內膜炎、胸膜炎。 | 脾之大絡。 |

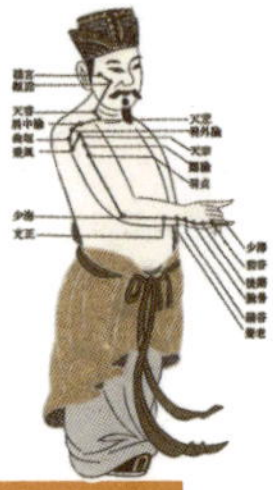



## 足厥陰肝經

# 氣機調理的大將軍

足厥陰肝經主要分布於人體下肢內側中間，肩負排除體內毒素，隔絕外邪入侵的任務，專司解毒的臟器。

---

### 足厥陰肝經的循行

古人稱肝為「將軍之官」，將軍有率領著軍隊抵禦外敵，肩負排除體內、體外不斷騷擾毒素的任務。是一個專司解毒的臟器。

肝主疏泄，它關係著人體氣機的條暢，如果肝氣疏泄失常、氣血不和，則可引起情緒的異常變化。此外肝主藏血，有儲藏血液和調節血量的功能。

肝性喜條達而惡抑鬱，肝屬木，應自然界春生之氣，宜保持柔和、舒暢、升發、條達，所以暴怒及鬱鬱寡歡、多疑善慮等情緒刺激，最易影響肝的疏泄功能。

肝經從足走腹胸，主要分布在下肢內側中間，屬肝，絡膽。肝經起於腳部大趾上的毫毛部，沿腳背上到內踝，上行小腿內側，到內踝8寸處，與足太陰經交會，然後上行至大腿內側，進入陰毛環繞陰部，上達小腹挾胃旁，屬肝，絡膽，然後上行通過橫膈，分布於脅肋，沿氣管後，向上進入鼻咽部，經過眼部，出前額與督脈交會於頭頂，其支脈一，從眼部下行到達面頰內部，環繞唇內。支脈二，從肝分出，通過橫膈，向上注入肺，與手太陰肺經相接。

### 肝經主治的疾病

本經俞穴主治「肝」方面所發生的病症：胸悶、噁心嘔吐、泄瀉、小腸疝氣、遺尿、癃閉。

保健肝經，剛開始將一條腿放在地下，另一條腿放在床上，屈腿，讓大腿內側朝上，大腿中間部分就是肝經了，從大腿根部開始，沿著肝經一點一點壓過去，也可以進行敲打，做四、五十次之後，換腿重複。開始可以用力輕一些，反覆壓，遇到痛點就停留稍久，那些痛點是有脂肪塊的地方，有脂肪塊的地方一定是對應器官有病的地方，所以壓那些地方就是把對應點積毒清除出去。這個過程可能需要一段時間，使身體逐漸恢復能力，所以不要心急，血氣上升就是最大保證。

壓肝經每週只需兩次，因為人體會自己把廢液排出去，只是有時肝經工

# 足厥陰肝經詳解

足厥陰肝經主要分布於人體的胸腹部和下肢內側前緣，主治肝臟方面的疾病，下面詳細說明循行路線、主治病症、外邪病症和注意事項。

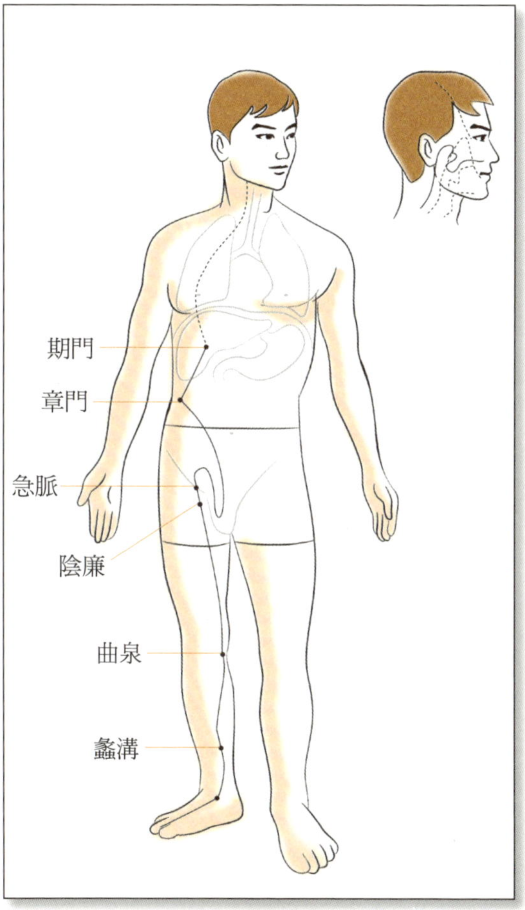


**循行路線**

足厥陰肝經起於足拇趾外側端，行於小腿內側經大腿內側中央到前陰部至肋下。從足走向腹，共14穴，左右共28穴。

**外邪病症**

如果足厥陰肝經的經氣異常，就會出現，身體僵硬，腹痛，男子會陰囊腫大，女子則小腹腫脹，面色灰暗，容易憔悴，咽喉發乾。

**主治病變**

足厥陰肝經上的俞穴，主治由肝臟引起的疾病，如胸悶氣滿，嘔吐氣逆，腹瀉，遺尿或小便不通等。

**注意事項**

對於以上病症，凡是屬寒症的用留針法，屬熱症的用疾刺法，屬於經氣不足的用補法，屬經氣亢盛的用瀉法，脈虛而下陷的用灸法。

## 足厥陰肝經歌謠

大趾外端名大敦，行間大趾縫中存，
太衝本節後二寸，踝前一寸中封明，
蠡溝踝上五寸分，中都踝上七寸行，
膝關陰陵後一寸，曲泉屈膝盡橫紋，
陰包膝上方四寸，氣衝三寸下五里，
陰廉衝下只二寸，急脈陰旁二寸半，
章門平臍季脅處，乳下兩肋取期門。

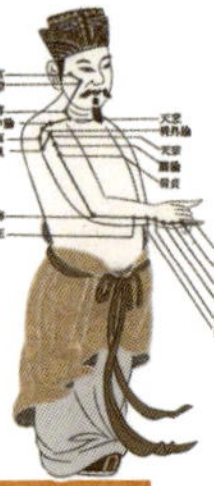



作量大來不及，可能積存廢液，所以我們就幫助肝經把這些廢液除去。

## 治療眼疲勞的行間穴

行間穴在足背大趾與二趾間的凹陷處，故名行間。取穴時，可採用正坐或仰臥的姿勢，本穴位於足背大拇趾、二拇趾合縫後方赤白肉分界處凹陷中，稍微靠大拇趾邊緣。行間穴是足厥陰肝經之滎穴，在五行中屬火，所以具有疏肝理氣，調經和血的作用，主治宿醉不適，眼部疾病，腿抽筋、夜尿症，肝臟疾病、腹氣上逆、肋間神經痛、月經過多、黏膜炎等症。

由肝火上亢引起的眼睛疼痛或過度用眼引起的眼睛疲勞，都可取行間療治：一、輕按眼睛周圍，力度以將合上的眼皮輕按到稍微有疼痛感為適中，按法是用食指和中指按壓眼窩；二、在戴眼鏡臉側中央骨窪處有「客主人」穴（位於耳前，下關直下，當顴弓的上緣凹陷處）只要指壓此處視神經，就能消除眼睛的疲勞，指壓時一面稍強吐氣一面用手掌壓6秒鐘，如此重複10次；三、按壓行間穴，這是治療眼睛和肝臟的穴道，指壓時一面吐氣，一面強壓到稍微有疼痛感，如此重複2～3次。

## 調節情緒的期門穴

期門穴位於位於胸部，乳頭直下，第六肋間隙，前正中線旁開4寸，與巨闕穴齊。取穴時，可採用仰臥的姿勢，先定第四肋間隙的乳中穴，並於其下二肋（第六肋間）處取穴，對於女性患者則應以鎖骨中線的第六肋間隙處定取。

本穴是肝經之募穴，又是肝經、脾經，陰維之交會穴，具有疏調肝脾、理氣活血功效，主治肝病，胸部疼痛，蕁麻疹，心絞痛，胸脅脹滿，遺尿，肋間神經痛，腹膜炎，胸膜炎，心肌炎，腎炎，高血壓等症。

期門穴是調節人的情緒的兩個重要穴位之一，肝主情志，心志為喜，肝氣鬱則善怒，期門穴必壓痛，宜從左向右揉之，如解纏；心氣沉則不樂，少海穴必緊痛，宜從深向淺揉之，如拔釘。

按摩期門穴，除了常見的按、揉、擦或推法，還可配合振法，全身放鬆，兩手掌平貼在兩肋，掌心對準期門穴，以前臂和手部的肌肉強力靜止地用勁，使氣力集中在掌面，做快速抖動，使期門穴及整個肋部產生震動。

## 太衝穴的位置

太衝，太，大也；衝，通道。因本穴是肝經之原穴，為肝經大的通道所在，且是元氣所居之處，故名太衝。本穴位於足背側，第一、二蹠骨間隙的後

# 足厥陰肝經的特效穴（1）

足厥陰肝經上有行間穴和期門穴兩個特效穴，它們都具有疏調肝脾、理氣活血的功效，下面介紹取穴方法和功用。

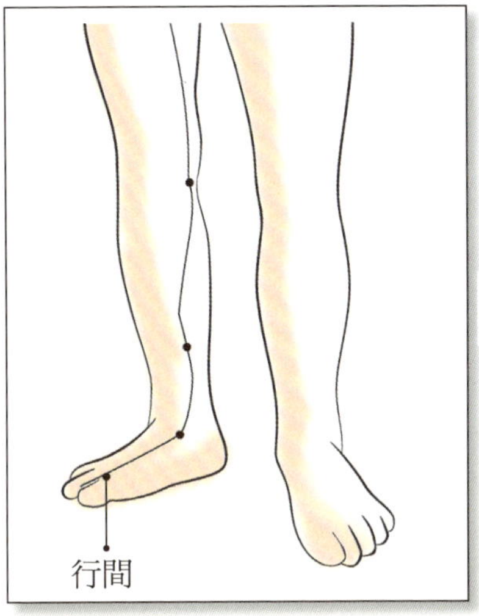


功用

按壓行間穴，這是治療眼睛和肝臟的穴道，指壓時一面吐氣，一面強壓到稍微有疼痛感，如此重複2～3次。

本穴是肝經之滎穴，在五行中屬火，故具有疏肝理氣，調經和血的作用。

### 行間穴

用正坐或仰臥的姿勢，本穴位於足背大拇趾、二拇趾合縫後方赤白肉分界處凹陷中，稍微靠大拇趾邊緣。

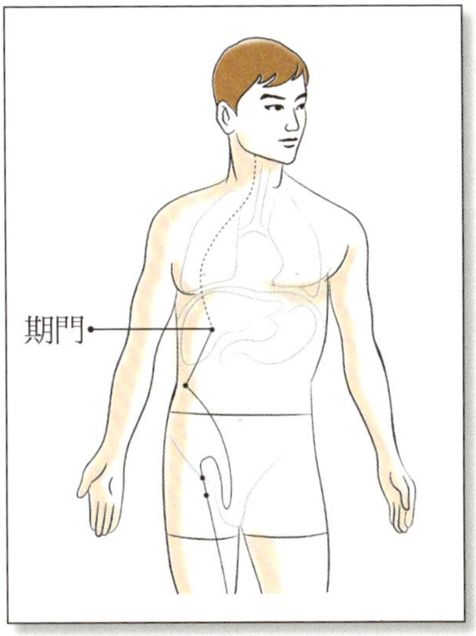


功用

本穴是肝經之募穴，又是肝經、脾經、陰維之交會穴，具有疏調肝脾、理氣活血功效。

期門穴是調節人的情緒的兩個重要穴位之一，肝主情緒，心志為喜，肝氣鬱則善怒，期門穴必壓痛。

### 期門穴

位於胸部，乳頭直下，第六肋間隙，前正中線旁開4寸，與巨闕穴齊。

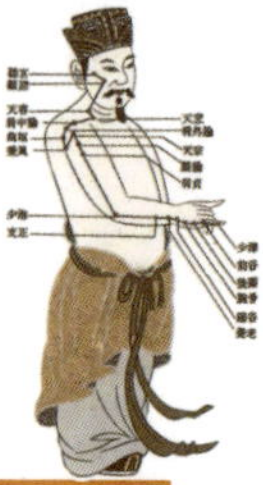



方凹陷處，以手指沿拇趾、次趾夾縫向上移壓，壓至能感覺到動脈應手，即是此穴。

太衝穴是足厥陰肝經的俞穴、原穴，應用十分廣泛，上焦心肺病，中焦脾胃病，下焦肝腎病，大小腸病及頭面五官病，均為太衝的主治範圍，主治頭痛、眩暈、目赤腫痛、中風、癲癇、小兒驚風、黃疸、脅痛、呃逆、腹脹、月經不調、痛經、經閉，帶下、遺尿、癃閉、下肢痿痺、足跗腫痛等症。太衝穴是人體足厥陰肝經上的重要穴道之一。

## 消除肝火的妙穴

有些肝火旺盛或者易於心情鬱悶的人，可以嘗試多按摩太衝穴，幫助降血壓，平肝清熱，清利頭目，使自己能夠恢復心情平靜。

據報導，有60%的成人在不同時期內都有過急性腰痛的歷史，多數是由於勞累過度，不正常的姿勢、精神緊張以及不合適的寢具等因素引起。如果突然出現腰痛，建議不妨按按太衝穴來緩解症狀，用拇指指尖對準穴位慢慢地進行垂直按壓，一次持續5秒鐘左右，直到疼痛緩解為止。對於那些久坐辦公室的人來說，工作時要使背部緊靠椅背，以便使腰部肌肉得到支撐，還要注意寫寫停停，時而向後伸伸腰，經常鍛鍊，避免肥胖給脊椎帶來過大的負荷而引發腰痛。

## 預防感冒的佳穴

太衝穴還可預防感冒，當感冒初期，有流涕、咽痛、周身不適等感覺時，可透過按摩腳上的太衝穴減輕感冒帶來的不適，甚至可以使感冒痊癒。具體方法：先用溫水浸泡雙腳10～15分鐘，而後用大拇指由湧泉穴向腳後跟內踝下方推按，連續推按5分鐘，然後，再用大拇指按摩太衝穴，由下向上推按，每次按摩5分鐘，此法能使感冒症狀減輕甚至痊癒。

另外，指壓日月穴和太衝穴，還可以防止肌肉老化，增強性能力，練習時，緩緩吐氣，在每個穴位連壓6秒鐘，重複30次，有助於增強肌肉活力。

# 足厥陰肝經的特效穴（2）



## 太衝穴的功效

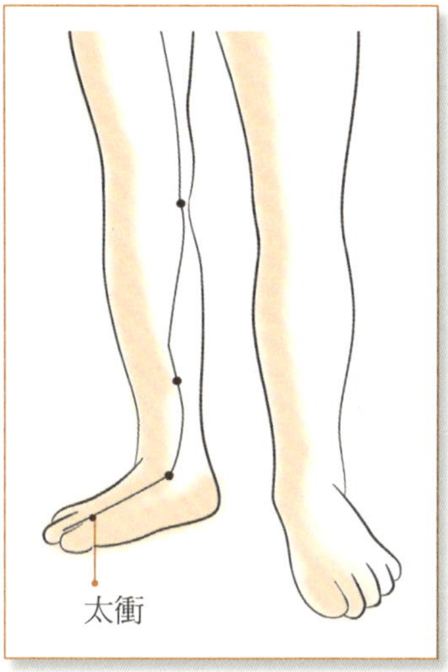


太衝穴

在足背部，當第1蹠骨間隙的後方凹陷處就是此穴。

功用

1. 應用十分廣泛，上焦心肺病，中焦脾胃病，下焦肝腎病，大小腸病及頭面五官病，均為太衝的主治範圍。

2. 有些肝火旺盛或者易於心情鬱悶的人，可以嘗試多按摩太衝穴，幫助降血壓，平肝清熱，清利頭目，使自己能夠恢復心情平靜。

3. 太衝穴還可預防感冒，當感冒初起，有流涕、咽痛、周身不適等感覺時，可透過按摩腳上的太衝穴減輕感冒帶來的不適。

## 足厥陰肝經上的五俞穴

| 穴名 | 穴位 | 主治 | 俞穴 |
|---|---|---|---|
| 大敦 | 位於大拇趾（靠第二趾一側）末節外端，距離指甲角0.1指寸處。 | 嗜睡症、小腸疝氣、遺尿、陰部腫痛、帶下。 | 井穴 |
| 行間 | 位於人體的足背部，當第1、2趾間，趾蹼緣的後方赤白肉際處。 | 脅肋疼痛、頭痛、頭暈目眩、頭頂痛、結膜炎、青光眼。 | 滎穴 |
| 太衝 | 位於人體的足背部，當第1蹠骨間隙的後方（近端）凹陷處。 | 頭痛、月經不調、痛經、經閉。 | 俞穴 |
| 中封 | 於人體的足背側，當足內踝前，商丘穴與解溪穴連線之間。 | 臍周疼痛、小腹腫脹、臍腹痛、黃疸、小便淋瀝。 | 經穴 |
| 曲泉 | 屈膝，在橫紋內側端上方凹陷處。 | 小腹痛、中氣下陷、衝任不能固攝、陰部墜脹疼痛、月經不調。 | 合穴 |

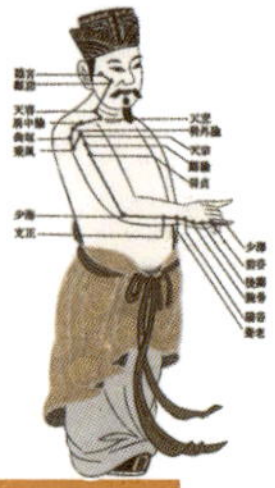



## 足少陰腎經

# 藏精納氣的先天之本

腎經和腎密切相關，所以經常保持腎經的經氣旺盛、氣血暢通對養顏、工作精力的旺盛、性生活的和諧完美等都有立竿見影的功效。

### 人體精氣藏納之所

腎是人體重要臟器之一，為先天之本，主藏精，也是人身立命的根本所在，人體的動力之源。腎精所化之氣稱為腎氣，腎的精氣盛衰，關係到生殖和發育的能力。腎的精氣包含腎陰和腎陽兩部分，腎陰是人體陰液的根本，對臟腑組織具有滋養的作用；腎陽是人體陽氣的根本，對臟腑組織具有生化的作用。腎陰和腎陽若功能失調、陰陽失衡，則會出現性功能減退、形體消瘦、掉髮、心悸氣短、膽怯、體虛乏力、失眠多夢、小便不利、腎衰等症。腎主水，腎的氣化對體內水液的瀦留、分布與排泄等具有極為重要的作用，若腎的氣化異常，則會出現水腫、小便不利等症。

### 足少陰腎經的循行

腎與膀胱的經脈互為絡屬，相為表裡。膀胱的氣化功能，取決於腎氣的盛衰，腎氣有助於膀胱氣化津液。

腎經從足走胸腹，主要分布在下肢內側後緣，屬腎，絡膀胱。

腎經起於足小趾之下，斜向足心，從足骨隆起處，進入內踝，上行小腿內側，經過膕窩，上行大腿內後緣，到達脊柱，屬腎臟，絡膀胱。支脈一，從腎向上，透過肝和橫膈，進入肺中，沿喉嚨上舌根旁。脈二，從肺部出，聯絡心臟，流注胸中，與手厥陰心包經相接。

### 足少陰腎經的保養

腎經諸穴主治「腎」方面所發生的病症：口熱、舌乾燥、咽部發腫、氣上逆、喉痛、心悸、黃疸、腹瀉、腰膝酸軟、盜汗、健忘、男子遺精、女子宮寒不孕、水腫、小便不利、尿頻、尿閉等症。

腎經需要保養，我們若想提高自己的身體健康水準，就必須使腎經保持通暢，功能發揮正常，因為它關係到身體的各方面，特別是有關生殖和發育。若腎經出現問題，則幾乎全身都可能出現問題。

# 足少陰腎經詳解

足少陰腎經主要分布於足心、內踝後，下肢內後側緣，腹、胸前側部，主要治泌尿生殖系統疾病，下面詳細說明循行路線、主治病症、外邪病症和注意事項。

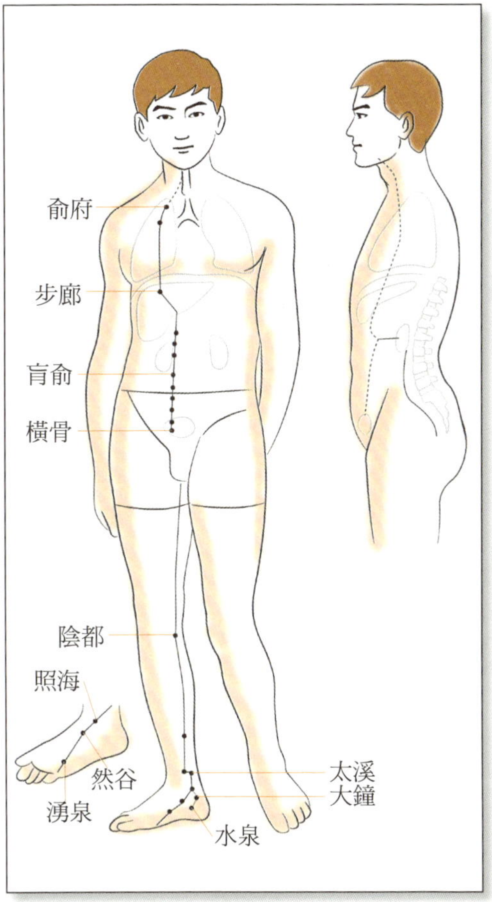


### 循行路線

經脈循行，經脈體表循行起於足小趾下，從足心行於下肢內面後側到達暖胸內側，從左走向胸，計27穴，左右共54穴。

### 主治病變

舌乾、口熱、咽喉腫，氣息上竄，喉嚨乾燥疼痛，心痛、心煩、下痢、黃疸、脊骨內側後疼痛，腳軟寒冷，身體疲倦，嗜睡，足心發熱。

### 外邪病症

沒有食慾，容顏憔悴，面色黝黑沒有光澤，喘息異常，咯血，事物模糊，腹鳴如鼓，心緒不定，就好像被饑餓所困擾，坐下去就想站起來，氣虛不足，時而心生恐慌，病發時，患者嫉妒緊張畏懼，就好像有人要逮捕他一樣。

### 注意事項

對於以上病症，凡是屬寒症的用留針法，屬熱症的用疾刺法，屬於經氣不足的用補法，屬經氣亢盛的用瀉法，脈虛而下陷的用灸法。

## 足少陰腎經歌謠

足掌心中是湧泉，然谷踝前大骨邊，
太溪踝後跟骨上，照海踝下四分安，
水泉溪下一寸覓，大鐘跟後踵筋間，
復溜溪上二寸取，交信溜前五分騈，
二穴只隔筋前後，太陰之後少陰前，
築賓內踝上腨分，陰谷膝下內鋪邊，
上從任脈開半寸，橫骨平取曲骨邊，
大赫氣穴並四滿，中注肓俞亦相連，
六穴上行皆一寸，俱距中行半寸間，
商曲又平下脘取，石關陰都通谷聯，
幽門適當巨闕側，五穴分寸量同前，
再從中行開二寸，步廊卻在中庭邊，
神封靈墟及神藏，或中俞府璇璣邊，
每穴上行皆寸六，旁開二寸細斟酌。

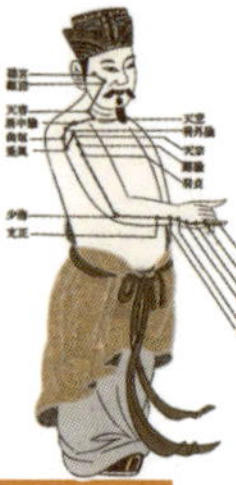



沿經刺激：因為腎經與臟腑器官聯繫最多，所以沿經刺激不但可以疏通眾多經絡不平之氣，還對相聯絡的器官內臟也有很好的調節安撫作用。

重點穴位：在自身保健中，應該以按揉穴位、循經按摩或者再加上艾灸等為主要的刺激方法，常用的穴位有湧泉、太溪、照海等。

因為腎經和腎密切相關，所以經常保持腎經的經氣旺盛、氣血暢通對養顏、工作精力的旺盛、性生活的和諧完美等都有立竿見影的功效。

## 人體的長壽大穴

湧泉穴是人體長壽大穴，湧泉穴在足前部凹陷處，約當足底第二與第三趾趾縫頭端與足跟連線的前10與後3交點上。本經屬於心腎兩經的相接點，為本經井穴；且為回陽九穴之一，功用巨大，有通關、開竅、安神、鎮靜之功效。經常按摩此穴，則腎精充足，耳聰目明，發育正常，精力充沛，性功能強盛，腰膝壯實不軟，行走有力。

本穴位於全身俞穴的最下部，是腎經的首穴。《黃帝內經》中說：「腎出於湧泉，湧泉者足心也。」意思是說：腎經之氣猶如源泉之水，來源於足下，湧出灌溉周身四肢各處。所以，湧泉穴在人體養生、防病、治病、保健等各個方面都顯示出它的重要作用。

## 搓湧泉保健腎經

日常可以「搓腳心」來做腎經保健，這是中國流傳已久的自我養生保健按摩療法之一。俗話說：「若要老人安，湧泉常溫暖。」透過推搓湧泉穴，可以達到對腎、腎經及全身起到由下到上的整體性調節和整體性治療的目的，對老人的哮喘，腰腿酸軟，便祕等病效果顯著。具體做法：睡前端坐，用手掌來回搓摩湧泉及足底部108次，要滿面搓，以感覺發燙、發熱為度，搓畢，再用大拇指指肚點按湧泉49下，以感覺酸痛為度，兩腳互換，末了，再用手指點按肩井穴左右各49次即可。

## 湧泉穴所治療的疾病

口腔潰瘍非常不容易好，一旦工作勞累或者情緒緊張、不好時，就會捲土重來，有些女性在生理期前，因免疫下降，亦容易犯此毛病。有此病症的人可以用湧泉穴貼敷法，將吳茱萸粉碎以後用醋調成糊狀，貼在湧泉穴上，外面再用膠布固定，效果很好。

若有高血壓，艾灸、貼敷此穴也行。如果採用艾灸的話要持續每天至少

# 足少陰腎經上的特效穴（1）

## 第一長壽穴之湧泉

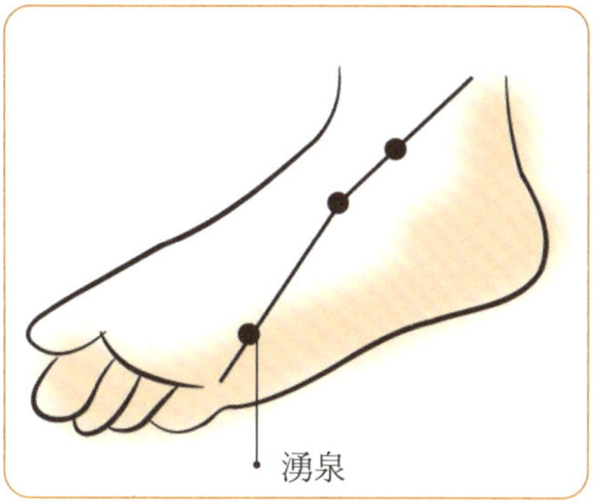


功用

日常可以「搓腳心」來做腎經保健，這是中國流傳已久的自我養生保健按摩療法之一。俗話說：「若要老人安，湧泉常溫暖。」

經常按摩此穴，則腎精充足，耳聰目明，發育正常，精力充沛，性功能強盛，腰膝壯實不軟，行走有力。

湧泉穴是人體長壽大穴，湧泉穴在足前部凹陷處，約當足底第二與第三趾趾縫頭端與足跟連線的前10與後3交點上。

## 足少陰腎經上的五俞穴

| 穴名 | 穴位 | 主治 | 類別 |
|---|---|---|---|
| 湧泉 | 足底部，在足前部凹陷處，第二、三趾趾縫紋頭端與足跟連線的前1/3處。 | 咽喉腫痛、足心熱痛、小兒驚風、抽搐、尿頻、尿急、尿痛、休克。 | 井穴 |
| 然谷 | 足內側緣，足舟骨粗隆下方，赤白肉際。 | 月經不調、遺精、足背腫痛、小兒驚風、消渴、黃疸。 | 滎穴 |
| 太溪 | 該穴位於足內側，內踝後方，當內踝尖與跟腱之間的凹陷處。 | 月經不調、失眠、健忘、遺精、牙齒疼痛、支氣管哮喘。 | 俞穴 |
| 復溜 | 太溪穴直上2寸。 | 水腫、泄瀉、腸鳴、糖尿病、遺精、泌尿系統感染。 | 經穴 |
| 陰谷 | 正坐垂足，掐住膝膕橫紋頭，再令伸足，以手向膝彎後摸之，按取小筋與大筋之間陷中。 | 腿軟無力、下肢腫痛、神經疾病、足膝痛、腓腸肌痙攣。 | 合穴 |

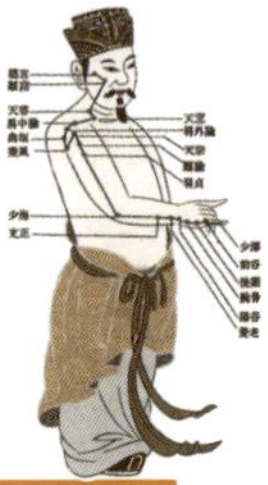



一次，每次10～15分鐘，灸過後喝點溫開水。如果是穴位貼敷的話就要買些中藥，打成細粉然後用蛋白調成糊狀，每天睡覺前貼敷在穴位上，兩側的穴位交替使用。常用的藥物有以下幾種：桃仁、杏仁、梔子、胡椒、糯米。此外，湧泉穴還能治療心絞痛。把中指屈曲，用指間關節去點，就會有不錯的效果。

## 治療手腳冰涼的要穴

太溪穴是本經俞穴、原穴，位於足內側，內踝後方，當內踝尖與跟腱之間的中點凹陷處。

本穴擅治腎的病症，凡屬於腎陰虛、腎陽虛、腎氣不固、腎精不足以及心腎不交、心腎陽虛、肺腎氣虛、肝腎陰虛、脾腎陽虛等症，均可尋此穴施治，本穴為足少陰之原穴。《靈樞》中說「五臟有疾也，當取之十二原」，所以太溪穴作為足少陰腎經的原穴，可治療腎的病症。

太溪穴還能治療手腳冰冷，據說，女性每兩個人中就有一個是此症的受害者，有的甚至因煩惱，手腳冰冷格外嚴重，而得失眠症，還有許多女性，連夏天也離不開厚厚的內衣或襪子，還很容易引起月經不調或生理痛，有時，更會成為不孕的原因。手腳冰冷的原因有低血壓或貧血等，不過最多的仍然是自律神經失調，因而在擅長調整自律神經的穴道療法中，手腳冰冷的療效是最佳的。

太溪穴治療手腳冰冷極其有效：被此症困擾的朋友，可在睡覺前刺激此穴，在太溪穴上用間接灸，線香灸刺激，皆有療效，或仔細地按摩刺激，效果亦佳。若能同時並用次髎穴、湧泉穴、三陰交穴，效果更好。

## 對腎陰虛有奇效的復溜

復溜，復又作「伏」，隱伏；溜，流動，足少陰腎經脈氣至此深伏而行，故名復溜；本穴位於小腿內側，太溪直上2寸，跟腱的前方，取穴時，應正坐或者仰臥，復溜穴位於小腿裡側，腳踝內側中央上二指寬處，脛骨與跟腱間，本穴是腎經之郄穴，有補腎益陰、利水消腫、培補腎氣之功效，凡腎陰不足、虛火旺盛或心腎不交、肺腎陰虛、肝腎陰虛等症，都可配取復溜穴施治。

本穴偏補腎陰針灸專家稱，針刺此穴滋腎陰的效果極好，相當於六味地黃丸的功效，因此一些腎陰虛患者可以選擇複溜穴進行滋補，力求達到陰陽平衡的效果：主治水腫、腹脹、泄瀉、腸鳴、足痿，盜汗、自汗、熱病汗不出，現多用於腎炎、睪丸炎、功能性子宮出血、尿路感染、下肢癱瘓等症。

# 足少陰腎經上的特效穴（2）



## 太溪與復溜

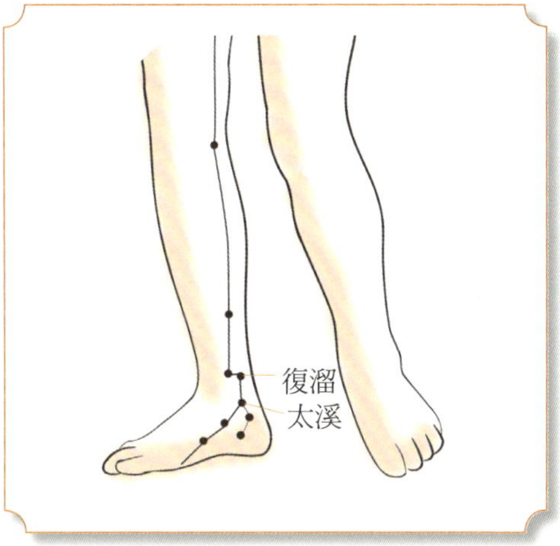


**太溪穴：**位於內踝尖與跟腱之間的中點凹陷處。本穴擅治腎的病症，凡屬於腎陰虛、腎陽虛、腎氣不固等症，均可尋此穴施治。

**復溜穴：**本穴位於小腿內側，太溪直上2寸，跟腱的前方，凡腎陰不足、虛火旺盛或心腎不交、肺腎陰虛、肝腎陰虛等症。都可配取復溜穴施治。

## 足少陰腎經上的重要穴位

| 穴名 | 穴位 | 主治 |
| --- | --- | --- |
| 大鐘 | 太溪下0.5寸，當跟腱附著部的內側凹陷處取穴。 | 足跟疼痛、咳痰帶血、憋氣、哮喘、尿頻、尿急、尿痛、腰脊強痛。 |
| 水泉 | 位於人體的足內側，內踝後下方，當太溪穴直下1寸，跟骨結節的內側凹陷處。 | 尿頻、尿急、尿痛、月經不調、痛經、中氣下陷、衝任不能固攝。 |
| 照海 | 於人體的足內側，內踝尖下方凹陷處。 | 眼病、腎病、月經不調、尿閉、神經疾病、精神疾患、咽喉乾燥、癇症、失眠。 |
| 大赫 | 人體大赫穴位於下腹部，當臍中下 4 寸，前正中線旁開 0.5寸。 | 膀胱疾病、月經不調、痛經、痢疾、小腹急脹疼痛、遺精、陽痿。 |
| 氣穴 | 穴在下腹部，當臍下3寸，前正中線旁開0.5寸。 | 不孕症、帶下、尿頻、尿急、尿痛、經閉、月經不調、功能性子宮出血、赤白帶下。 |

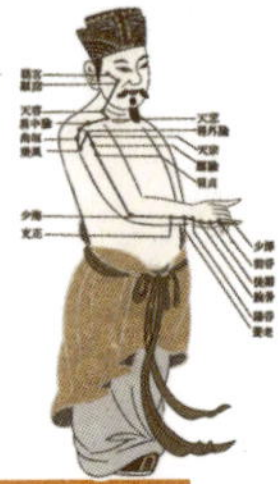



## 足太陽膀胱經

# 體液代謝的水官

足太陽膀胱經主要分布於人體頭部、腰背後部，是人體最大的排毒通道，作為體內與外界聯繫的出口，若在此處刮痧或拔罐，可治療人體相應內臟器官的疾病。

---

### 足太陽膀胱經的循行

膀胱是六腑之一，主儲藏，排泄尿液，透過膀胱氣化作用。膀胱經是一條輔助膀胱的經絡，是人體最大的排毒通道。其他排毒通路一般是局部分段進行，且最後也要並歸膀胱經，所以欲祛除體內之毒，膀胱經必須暢通無阻。

膀胱經從頭走足，主要分布在頭背部，軀幹背部、下肢外側後緣，屬膀胱，絡腎。本經穴道大部分位於人體腰背後部，可以說人體的內臟器官在後背部都有一個穴道，作為內部與外界相聯繫的出口，在此出口處刮痧或拔罐，可以治療人體相應內臟器官的疾病。

本經起於眼內角，上走額至頭頂。支脈一，從頭頂分出下到耳上方。支脈二，從頭頂入腦內，返回到頸部，沿肩胛骨內側，挾脊柱，下走腰部，從脊柱旁的肌肉進入體腔，聯絡腎臟，屬膀胱。支脈三，向下通過臀部，進入膕窩中。支脈四，通過肩胛骨內緣向下，經過臀部，沿大腿後外側，與腰部下來的支脈會合於膕窩中，然後由此向下通過腓腸肌，進外踝的後面，沿第五蹠骨，至小趾外側端，與足少陰腎經相接。

### 膀胱經的保養

膀胱經的有效範圍很廣，不僅僅是因為它屬於膀胱以及與其他臟腑有聯繫，更多的是因為它的循行路線。若膀胱經阻塞，則導致酸毒、脂肪、垃圾等毒素存留在體內，長時間的垃圾堆積最容易產生肩背部及臀部肥胖、掉髮、心悸氣短、膽怯、體虛乏力、失眠多夢等相關症狀，因此疏通膀胱經對減肥及身體健康十分重要。

那什麼時候刺激膀胱經最好呢？足太陽膀胱經的氣血申時最旺，即15～17點，這時如果能按摩一下，把氣血疏通，對人體是很有保健作用的。

膀胱經大部分在背後，一般情況下自己無法施行。因此建議大家找一個類似擀麵棍的東西放在背部，上下滾動刺激相關俞穴，以疏通經氣，同時還能

# 足太陽膀胱經詳解

足太陽膀胱經主要分布於頭部、背部脊椎兩側、下肢後外側和小趾末端，主治臟腑和頭面病等，下面詳細說明循行路線、主治病症、外邪病症。

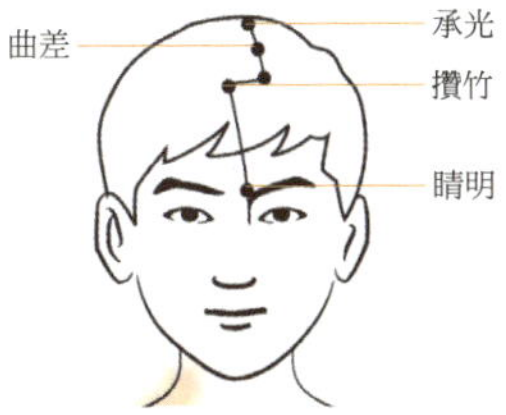


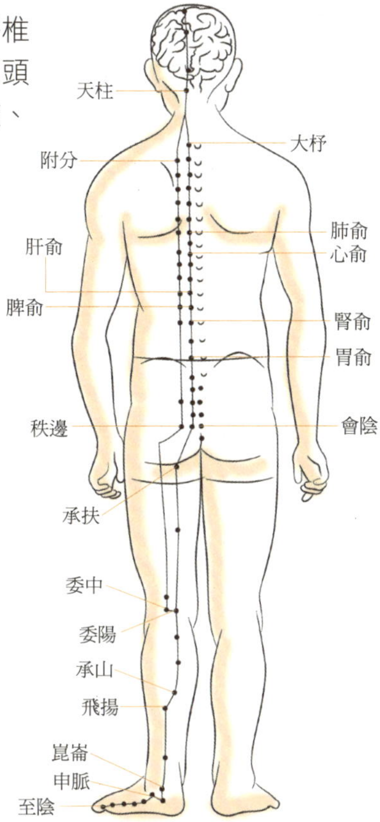


## 足太陽膀胱經歌謠

七足太陽膀胱經，目內眥上是睛明，
眉頭陷中攢竹取，眉衝直上傍神庭，
曲差庭旁一寸半，五處直後上星平，
承光通天絡卻穴，後行俱是寸半程，
玉枕腦產旁寸三，入發三寸枕骨憑，
天柱項後大筋外，再下脊旁寸半循。
第一大杼二風門，三椎肺俞四厥陰，
心五督六膈俞七，九肝十膽仔細尋，
十一脾俞十二胃，十三三焦十四腎，
氣海十五大腸六，七八關元小腸分，
十九膀胱廿中膂，廿一椎旁白環生，
上次中下四髎穴，薦骨兩旁骨陷盈，
尾骨之旁會陰穴，第二側線再細詳，
以下夾脊開三寸，二三附分魄戶當，
四椎膏肓神堂五，六譩譆七膈關藏，
第九魂門陽綱十，十一意舍二胃倉，
十三盲門四志室，十九胞肓廿秩邊。
承扶臀下橫紋取，殷門扶下六寸當，
委陽膕窩沿外側，浮郤委陽一寸上，
委中膝膕紋中處，紋下二寸尋合陽，
承筋合下腓腸中，承山腨下分肉藏，
飛揚外踝上七寸，跗陽踝上三寸量，
崑崙外踝骨後陷，僕參跟下骨陷方，
踝下五分申脈是，墟後申前金門鄉，
大骨外側尋京骨，小趾本節束骨良，
通谷節前陷中好，至陰小趾不角巧，
六十七穴分三段，頭後中外穴第找。

### 經脈循行

起於目外眥，經過頭頂、頸部行於脊柱兩側，至下肢外側後面，過外踝，到達足小趾外側，從頭走向足，計67穴，左右共計134穴。

### 主治病變

瘧疾、痔瘡、癲病、狂病、頸項疼痛，鼻流清涕或出血，目黃、流淚，項、背、腰、尾骶骨、腳跟疼痛，足小指疼痛無法伸直。

### 外邪病症

氣上衝，頭痛，眼球疼痛，頸項堅硬疼痛，脊柱和腰部疼痛，髖關節無法屈伸，膝胭部麻木。

對整個背部的肌肉等軟組織進行放鬆。當然在背部脊柱兩旁進行走罐是最佳選擇，可以對感冒、失眠、背部酸痛有很好的療效。尤其是失眠，效果非常明顯。還有頭部，循經進行輕揉或者用手像梳頭似的進行刺激，對頭昏腦漲也有很好的緩解作用。

## 清熱明目的要穴

睛明穴是足太陽膀胱經之第一穴，氣血來源為體內膀胱經的上行氣血，供於眼睛，使眼睛受血而能視，有明目之功，故名睛明。

本穴是手太陽、足太陽、足陽明、陽蹻、陰蹻五脈之交會穴，是眼部保健要穴，具有清熱明目、祛風通絡之功效，主治迎風流淚、偏頭痛、眼睛疲勞、近視等。睛明穴是太陽經發源之所，五經所聚之處，氣必盛於中，因此眼部之病，多從熱生，刺激此穴，各經之火皆瀉，能收明目良效。

睛明穴位於眼部內側，內眼角稍上方凹陷處。對於經常用眼的人來講，應該熟練、準確地掌握此穴的取穴方法，只要簡單按摩一至兩分鐘，就可以明顯感覺到眼部疲勞得到緩解。此外，搭配攢竹、四白、太陽、承泣、魚腰等眼部重要穴道一起施行按摩，效果會更佳。

## 祛除雀斑的肺俞

肺俞是肺臟之氣轉輸，輸注之處，是治肺病的重要穴道，故名肺俞。肺俞位於背部，當第三胸椎棘突下，左右旁開二指寬處。肺俞具有解表宣肺、宣熱疏風、平喘理氣的作用，因為肺俞是肺的背俞穴，是肺氣輸注於背腰部的俞穴，故肺俞常用於治療肺的病症，常用肺俞配中府，稱為「俞募配穴」。肺俞主治咳嗽、氣喘、胸痛、吐血、骨蒸、潮熱、盜汗、肺腫、肺結核等症。

肺俞還可治療雀斑，每位女性都想擁有美麗的肌膚，但是皮膚上常會長出雀斑、蕎麥皮，這是女性美麗的敵人，應該如何防治呢？有些雀斑是因為睡眠不足、疲勞過度、月經等原因生出的，因此形成有規律的生活是必需的。此外，採用肺俞穴位指壓法也有極好的效果：指壓肺俞穴，它是與皮膚有密切關係的穴道，一面吐氣一面用指頭（任何指頭皆可）強壓6秒鐘，如果不方便的話，可請他人幫忙；然後指壓腎俞穴，一面吐氣一面強壓6秒鐘。上述兩步驟每20次為1個療程，每日做5個療程。如此不間斷，則肌膚定然變得光滑、美麗。

# 足太陽膀胱經上的特效穴（1）

足太陽膀胱經上有睛明特效穴，具有清熱明目、祛風通絡的功效；還有肺俞特效穴，能使女人擁有美麗的肌膚；下面詳細介紹這兩個穴位。

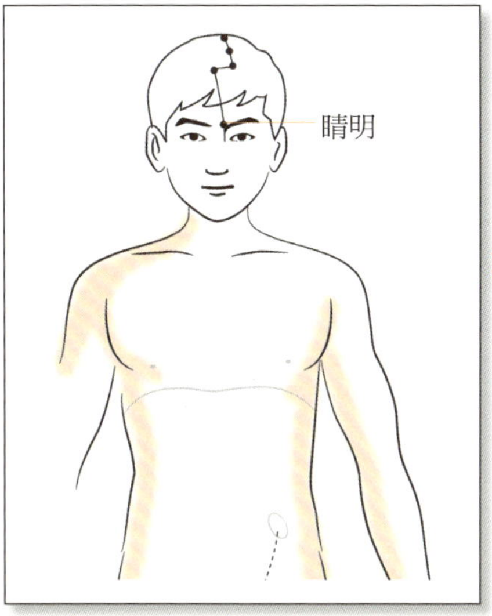


功用

本穴是手太陽、足太陽、足陽明、陽蹻、陰蹻五脈之交會穴，是眼部保健要穴，具有清熱明目、祛風通絡之功效。

睛明穴是足太陽膀胱經之第一穴，氣血來源為體內膀胱經的上行氣血，供於眼睛，使眼睛受血而能視，有明目之功，故名睛明。

## 睛明穴

位於眼部內側，內眼角稍上方凹陷處。

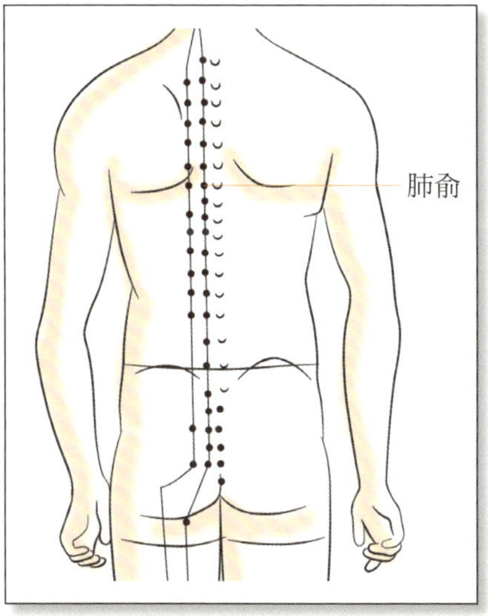


功用

肺俞還可治療雀斑，每位女性都想擁有美麗的肌膚，但是皮膚上常會長出雀斑、蕎麥皮，這是女性美麗的敵人。

肺俞主治咳嗽、氣喘、胸痛、吐血、骨蒸、潮熱、盜汗、肺腫、肺結核等症。

## 肺俞

位於背部，當第三胸椎棘突下，左右旁開二指寬處。

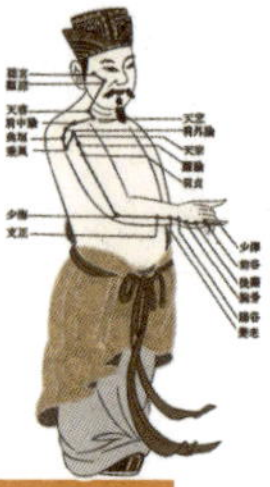



## 改善腎臟功能的腎俞

腎俞是在腎背後的俞穴，是腎氣轉輸、輸注之所，故名腎俞。位於腰部，當第二腰椎棘突下，左右二指寬處，本穴是腎的治療保健要穴，具有補腎益精，壯腰利溼的作用，主治遺尿、遺精、陽痿、月經不調、白帶、腰膝酸軟、水腫、耳鳴、耳聾、頭暈等症。

在日常生活中，持續按摩敲打腎俞穴，能夠增加腎臟血流量，改善腎功能。可以在睡覺前坐於床邊，穿上鬆大的衣服，閉氣，舌抵上頜，目視頭頂，兩手摩擦雙腎俞穴，每次10～15分鐘。閒時，用雙手握空拳，擊打雙腎俞穴，每次擊打30～50次，此法能夠改善腎臟的血液循環，加速腎雜質的排泄，保護腎功能。

患腎結石和輸尿管結石的病人，可用右手拇指壓患者疼痛一側的腎俞穴或腰部的壓痛點，順時針或逆時針旋轉按摩，只要1～2分鐘，便能收到立竿見影的效果。此按摩法只對腎絞痛有止痛效果，對急腹症引起的疼痛無效。

## 治療腰痛的委中穴

委中位於膝膕窩正中，取穴時，須使膕膝彎曲，「委而取之」，故名委中。本穴為膀胱穴之合穴，在膕橫紋中央，當股二頭肌肌腱與半腱肌肌腱的中間，具有舒筋活絡、泄熱清暑、涼血解毒之功效，主治腰痛、髖關節活動不利、下肢痿痺、半身不遂、腹痛、吐瀉、丹毒、坐骨神經痛、中風後遺症、腸炎、痔瘡、溼疹等症。

委中穴是四總穴之一，有「腰背委中求」的說法，意思是指凡腰背病症都可取委中穴治療。「腰背疼痛最難當，起步艱難步失常。」若患有腰背疼痛真是痛苦難當。此時可採用下列按摩方法進行療治：一、掐法：用拇指指端甲緣按掐委中穴；二、按法：將拇指指端按在委中穴處，逐漸用力，深壓撚動；三、揉法：拇指指腹按定委中穴，手臂及腕部放鬆，以肘為支點，做前臂主動擺動，帶動腕和掌指做輕柔、緩和的揉動；四、撥法：用中指指端按在委中穴處，按而壓之，然後推撥該處的筋肉。

因跌撲、閃挫後筋脈損傷引起的急性腰痛，可用強刺激的方法按或掐之，若欲治療虛損腰痛、坐骨神經痛、下肢痿痺、腓腸肌痙攣，須採用補的手法，做和緩的按揉。只要持之以恆地堅持按摩委中穴，自能取得極好的治療效果。

# 足太陽膀胱經上的特效穴（2）

足太陽膀胱經上還有腎俞和委中兩個特效穴，腎俞有改善腎功能的功效，委中可治腰背病症，下面詳細介紹取穴方法和功用。

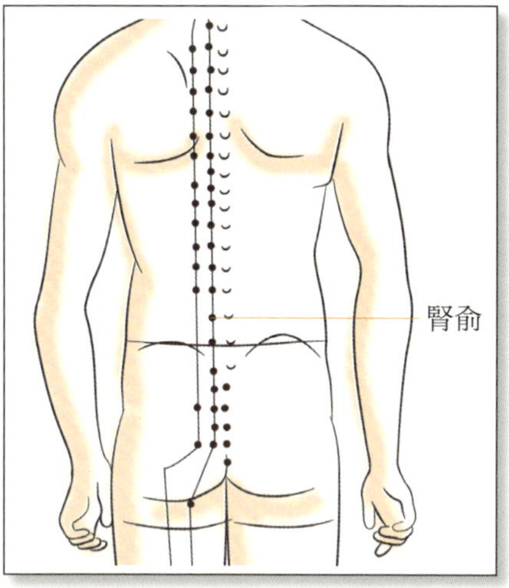


功用

在日常生活中，堅持按摩敲打腎俞穴，能夠增加腎臟血流量，改善腎功能。

患腎結石和輸尿管結石的病人，可用右手拇指壓患者疼痛一側的腎俞穴或腰部的壓痛點，順時針或逆時針旋轉按摩，只要1～2分鐘。

## 腎俞穴

是腎在背後的俞穴，是腎氣轉輸、輸注之所，故名腎俞。位於腰部，當第二腰椎棘突下，左右二指寬處。

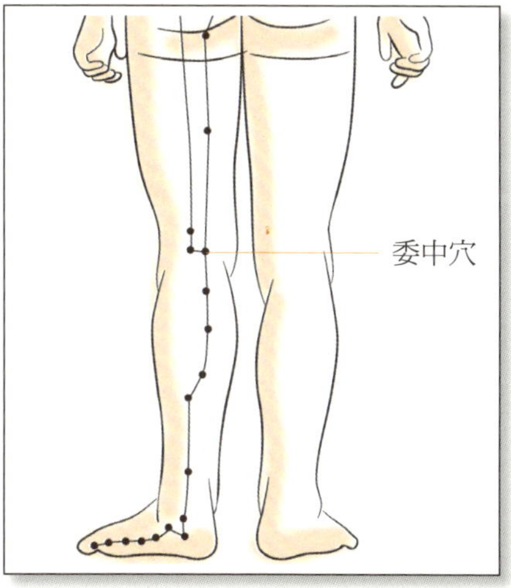


功用

凡腰背病症都可取委中穴治療。

因跌撲、閃挫後筋脈損傷引起的急性腰痛，可用強刺激的方法按或掐之。

## 委中穴

位於膝膕窩正中，取穴時，須使膕膝彎曲，「委而取之」，故名委中。本穴為膀胱穴之合穴，在膕橫紋中央，股二頭肌肌腱與半腱肌肌腱的中間。

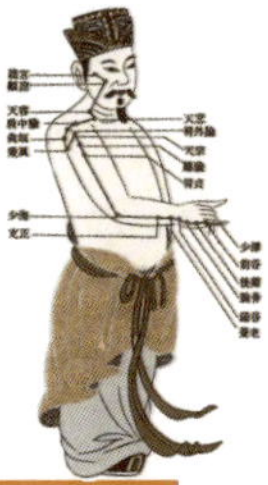



## 主治肛門疾患的承山

承山穴在小腿後面正中，委中與崑崙之間，當伸直小腿或足跟上提時腓腸肌肌腹下出現尖角凹陷處，取穴時，須俯臥位，下肢伸直，足趾挺而向上，腓腸肌部出現人字陷紋，於其尖下取穴；或者直立，兩手上舉按著牆壁，足尖著地，在腓腸肌下部出現人字陷紋，當人字尖下取穴。本穴具有理氣止痛、舒筋活絡、消痔利節之功效。主治腰脊痛、下肢酸痛、足跟痛、足攣、便祕、脫肛、轉筋、腳氣、泄瀉、痢疾、膝腫、寒熱、瘧疾、便血、痔瘡等症。

承山穴能治療肛門疾患，主要是因為足太陽膀胱經之經別進入肛門的緣故，按摩針刺承山穴可使經氣直達肛門處。對於突發性的腿部痙攣，可取承山穴按壓，首先俯臥，並將小腿伸直用力，使腓腸肌向下呈V字形，在倒V字形頂點配合緩慢吐氣用力按6秒鐘，如此重複2次，小腿痙攣就可治癒。

在辦公室上班的女性，由於常常要坐上8個小時甚至更久的時間，沒有活動的餘地，慢慢地會發現自己的大腿越來越粗壯，這時可用一些簡單的按摩運動達到阻止大腿變粗的效果，首先按摩三陰交，消除腿部浮腫；其次按摩承山，防止腿部積存廢物，使腿部線條柔美；然後按摩髀關，消除大腿內側的贅肉，亦能調理胃腸功能，對於腰腿疼痛也有改善的作用；最後按摩風市，消除整個大腿肥胖，健全體內臟器官的運作，進而使胃部運作正常。只要持續按摩，雙腿自然會變得越來越纖瘦、修長。

## 主治失眠的申脈穴

本穴位於足外側部，外踝直下方凹陷中。為八脈交會穴之一，也是人體足太陽膀胱經上的重要穴位之一，通於陽蹻脈，有驅散風寒、清熱安神、舒筋活絡作用。主治癲癇、頭痛、眩暈、失眠、腰腿酸痛、目赤腫痛、下肢癱瘓、關節炎、踝關節扭傷等症。

本穴也能治療某些怯寒症狀。怯寒症因人而異，有腰部發冷型，有腳發冷型，也有肩及手腕發冷型等，還有因體質虛弱而消瘦及全身機能低下的人，全身都會冷，痛苦很難忍受。怯寒症大部分都是該部位的血液循環不佳所致。若全身寒冷，取氣海穴，隨吸氣吐氣，每6秒鐘按壓一次，做6次；若腳部寒冷，取梁丘穴，按壓20次；若肩膀及手腕寒冷，取申脈穴，按壓20次。

有的人做事情很沒耐心，這時可指壓百會穴和申脈穴，指壓時一面緩緩吐氣一面用手掌慢慢劈打，每次打10下，每天打3次便可以改善。申脈穴指壓時，盡可能將一次所吸之氣緩緩長吐，重複2次，指壓數日，可使容易厭煩、沒有耐性之性格大變，使這類型的人增加穩定感，集中精力做事，具有耐性。

## 足太陽膀胱經上的特效穴（3）



除上面介紹的睛明、肺俞、腎俞和委中四個特效穴，足太陽膀胱經上還有承山、申脈兩個特效穴，下面詳細介紹取穴方法和功用。

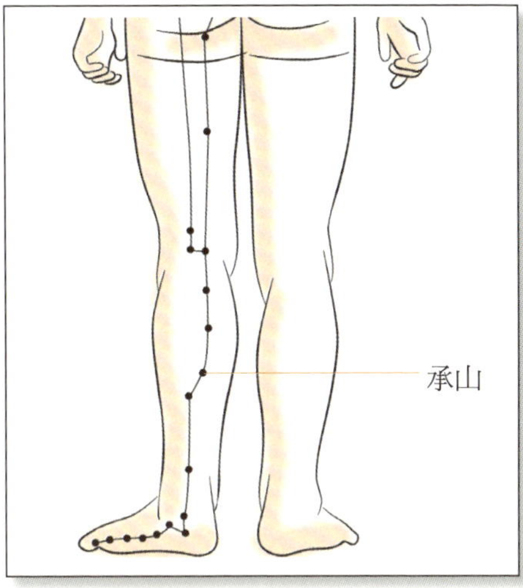


功用

承山穴能治療肛門疾患，主要是因為足太陽膀胱經之經別進入肛門的緣故，按摩針刺承山穴可使經氣直達肛門處。

按摩運動可達到阻止大腿變粗的效果，首先按摩三陰交，消除腿部浮腫；其次按摩承山，防止腿部積存廢物，使腿部線條柔美。

### 承山穴

在小腿後面正中，委中與崑崙之間，當伸直小腿或足跟上提時腓腸肌肌腹下出現尖角凹陷處。

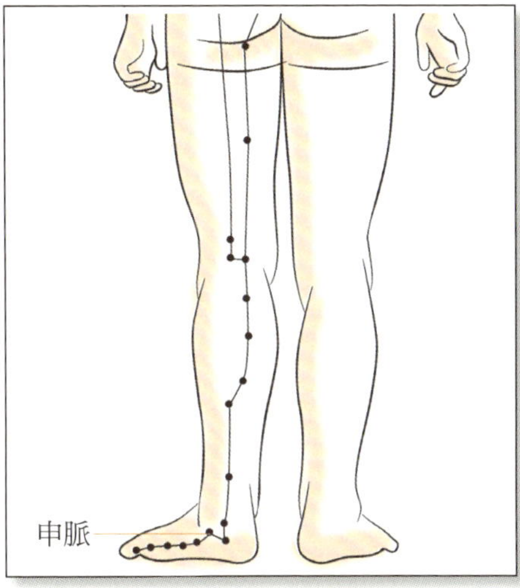


功用

主治癲癇、頭痛、眩暈、失眠、腰腿酸痛、目赤腫痛、下肢癱瘓、關節炎、踝關節扭傷等症。

有的人做事情很沒耐心，其實這種情況可以稍作改善，具體可指壓百會穴和申脈穴，指壓時一面緩緩吐氣，一面用手掌慢慢劈打。

### 申脈穴

位於足外側部，外踝直下方凹陷中。本穴為八脈交會穴之一，也是人體足太陽膀胱經上的重要穴位之一。

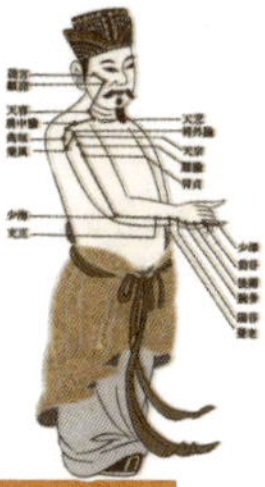



## 足陽明胃經

# 消化吸收的後天之本

足陽明胃經是人體十二經脈之一，簡稱胃經。大致循行路線是從頭走足，主要分布在頭部前面，軀幹前部，下肢外側前緣，屬胃，絡脾。

---

### 足陽明胃經的循行

胃經有兩條主線和四條分支，是人體經絡中分支最多的一條經絡。主要分布在頭面、胸部和腹部以及腿的外側靠前的部分。

**具體循行路線：**起於鼻翼旁（迎香穴），交會鼻根中，旁邊會足太陽膀胱經，然後向下沿著鼻梁外側，進入上齒齦，出來以後環繞口唇，向下在下頷唇溝處左右相交，再沿腮後下方到大迎穴處，沿下頷角上行過耳前，經過顴弓，沿髮際，到額前。

本經脈分支的頸部之脈：從大迎穴前方下行到人迎穴，沿喉嚨向下進入鎖骨，然後通過橫膈，屬胃，絡脾。

**腹內支脈：**從鎖骨經過乳頭，向下挾臍兩旁，進入腹股溝外的氣衝穴。

小腿上的支脈：從胃門向下，沿腹裡下到氣衝會合，再由此下行，經過大腿前側，膝蓋，小腿，足背，進入第二足趾外側端。

**足部支脈：**從膝下3寸處分出，進入足中趾外側。又一分支，從足背上分出，進入足大趾內側，與足太陰脾經相接。

### 足陽明胃經的保養

俗話說，「脾胃是後天之本。」中醫認為，脾胃是人體氣血化生的來源，若胃經不調，會有食慾不振、胃脘脹痛、口臭、噯氣、噁心、嘔吐等症。另外，胃經對於頭面部、頸部、大腿和小腿方面的腫痛、攣急、麻木等疾病，亦有良好療效。人能夠活著就是因為靠它們吸取和消化營養，供應全身的需要，因此，輔助胃進行工作的胃經非常重要。

保養胃經的方法主要是按摩胃經和重點穴位，這樣做可以充實胃經的經氣，使它和與其聯繫的臟腑的氣血充盛，這樣臟腑的功能就能正常發揮，不容易患疾病；同時，這樣也可以從中間切斷胃病發展的通路，在胃病未成氣候前就把它消弭於無形。

# 足陽明胃經詳解

足陽明胃經主要分布在頭面、頸、胸腹、下肢的前外側面，主治胃腸病等，下面詳細說明循行路線、主治病症、外邪病症。

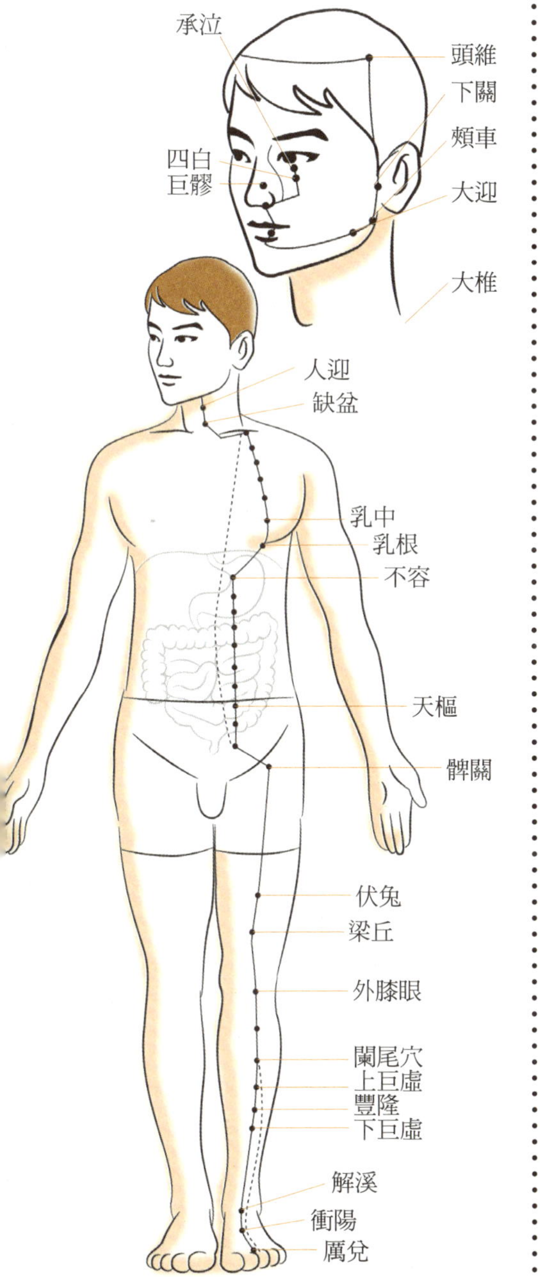


### 循行路線

經脈循行，起於目下，經面一周，行於頸前及胸腹前，至於下肢外側前面，到達次趾外側末端。

### 主治病變

汗自出、發狂、流鼻涕、口唇生瘡、咽喉疼痛、頸腫、水腫腹脾大、膝蓋腫痛等。

### 外邪病症

全身顫慄發冷，頻頻呻吟，不停地打哈欠、伸懶腰、額頭皮膚黑暗陰沉，且發病時怕見人和火光，喜歡自我封閉，常獨居室內。

### 足陽明胃腸經歌謠

三足陽明是胃經，起於頭面向下行，
承泣眼眶邊緣下，四白目下一寸勻，
巨髎鼻旁直瞳子，地倉吻旁四分零，
大迎頜前寸三陷，頰車耳下曲頰臨，
下關耳前捫動脈，頭維四五傍神庭，
人迎結喉旁寸五，水突迎下大筋憑，
直下氣舍平天突，缺盆鎖骨陷凹尋，
氣戶鎖下一肋上，相去中行四寸評，
庫房屋翳膺窗接，都隔一肋乳中停，
乳根乳下一肋處，胸部訖穴君順明，
不容巨闕旁二寸，其下承滿與梁門，
關門太乙滑肉門，天樞臍旁二寸平，
外陵大巨水道穴，歸來氣衝曲骨臨，
諸穴相隔皆一寸，俱距中行二寸程，
髀關膝上交分取，伏兔膝上起肉形，
陰市膝上方三寸，梁丘膝上二寸呈，
臏外下陷是犢鼻，膝下三寸三里迎，
膝下六寸上巨虛，膝下八寸條口行，
再下一寸下巨虛，踝上八寸豐隆盈，
解溪跗上系鞋處，衝陽跗上五寸明，
陷骨庭後二寸取，次趾外側是內庭，
厲兌次趾外甲角，四十五穴順記清。

## 改善眼疲勞的承泣穴

承泣穴是穴道療法中治療眼疾非常重要的穴道之一，具有散風清熱、明目止淚之功效，承泣穴位於瞳孔直下0.7寸，眼球與眼眶邊緣之間，本穴屬交會穴，當陽蹻、任脈、足陽明之會。主治近視、夜盲、眼顫動、眼瞼痙攣、眼睛疲勞、迎風流淚、老花眼、白內障、青光眼、視神經萎縮等常見的多種眼部疾病，但還需要配合其他相關穴道一起治療才能取得顯著效果。此外，有胃下垂疾病的人眼袋容易鬆弛，而此穴能提高胃部機能，所以可有效防止眼袋鬆弛。

因為承泣穴位於瞳孔下部，又是交會穴，還是胃經首穴。所以，此穴對於治療青少年近視有良好功效，日常生活中多做按摩，可有效促進眼部周圍氣血循環，改善眼睛疲勞狀態，當然若加上眼部其他穴位按摩，效果會更好。在開車犯睏的時候，可以按摩眼眶周圍的攢竹穴、睛明穴、四白穴、承泣穴、太陽穴、魚腰穴等重要穴道，一、兩分鐘後，就可以緩解眼疲勞，達到神清氣爽的目的。

## 去除雙下巴的人迎穴

人迎穴位於頸部，頸總動脈搏動處，與喉結相平，在胸鎖乳突肌前緣，距喉結1.5寸。本穴是足陽明胃經和足少陽膽經之交會穴，有利咽散結、理氣降逆之功效，主治咽腫、咳嗽、胸滿、氣喘、頭痛、身大熱、氣悶、食不下、耳鳴、腰痛、高血壓、低血壓、甲狀腺腫、扁桃腺炎等症。

人體中最缺乏運動的部位就是下巴，有的人由於運動不足，因此只要稍不注意就會形成雙下巴。人迎穴是去除雙下巴的特效穴。

配合穴道指壓法，對於消除雙下巴有良好的效果。在按摩時，選取能夠增進臉部血液循環和使皮膚緊縮的人迎穴、大迎穴，大迎穴位於嘴唇斜下、下巴骨的凹處，指壓要領是一邊吐氣一邊壓6秒鐘，人迎重複10次，大迎重複30次。另外，洗臉時要有意識地用冷水拍下巴，也有助於肌肉收縮。

## 治療便祕的天樞穴

天樞穴是治療便祕的常用穴。天樞位於臍中左右旁開2寸，是大腸經之募穴，為大腸腑氣結聚於腹部的俞穴。在臨床上是治療消化系統疾病的常用要穴之一，有調中和胃、疏調腸腑、理氣健脾的作用，主治腹痛、腹脹、便祕、腹瀉、痢疾等胃腸病和月經不調、痛經等婦科疾患。

# 足陽明胃經上的特效穴（1）



## 承泣和人迎

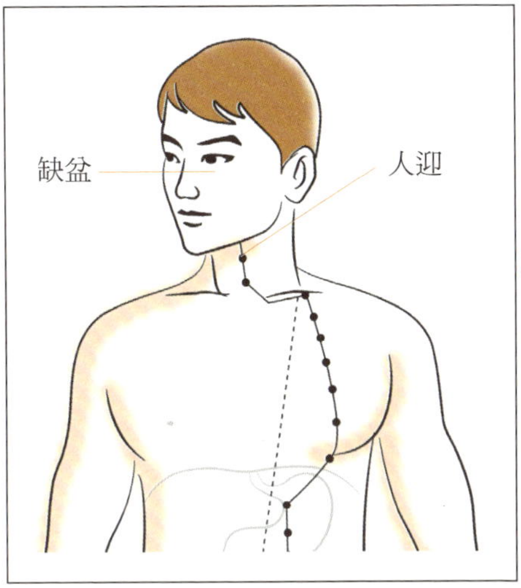


功用

**承泣穴**：位於瞳孔直下0.7寸，眼球與眼眶邊緣之間，本穴屬交會穴，當陽蹻、任脈、足陽明之會。主治近視、夜盲、眼顫動、眼瞼痙攣、眼睛疲勞、迎風流淚。

**人迎穴**：位於頸部，頸總動脈搏動處，與喉結相平，在胸鎖乳突肌前緣，距喉結1.5寸。本穴是足陽明胃經和足少陽膽經之交會穴，有利咽散結、理氣降逆之功效。

## 足陽明胃經上的五俞穴

| 穴名 | 穴位 | 主治 | 類別 |
| --- | --- | --- | --- |
| 厲兌 | 位於足第二趾外側趾甲角旁約0.1寸 | 胃熱、面腫、面神經炎、牙齦疼痛、神經疾病、口不能言 | 井穴 |
| 解溪 | 位於足背踝關節橫紋中央凹陷處，當拇長伸肌　與趾長伸肌腱之間 | 下肢痿痺、下肢癱瘓、踝關節病、頭痛、眩暈、癲狂 | 經穴 |
| 陷谷 | 在足背，內庭穴上方，第二、三蹠骨結合部前方凹陷處 | 面目浮腫、水腫、腸鳴、腹痛、足背腫痛、足背痛 | 俞穴 |
| 內庭 | 內庭穴在足背，第二、三趾間的縫紋端 | 齒痛、咽喉腫痛、鼻出血不止、熱病、吐酸、腹瀉 | 滎穴 |
| 足三里 | 小腿前外側，當犢鼻穴下3寸，距脛骨前緣一橫指（中指） | 腹瀉、腹脹、胃下垂、食慾不振、便痢、腹部脹滿 | 合穴 |

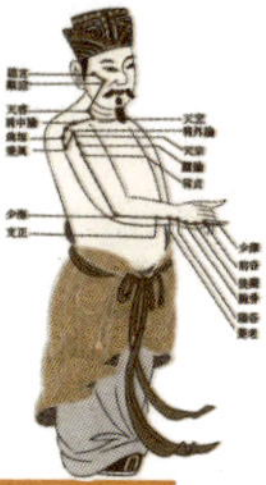



便祕時，臥姿，雙手叉腰，中指指腹放在同側的天樞穴上，大拇指附於腹外側，中指適當用力按揉天樞穴30～50次。治療習慣性便祕，可點按天樞穴、支溝穴、歸來穴，能調暢氣機、去除積滯。

按壓天樞穴治療腹瀉，具體做法：仰臥，露出肚臍部，全身放鬆，用拇指指腹壓在兩側天樞穴上，力度由輕漸重，緩緩下壓，持續4～6分鐘，將手指慢慢抬起（但不要離開皮膚），再在原處按揉片刻。整個治療過程僅需數分鐘，腹中即感舒適，腹痛、腹瀉停止。

## 使人延年益壽的足三里

足三里是人體長壽穴之一，位於膝下3寸處，足三里穴備受歷代醫家青睞，它是足陽明胃經之合穴，而胃是人的後天之本，經常按摩針灸該穴可補脾健胃，增強免疫功能，同時還能消除疲勞，延年益壽，故該穴又被稱為強壯要穴。

從頭頂到足底都屬足三里穴的主治範圍，它是人體最重要的治病穴道之一，如消化器官疾病、頭痛、牙痛、神經痛、鼻部疾病、心臟病、呼吸器官疾病、胃下垂、食慾不振、下痢、腹部脹滿、嘔吐等一切胃腸、腹部不適病症都是首選此穴，對更年期障礙、腰腿疲勞、皮膚粗糙也很有效。

在有感冒徵兆時，可用艾條點燃後對準足三里灸，注意保持適當距離，以局部感到溫熱而無灼痛為度。每天1次，連續2～3天，可以防止感冒發生。

消化不良的人，可經常推揉足三里，用右手拇指指腹按揉左側足三里2分鐘，用左手拇指指腹按揉右側足三里2分鐘，每天1～2次，你會發現自己能嘗到比吃補品更實惠的甜頭。

年紀大的人，腿腳不靈敏，可在每晚洗腳時，用熱水浸足，同時，用雙手握空拳，用掌側輪流輕輕地敲打小腿前外側，以兩側足三里穴位為主，持續10分鐘即可。

下巨虛穴本穴在小腿前外側，犢鼻穴下9寸，條口下約一橫指，距脛骨前緣約一橫指處，於犢鼻穴與解溪穴的連線上取穴。

下巨虛為胃經俞穴，同時又是小腸經合穴，「合治內腑」，故下巨虛可調理胃腸、清熱利溼。因為小腸為人體消化器官之一，主管接受胃初步消化之水穀飲食，再加以運化、吸收其精華，分別清濁，使水液滲入膀胱，從尿道排出，使渣滓從大腸而下。所以本穴是治療消化不良性水瀉及下腹部疼痛的要穴，臨床上常配以天樞穴治療急性腸炎。

# 足陽明胃經上的特效穴（2）

足陽明胃經有天樞和足三里兩個特效穴，天樞穴主治便祕和腹瀉，足三里可治感冒和消化不良，下面詳細說明這兩個特效穴的取穴方法和功用。

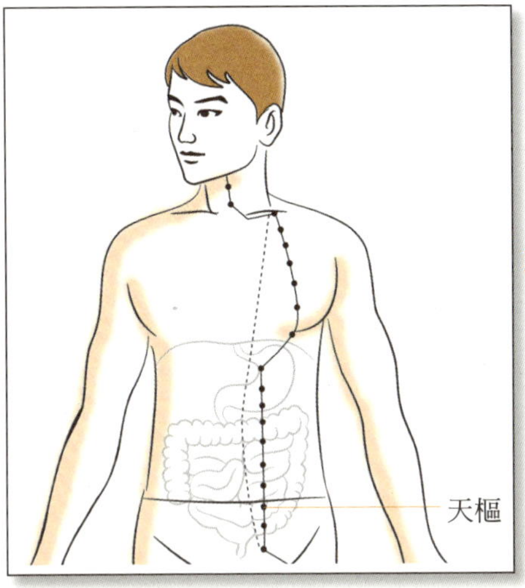


功用

便祕時，臥姿，雙手叉腰，中指指腹放在同側的天樞穴上，大拇指附於腹外側，中指適當用力按揉天樞穴30～50次。

按壓天樞穴治療腹瀉，具體做法是：仰臥，露出肚臍部，全身放鬆，用拇指指腹壓在兩側天樞穴上。

**天樞穴**

位於臍中左右旁開2寸，是大腸經之募穴，為大腸腑氣結聚於腹部的俞穴。

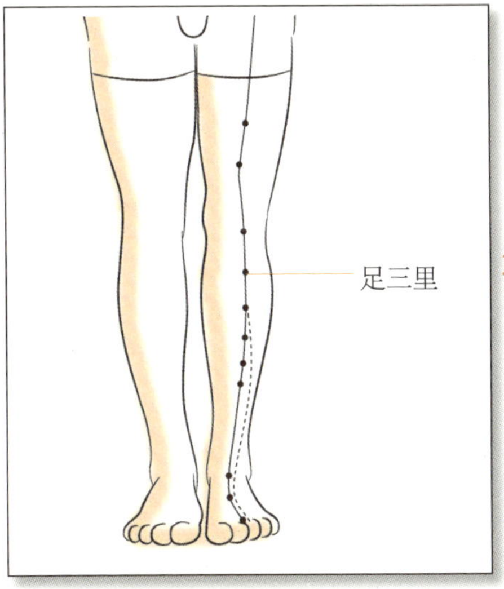


功用

在有感冒徵兆時，可用艾條點燃後對準足三里灸，注意保持適當距離，以局部感到溫熱而無灼痛為度。每天1次，連續2～3天，可以預防感冒。

消化不良的人，可經常推揉足三里，用右手拇指指腹按揉左側足三里2分鐘，用左手拇指指腹按揉右側足三里2分鐘，每天1～2次。

**足三里**

是人體長壽穴，位於膝下3寸處，足三里穴備受歷代醫家青睞。

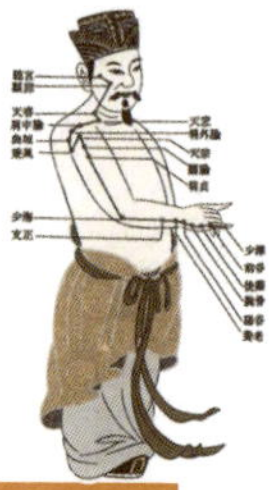



下巨虛屬陽明胃經，陽明經多氣多血，它又是手太陽小腸經之合穴，小腸經脈「出肩胛、繞肩胛、交肩上」，因此取刺本穴有調和氣血、舒筋活絡的作用，故對肩周炎、肩扭傷、挫傷等原因引起的肩痛，止痛效果顯著。

## 去痰的豐隆穴

豐隆穴為足陽明胃經絡穴，別走脾經，從陽絡陰，該穴能疏通表裡兩經之氣血，即「一絡通二經」。因此它不僅能治本經病，還可治表裡經病症，能調理脾胃，促進水穀精微的運化，具有健脾化痰、利氣寬胸、和胃降逆、調理氣血、祛痰開竅、醒神定志之功效。臨床多用於治療神經衰弱、癲癇、精神分裂症、神經血管性頭痛、高血壓、眩暈、支氣管炎、支氣管哮喘、腓腸肌痙攣等多種疾病。

俗話說，「百病皆由痰作祟」，凡與痰有關的病症，如痰濁阻肺之咳嗽、哮喘，痰濁外溢於肌膚之腫脹，痰濁流經經絡之肢體麻木、半身不遂，痰濁上擾之頭痛、眩暈，痰火犯心之心悸、癲狂等，都可配取豐隆穴療治。

豐隆穴還是瘦腰收腹的減肥良穴，具體做法：仰臥或坐立，兩手掌按在腹部，順時針揉按3分鐘；用手掌拍打腹部3分鐘；席地而坐，兩腿略內收，一手四指併攏，按放同側腿的小腿後側，拇指在豐隆穴處，以拇指指端甲緣著力，做按掐活動，一掐一鬆，連做14次；然後用拇指指腹按放在豐隆穴處，做按擦活動，連做1分鐘；接著將中指移放在拇指上面加壓，兩指一併用力，做按揉活動，連做1分鐘。此法功效：消食導滯，化痰消脂。

# 足陽明胃經上的特效穴（3）



## 下巨虛和豐隆

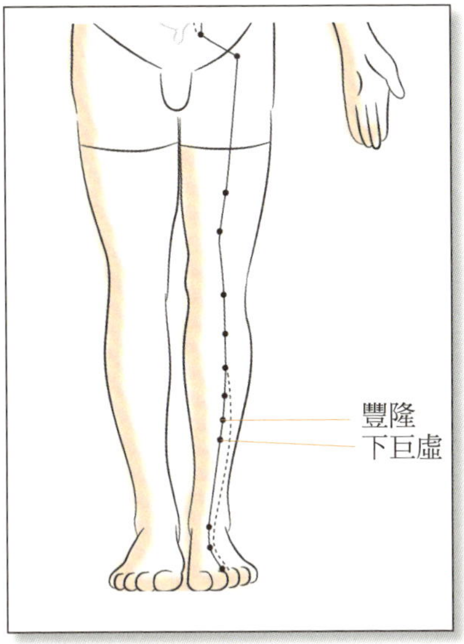


**下巨虛**：下巨虛穴本穴在小腿前外側，犢鼻穴下9寸，故下巨虛可調理胃腸、清熱利溼。

**豐隆穴**：為足陽明胃經絡穴，別走脾經，從陽絡陰，該穴能疏通表裡兩經之氣血，即「一絡通二經」。

## 足陽明胃經上的重要穴位

| 穴名 | 穴位 | 主治 |
| --- | --- | --- |
| 下關 | 在面部、耳前方，當顴弓與下頜切跡所形成的凹陷中。 | 耳聾、耳鳴、聤耳、耳痛、牙齒疼痛、口噤、口眼歪斜。 |
| 頭維 | 頭側部，當額角髮際上0.5寸，頭正中線旁4.5寸。 | 頭痛、頭暈、目眩、耳痛、三叉神經痛、暈動病、視物不明。 |
| 氣衝 | 人體的下腹部，腹股溝稍上方，當臍中下5寸，距前正中線2寸。 | 腸鳴、腹痛、小腸疝氣、月經不調、不孕、陽痿。 |
| 梁丘 | 腿前面，在髕骨上緣2寸凹陷處，當髂前上棘與髕骨外側端的連線上。 | 急性胃痛、膝腫痛、下肢不遂、乳癰、乳痛。 |
| 衝陽 | 人體的足背部，在解溪下方，足背最高處，動脈應手處。 | 口眼歪斜、面腫、牙齒疼痛、癲癇、胃病。 |

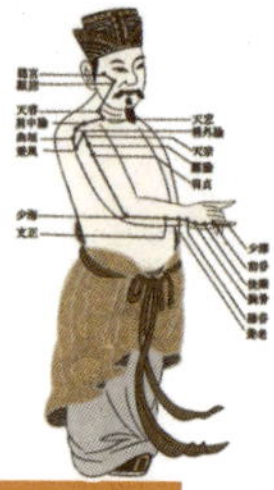



## 足少陽膽經
# 肝膽的守護神

足少陽膽經的循行起於目外眥，行於頭頂，經胸、腰側面到下肢外側正中，到達四肢外末端，從頭走向足，計44穴，左右共88穴。

---

### 足少陽膽經的循行

《黃帝內經》中說過：「凡十一臟，取決於膽也。」膽為六腑之首，是諸臟健康的重要保證，而膽所屬的足少陽膽經是輔助膽功能正常運轉的重要經絡。從頭走足，主要分布在頭部側面、軀幹側面、下肢外側中間。

經脈的循行：膽經起於眼外角，向上到額角返回下行至耳後，沿著頸旁手少陽經路線到肩上向後，交出手少陽經的後面，然後向下進入鎖骨上窩。支脈一，從耳後進入耳中，回返耳前，到達外眼角後方。支脈二，從外眼角下走大迎穴，與手少陽經會合到達眼眶下，下行經面頰到頸部，向下進入胸中，通過橫膈，絡肝，屬膽；再沿少腹兩側腹股溝，經過外陰部毛際，橫向進入髖關節。支脈三，從鎖骨上窩下行，到達腋部，然後順著身體側面，向下會合前面的支脈於髖關節部，再向下沿著大腿，小腿外側，直下到達腓骨下端，出外踝，沿腳背進入腳第四趾外側端。支脈四，從腳背分出，沿著第一、二趾之間，從大趾端出來，然後返回大趾背，與足厥陰肝經相接。

### 足少陽膽經的保養

膽經出現問題會口苦、喜歡唉聲嘆氣、心脅痛不能轉身、臉像蒙了一層薄薄的灰塵、皮膚無光澤、腳面外側發熱等症，還會頭痛、腮痛、脖子下鎖骨窩中腫痛、腋窩腫、大脖子病、出汗打寒顫，胸、脅、肋、大腿外側、膝和小腿外側、外踝前及各關節都痛，足小趾、次趾不能活動。

日常鍛鍊膽經，不僅可增強人體本身的體質，達到強身健體的目的，同時它還是美容瘦腿的好方法。從兩大腿外側根部開始，自上而下慢慢依序敲打至膝蓋處，再反向敲打回大腿根部，如此反覆，每天1～2次，每次敲打2～3分鐘。敲打時可以用拳頭，要稍用些力量。

此法主要在刺激膽經，強迫膽汁分泌，提升人體的吸收能力，提供人體造血系統所需的充足養分。

# 足少陽膽經詳解

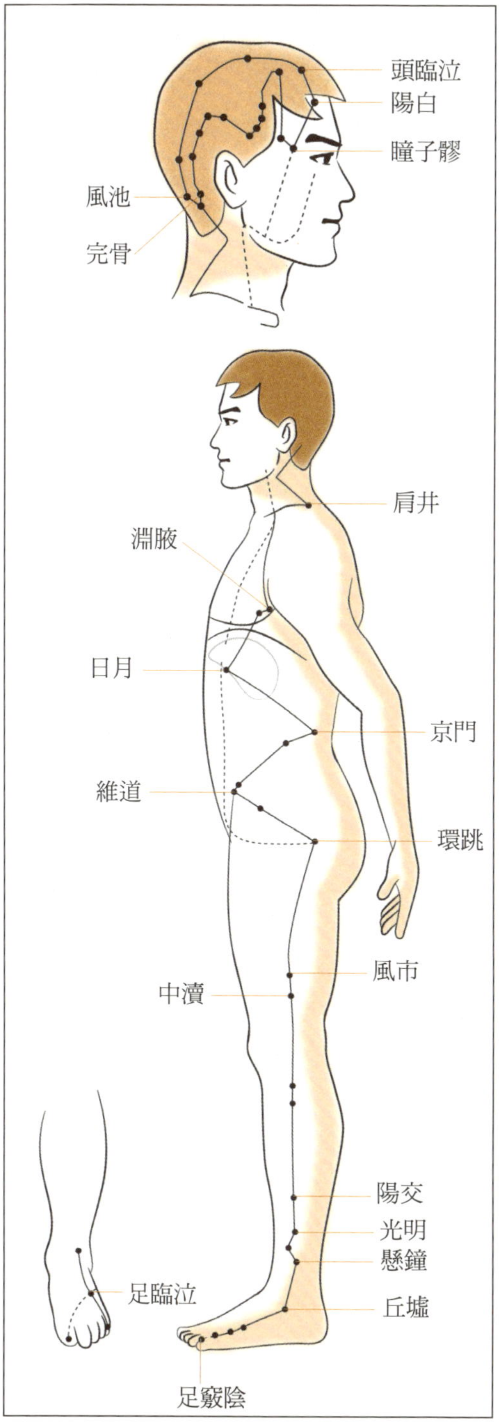


## 循行路線

經脈循行，起於目外眥，行於頭頂，頭頂外側，頂部經胸、腰側面至下肢外側正中，到達四肢外末端。從頭走向足，計44穴，左右共88穴。

## 主治病變

額角、眼角外、下頷疼痛，缺盆腫痛，腋下腫痛，出汗，寒顫，瘧疾，關節腫痛，足無名趾無法伸展。

## 外邪病症

若有外邪入侵，則會出現時常嘆息，口中苦，胸肋疼痛，身體僵直，甚至面色發灰暗淡，肌膚沒有光澤，足外側發熱等症狀，被稱為陽厥。

## 足少陽膽經歌謠

十一膽經足少陽，從頭走足行身旁。
外眥五分瞳子髎，聽會耳前珠陷詳，
上關上行一寸是，內斜曲角頷厭當，
懸顱懸厘近頭維，相距半寸君勿忘。
曲鬢耳前髮際標，入髮寸半率谷交，
天衝率後斜五分，浮白衝下一寸繞，
竅陰穴在枕骨上，完骨耳後髮際好。
本神神庭三寸旁，陽白眉上一寸量，
入發五分頭臨泣，庭維之間取之良。
目窗正營及承靈，相距寸半腦空紹，
風池耳後髮際陷，顱底筋外有陷凹。
肩井缺盆上寸半，淵腋腋下三寸從，
輒筋腋前橫一寸，日月乳下三肋逢。
京門十二肋骨端，帶脈髂上腰間現，
五樞髂上上棘前，略下五分維道見，
居髎維後斜三寸，環跳髀樞陷中間，
風市垂手中指等，中瀆膝上丘寸陳，
陽關陵上膝髕外，腓骨頭前陽陵泉，
陽交外踝上七寸，外丘踝上七寸雲，
二穴相平堪比較，交前丘後距五分，
光明踝五陽輔四，踝上三寸懸鐘尋，
踝前陷中丘墟聞，臨泣四趾本節捫，
臨下五分地五會，本節之前俠溪勻，
四趾外端足竅陰，四十四穴仔細吟。

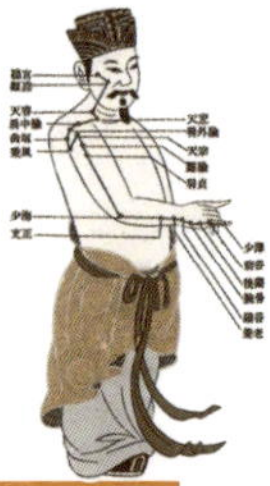



## 治療傷寒百病的風池穴

風池穴在頸後部，枕骨之下，與風府相平，胸鎖乳突肌與斜方肌上端之間的凹陷處，具有平肝息風、祛風解毒、通關利竅之功用，主治頭痛、頭重腳輕、眼睛疲勞、頸部酸痛、落枕、失眠、宿醉等症。此穴為人體足少陽膽經上的重要俞穴之一。

本穴對治療感冒有特效，有感冒前兆時，可以用雙手食指、中指、無名指分別按住風池穴，用力按壓100次左右，至有發熱感，每天重複幾次。若已感風寒，再做此法後，會覺得頭部很輕鬆，鼻塞也會減輕，因為風池穴有通竅的作用，不過這時按壓會很痛，還可能有皮下淤血，不用擔心，這就有點像刮痧，是驅邪外出，一定要持續，如果再多喝熱水，對感冒很有效果。

長期按壓風池穴對伏案工作者更是益處多多。當用眼過度時，按壓這個穴位能緩解眼部疲勞，長期持續還對糾正假性近視有所幫助。按壓風池穴還可以很快消除疲勞。

但是，對於嬰幼兒來說，因為他們的頸部骨骼不夠強壯，不建議按摩4歲以下兒童的風池穴來防治疾病。

## 主治痺症的環跳穴

環跳位於股外側，當股骨大轉子最凸點與骶骨裂孔的連線的外1/3與中1/3交點處。取穴時，可將拇指關節屈伸成90度，指關節最高處對準尾骨尖，食指伸向大轉子頭方向，當食指尖端到達之處就是環跳穴。

本穴是膽經和膀胱經的交會穴，祛風化溼，強健腰膝，通經活絡的常用穴道，主治風溼痺痛、下肢癱瘓、腰膝疼痛、麻木不仁、坐骨神經痛等病症。

坐骨神經痛在中醫中隸屬於「痺症」的範疇，此病乃由風寒侵襲、經脈受阻、氣血瘀滯而引起，即「不通則痛」而引發，受寒、受潮是誘發原因。而環跳穴與足三陽經有著極為密切的關係，它是足少陽膽經和足太陽膀胱經的交會穴，同時足少陽、太陽二脈與足陽明之筋共同會合於髀樞，而環跳穴又正當髀樞中，故環跳也成為足少陽、太陽、陽明所共同的結點所在。針刺環跳穴能疏通足三陽經之氣血，治療足三陽經之病變，最終達到「通則不痛」的目的。

# 足少陽膽經上的特效穴（1）

足少陽膽經上有風池和環跳兩個特效穴，風池穴主治感冒和眼疲勞，環跳穴主治風溼和坐骨神經痛等，下面詳細介紹它們的取穴方法和治病方法。

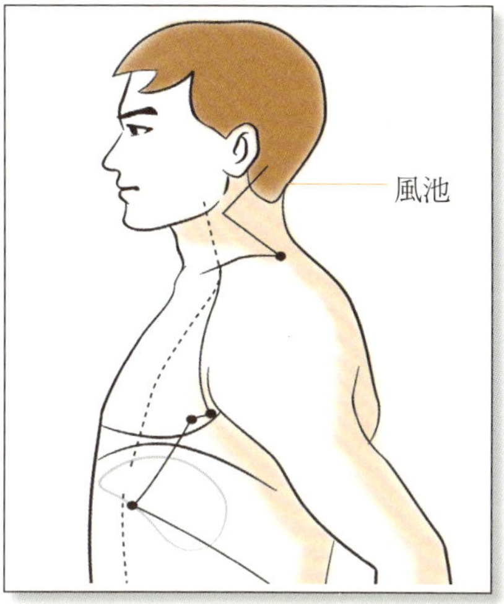


功用

有感冒前兆時，可以用雙手食指、中指、無名指分別按住風池穴，用力按壓100次左右，至有發熱感，每天重複幾次。

長期按壓風池穴對伏案工作者更是益處多多。當用眼過度時，按壓這個穴位能緩解眼部疲勞，長期堅持還對糾正假性近視有所幫助。按壓風池穴還可以很快消除疲勞。

## 風池穴

在頸後部，枕骨之下，與風府相平，胸鎖乳突肌與斜方肌上端之間的凹陷處，具有平肝息風、祛風解毒、通關利竅之功用。

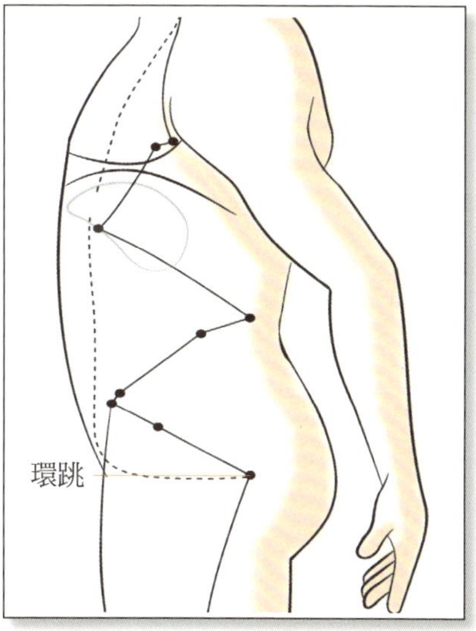


功用

本穴是膽經和膀胱經的交會穴，祛風化溼，強健腰膝，通經活絡的常用穴道，主治風溼痺痛、下肢癱瘓、腰膝疼痛、麻木不仁、坐骨神經痛等病症。

坐骨神經痛在中醫中隸屬於「痺症」的範疇，此病乃由風寒侵襲、經脈受阻、氣血瘀滯而引起，即「不通則痛」而引發，受寒、受潮是其誘發原因。

## 環跳穴

環跳位於股外側，當股骨大轉子最凸點與骶骨裂孔的連線的外1/3與中1/3交點處。

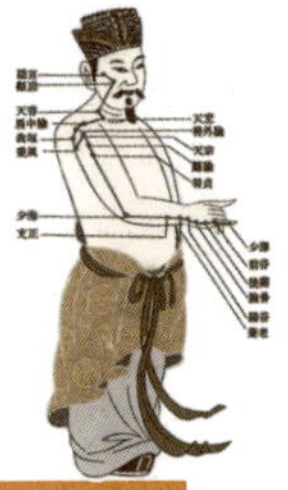



## 治療外傷的陽陵泉

陽陵泉，與內膝陰陵泉穴相對。本穴是膽經之合穴，又是八脈交會穴之筋會，是筋氣匯聚之處，有舒筋壯筋之功效，是治療下肢筋病要穴，可以說一切筋的毛病都可以找陽陵泉對治。

本穴在小腿外側，當腓骨小頭前下方凹陷處，具有疏泄肝膽、清利溼熱、舒筋健膝之功效，主治膽病、口苦、脅下痛脹、打嗝、頭面腫、頭痛、眩暈、遺尿、髀痺引膝股外疼痛、痙攣急、筋軟、筋疼、膝伸不得屈、冷痺、半身不遂、腳氣、膝腫麻木、草鞋風等症。

古人有「外傷陽陵泉」的說法，也就是說陽陵泉可治一切外傷的疾患，所以陽陵泉是一個很重要的穴道。

因肝與膽互為表裡，膽附於肝，內臟膽汁，故肝膽多同病，肝鬱氣滯、肝膽溼熱、肝膽實火等所引起的病症，都屬本穴的治療範圍。肝鬱脅痛者除了可取陽陵泉通調氣機外，還可配以肝之原穴太衝，肝之募穴期門，以疏肝理氣，諸穴相互作用，可達疏肝解鬱、通絡止痛之功效。

## 提升工作效率的丘墟穴

丘墟，位於腳外踝前下方凹窪處，是足少陽膽經的重要穴位，是膽經原穴，有扶正祛邪、疏肝健脾之功效，按摩此穴有清心明目、醒神提腦的作用，能使自己頭腦清晰、情緒穩定，承受不幸等心理壓力等，如果面臨精神方面的問題，可以按摩丘墟穴，恢復心情平靜。

當人受到精神上的打擊時，最好採用穴道指壓法來使精神安定，可指壓腳外踝下端前方的丘墟穴，指壓時一面吐氣一面用手掌劈打，如此重複30次；然後指壓除去神經衰弱的神門穴，神門穴位於手腕關節手掌側，指壓時一面緩緩吐氣一面壓6秒鐘，如此重複10次，只要持續做此法，就能有效除去頭腦的疲勞，恢復精神煥發。

如果腦部功能遲鈍，工作效率降低，部分原因是由腳部淤血而引起，換句話說，是由於腳部活動不足而產生血液循環停滯。治療腳部淤血有效的是指壓丘墟穴，其次是腳踝正後方的崑崙穴，先將肌肉放鬆，一邊緩緩吐氣一邊強壓6秒鐘，如此重複10次，可收到極好的提神效果。

# 足少陽膽經上的特效穴（2）

足少陽膽經上有陽陵泉和丘墟兩個特效穴，下面詳細介紹它們的取穴方法和治病方法。

## 陽陵泉與丘墟

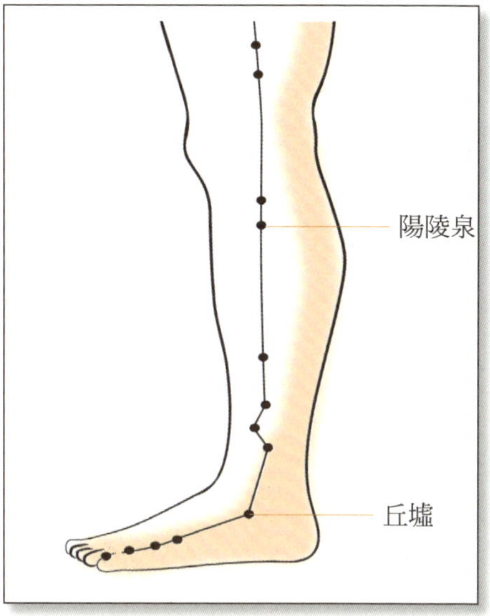


陽陵泉：與內膝陰陵泉穴相對。本穴是膽經之合穴，又是八脈交會穴之筋會，是筋氣會聚之處，有舒筋壯筋之功效，是治療下肢筋病要穴。

丘墟：是足少陽膽經的重要穴位，是膽經原穴，有扶正祛邪、疏肝健脾之功效，主治目赤腫痛、中風偏癱、頸項痛、腋下腫、胸脅痛、瘧疾、下肢痿痺、外踝腫痛等。

## 足少陽膽經上的五俞穴

| 穴名 | 穴位 | 主治 | 類別 |
|---|---|---|---|
| 足竅陰 | 人體的第 4 趾末節外側，距趾甲角0.1指寸。 | 高血壓、頭痛發熱、耳鳴、耳聾、咽喉腫痛、脅肋疼痛。 | 井穴 |
| 俠溪 | 位於人體的足背外側，當第4、5趾間，趾蹼緣後方赤白肉際處。 | 頭痛、眩暈、驚悸、月經不調、足背腫痛、五趾痙攣、耳鳴。 | 滎穴 |
| 足臨泣 | 位於足背外側，當足 4 趾本節（第 4 趾關節）的後方，小趾伸肌腱的外側凹陷處。 | 目外眥痛、頸、腋淋巴結結核，脅肋痛，目眩頭痛，月經不調。 | 俞穴 |
| 陽輔 | 小腿外側，當外踝尖穴上4寸，腓骨前緣稍前方。 | 頸、腋淋巴結結核，腫痛，頭痛，目外眥痛，脅肋疼痛，偏頭痛。 | 經穴 |
| 陽陵泉 | 該穴位於小腿外側，當腓骨小頭前下方凹陷處。 | 膽囊炎、肝炎、脅肋疼痛、下肢麻木、浮腫、小兒驚風、抽搐。 | 合穴 |

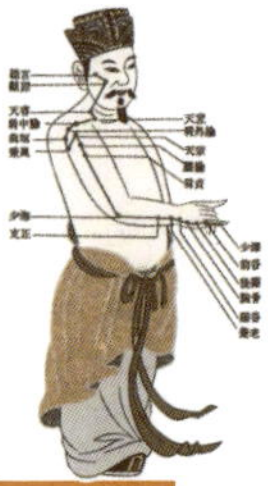



# 第四章

# 打通任督二脈：激發人體的本能

## 任督二脈

## 十二經的「水庫」

說起任督二脈，人們想到最多的就是武林高手和他們所修習的各種武林祕笈，雖然我們都知道那只是人們的想像，但是誰都不能忽視任督二脈的保健作用。

### 任督兩脈是十二經的「水庫」

任脈和督脈不屬於十二正經，而屬於奇經八脈。十二正經與奇經八脈就像是江河與水庫的關係，奇經八脈可以儲存調節十二經氣血。十二經經氣過盛時，奇經八脈會加大存儲，疏通十二經，保證氣血正常流通；十二經經氣不足時，奇經八脈經氣會自發補充到十二經循行中。二者相互協調，相互配合，維持人體經絡系統的正常。

奇經八脈與正經經脈有所不同，首先它不同於十二正經分布於全身，胳膊上就沒有奇經的分布；其次，它與臟腑沒有直接的絡屬關係，只是部分經脈與臟腑連屬，如任脈與胞宮（相當於子宮）相連；奇經八脈中有六條經脈沒有自身特有的穴位，其俞穴都是寄附在十二正經上，只有其中的任脈、督脈具有本身的經穴。

### 任督二脈上的穴位

關於任脈的循行路線，古代說法較多，大家普遍認可的是《素問·故空論》與《難經·二十八難》中的說法，認為任脈起于胞宮，出於會陰部，向前循腹裡，行於上半身的前正中，向上經咽喉，上到面部，到達眼睛下面。

督脈則是由會陰穴（也有人說是長強穴）向後沿著脊椎往上走，到達頭頂再往前穿過兩眼之間，到達口腔上顎的齦交穴。任脈主血，督脈主氣，為人體經絡主脈。任督二脈若通，則八脈通；八脈通，則百脈通，進而能改善體質，強筋健骨，促進循環。任督二脈在中醫診脈與道家導引養生上相當重要。

# 任督二脈如經脈的水庫

人體中的經脈中最重要的就是十二經脈和奇經八脈，透過下圖，可以清晰地看出屬於奇經八脈的任脈和督脈就像兩個水庫，源源不斷地給經脈輸送氣血。

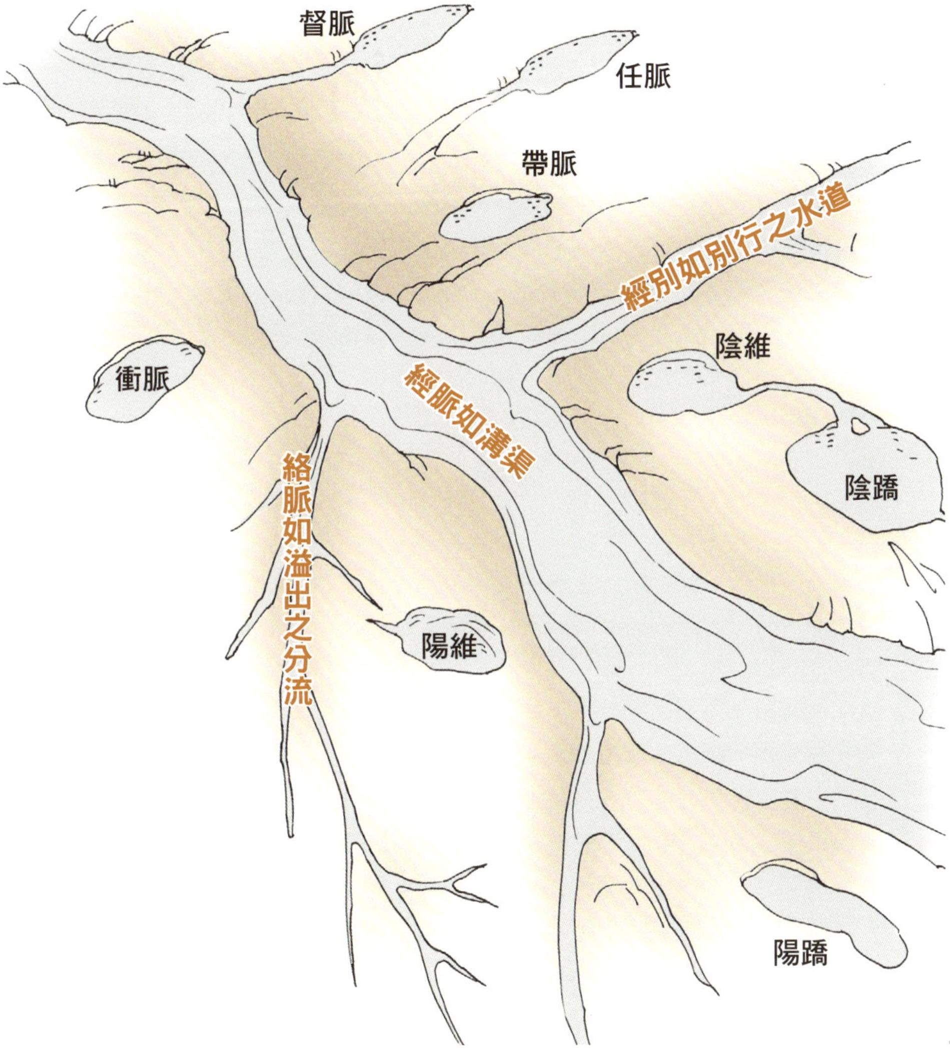


任脈和督脈是奇經八脈中最重要的兩個經脈，如果說十二正經是溝渠的話，那麼任脈和督脈就是這些溝渠的水庫。相傳打通了任督二脈，人就會獲得超能量，其實人的任督二脈本來就是相通的，如果不流通，人早就生病了。

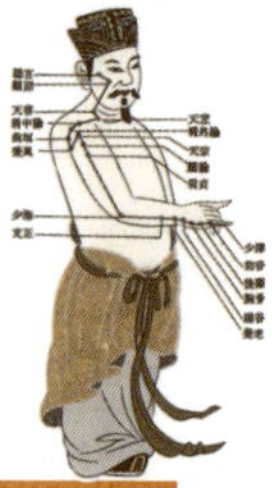



因任督兩脈具有明確穴位，醫家將其與十二正經脈合稱十四正經脈。任脈主血，為陰脈之海；督脈主氣，為陽脈之海。也就是說，任督兩脈分別對十二正經脈中的手足六陰經與六陽經脈具有主導作用，當十二正經脈氣血充盈，就會流溢於任督兩脈；相反的，若任督兩脈氣機旺盛，同樣也會循環作用於十二正經脈，故曰：任督通則百脈皆通。

## 如何打通奇經八脈

至於打通任督二脈，可從中醫與道家導引養生的角度分別探討。中醫的觀點可從《靈樞・營氣篇》的敘述，了解十二經脈與任督兩脈的循環次序。經脈的流注從肺經開始，依次循行到肝經；再由肝經入胸，上行經前額到頭頂，再沿督脈下行至尾閭，經陰器而通任脈上行，然後再回流注入肺經。《營氣篇》說：「此營氣之所行，逆順之常也。」這是醫經所述，任督之氣在人體運行的自然規律。由此可以理解，就正常人而言，任督兩脈本來就是通的，何須打通任督二脈？

以道家導引養生的觀點，所謂通任督，也就是通三關（尾閭、夾脊、玉枕）、行「周天」運轉之意。道書《太平經》認為，人的壽命極限為上壽120歲，只要以導引內丹的訓練，從逆的方向上奪天地之造化，凝練精、氣、神，提高生命品質，就可挑戰年壽極限。所謂逆，是指督脈由會陰起經背脊三關而達頭頂百會，再由身前任脈而下丹田，此稱為周天，正好與上述醫家所提的經脈循行途徑相反。

道家藉由小周天的行氣之法，將先天之精與後天之氣（水穀精微）結合而成，稱為藥，此即煉精化氣，又為初關；然後，再進入大周天練氣化神階段，謂之中關；最後再進入大定階段，達上關，煉神還虛，而入道體。其中周天的運行以任督兩脈為主，這種後升前降的機制，稱為升陽火而降陰符，即為打通任督二脈。初關為九月關、中關為十月關、上關為九年關，可見修煉不易。

不過，這個修煉脈絡，卻清楚標示從身體到心靈、從有形到無形、從物質到靈性的質變過程，是具體可循的。至於借外力「打通任督二脈」的可能性，經典中雖確實可見內功深厚的道士「布氣」之說，即發放外氣為人治病，但除了武俠小說，正典中未曾見到以外氣打通任督二脈之說。布氣治病，是在當時醫學環境條件下，面對疾病的無奈對策；當今醫療科技已百倍於布氣之功效，若說藉由外力就能輕易打通任督二脈，應屬誇張之詞。經書說「順成人，逆成仙」，即督脈上行而任脈下行。只要練法得要，使身形固養，任督兩脈氣機通暢，所謂性命雙修，即此是也。

## 奇經八脈的病症

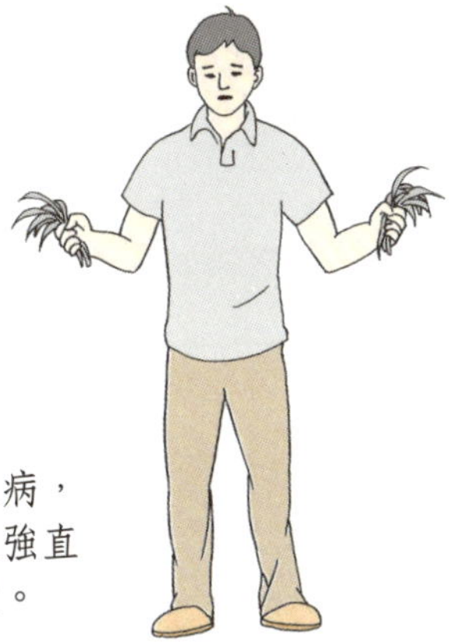

**督脈**：督脈病，則患者脊柱強直而發生昏厥。

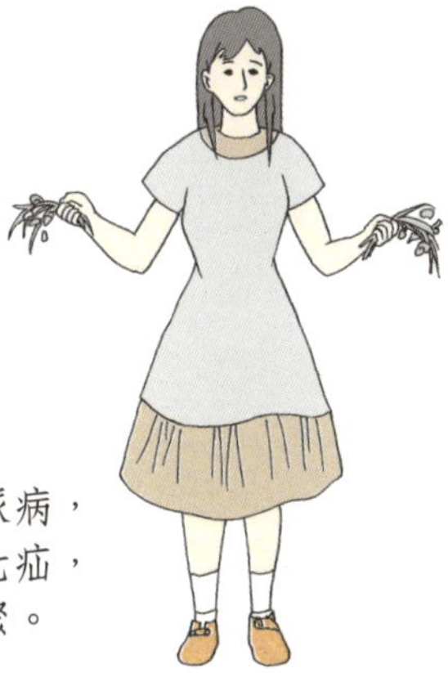

**任脈**：任脈病，則男子患七疝，女子患瘕聚。

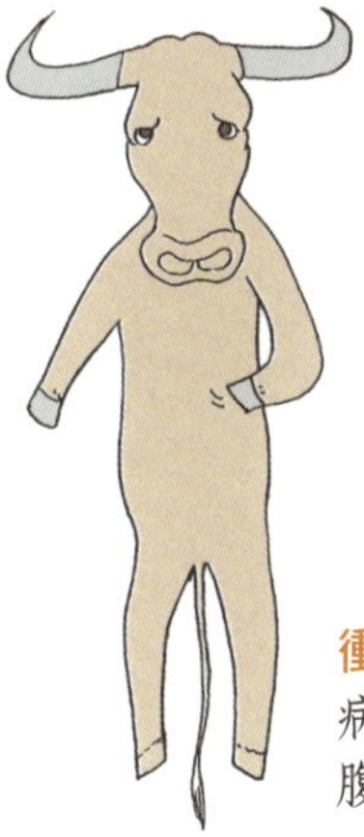

**衝脈**：衝脈病，則氣逆腹中痛。

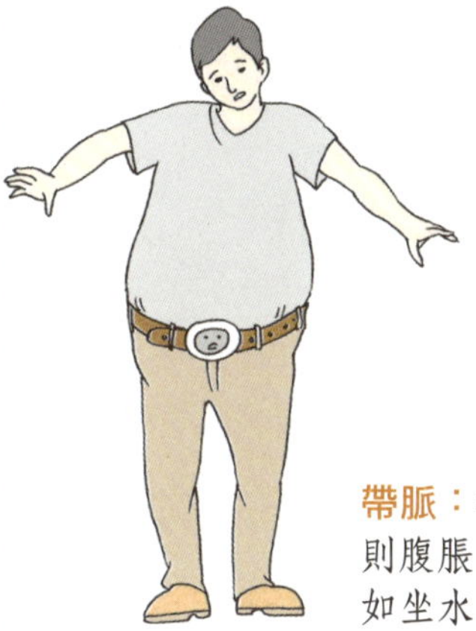

**帶脈**：帶脈病，則腹脹、腰無力如坐水中。

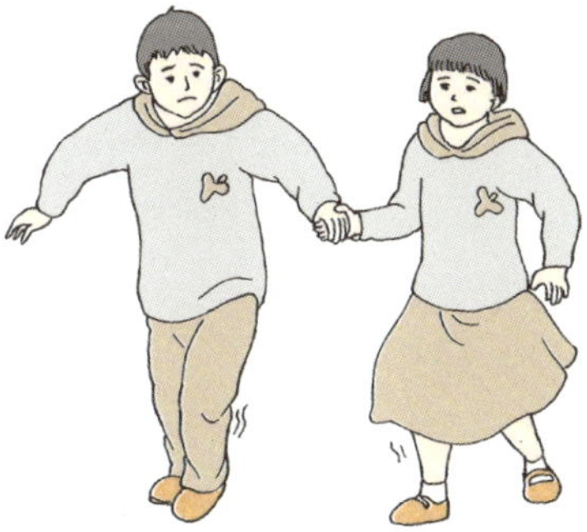

**陽蹻**：陽蹻病，則下肢陰側和緩，陽側痙攣拘急。

**陰蹻**：陰蹻病，則下肢陽側和緩，陰側痙攣拘急。

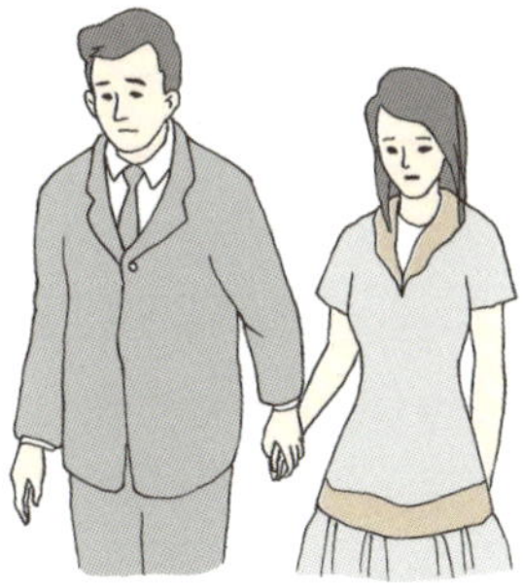

**陽維**：陽維脈病，則失落不快，疲軟無力，不利運動，身熱怕冷。

**陰維**：陰維脈病，則失落不快，疲軟無力，不利運動，並伴有心痛。

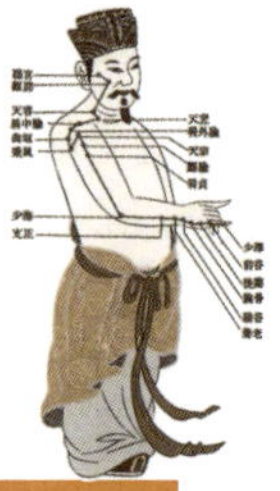



## 任脈

# 相當於女性性激素

任脈為陰脈之海，可濡養周身，又由於任脈起於子宮，所以跟女子的生育功能有關，有調節月經、孕育胎兒的作用，是人體的生養之本。

### 任脈的涵義

任脈是人體奇經八脈之一，任脈的「任」字，有擔任、妊養的含義。任脈循行於人的前正中線，凡精血、津液均為任脈所司，也就是說，任脈對全身陰經脈氣有總攬的作用。如足三陰與任脈交會於中極、關元，陰維與任脈交會於天突、廉泉，衝脈與任脈交會於陰交，足三陰經脈上交於手三陰經脈。任脈聯繫了全身所有陰經，所以才有陰脈之海之稱。

### 任脈的循行

任脈起於胞中，主女子的子宮與胎孕。與女子經、帶、胎、產的關係密切，主要循行在人體的前正中線上，起於小腹胞中，下出會陰，向前上行經陰毛部，沿腹部和胸部正中線上行，經咽喉，到達下唇內，環繞口唇，上至齦交穴，與督脈相會，並向上分行至兩目下。分支由胞中貫脊，向上循行於背部。

### 任脈的作用

在人體中，腎是主管生殖生理活動全過程的主要臟腑，「胃與脾」起主要輔助作用，而有具體反應作用的則是子宮，經絡中的「衝任」二脈起聯繫及調節臟腑與子宮通道的功能。中醫認為，在女性一生當中，「腎」與「胃」的盛衰，「衝任」的通、盛、衰、少，「天癸」（月經）的至與竭，使女性在不同的年齡階段發生相應的生理變化，這與現在提到的性激素類似。

最補腎的非任脈莫屬。任脈有妊養的作用，它的循行路線和人體的生殖系統相對應，而且從古至今這條經的穴位都是強壯性的要穴，比如關元和氣海，不僅能夠強身健體，還能調節人的性激素的分泌，促進性功能的發達。

任脈不僅對諸多女性生殖系統疾病有治療作用，還與人的衰老有密切的聯繫，在日常生活中注意保養任脈，保證任脈的通暢，有緩解衰老的神奇功效。而古人練氣時打通任督二脈，以求長生不老，雖然是理想狀態，但也不是空穴來風，從另一個側面也反映了任脈對延緩衰老、保持青春的作用。

# 任脈詳解



## 任脈的涵義和重要穴位

**涵義**

任脈是人體奇經八脈之一，任脈的「任」字，有擔任、妊養的意思，它的循行路線和人體的生殖系統相對應，不僅能夠強身健體，還能調節人的性激素的分泌，促進性功能的發達。

**重要穴位**

會陰、關元、氣海、神厥、中脘、膻中、華蓋

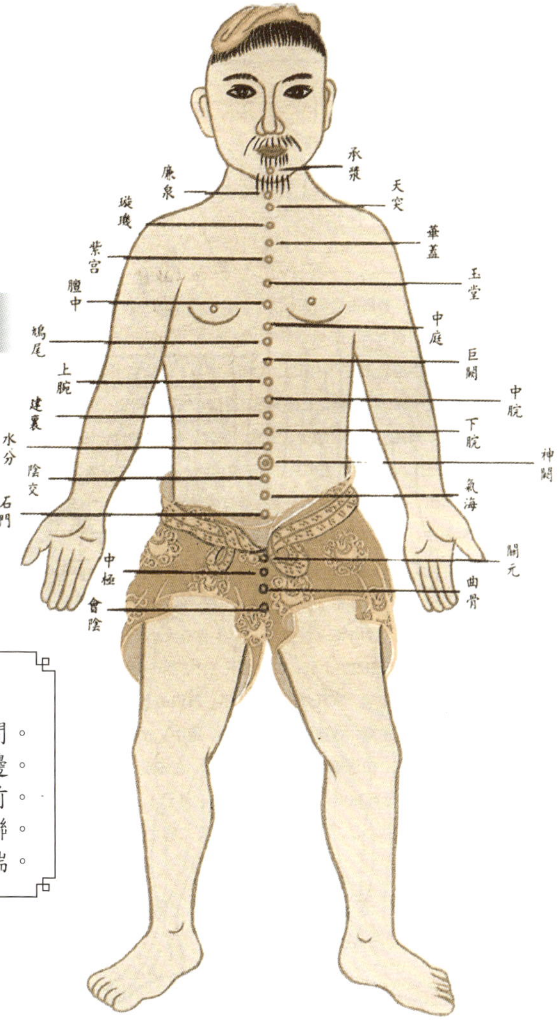


### 任脈俞穴歌謠

任脈中行二十四，會陰潛伏兩陰間。
曲骨之前中極在，關元石門氣海邊。
陰交神厥水分處，下脘建里中脘前。
上脘巨闕連鳩尾，中庭膻中玉堂聯。
紫宮華蓋循璇璣，天突廉泉承漿端。

## 任脈的循行和作用

| | |
|---|---|
| **任脈的循行** | 任脈主要循行在人體的前正中線上，起於小腹胞中，下出會陰，向前上行經過陰毛部，沿腹部和胸部正中線上行，經過咽喉，到達下唇內，環繞口唇，上至齦交穴，與督脈相會。 |
| **任脈的作用** | 任脈不僅對諸多女性生殖系統疾病有治療作用，還與人的衰老有密切的聯繫，在日常生活中注意保養任脈，保證任脈的通暢，有緩解衰老的神奇功效。 |

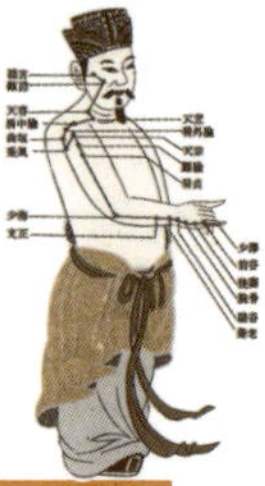



## 督脈

# 調節陽經氣血的總督

督脈是「陽脈之海」，多次與手足三陽經及陽維脈相交會，與各陽經都有聯繫，所以對全身陽經氣血起調節作用。

### 督脈的涵義

督脈是人體奇經八脈之一，「督」有總管、統率的意思，人體的六條陽脈都交會於督脈，總管人一身的陽經，由於督脈有調節陽經氣血的作用，所以被稱為「陽脈之海」。

督脈是諸陽之會，是元氣運行的通道，人體陽氣藉此脈宣發，平時最好挺直脊梁骨，因為脊梁最能展現人的精、氣、神，能增強督脈的氣血供應，激發腎臟的先天之氣，提升人的精、氣、神。

### 督脈的循行

督脈主幹主要循行在人體後背正中線和頭正中線，就是順著脊梁骨從下往上走，一直到嘴。起於小腹，下出會陰，向後行於脊柱的內部，上達頸背部的風府，然後進入腦內，上到頭頂，沿前額下到鼻梁柱，止於上唇繫帶處。

督脈的分支與足太陽膀胱經同行，從內眼角上行至額頭，交會於巔頂，入絡於腦；又退出下項，循行肩胛內側，挾脊柱抵達腰中，絡於腎臟。

督脈在陰部絡男女生殖器及肛門，並在肛門後尾骨部與足太陽膀胱經和足少陰腎經會合。督脈另一支從小腹直上，穿過肚臍中央，向上通過心臟，入於喉嚨，上至下頷部環繞唇口，向上聯絡兩目之下的中央。

### 督脈的作用

督脈對全身陽經起調節作用，又因督脈主幹經過頭背部，與腦和脊髓都有密切聯繫。「腦為髓海」，「頭為諸陽之會」，「背為陽」，督脈的循行特點決定它對全身陽氣具有統率、督領作用。此外，手足三陽經均與督脈相交，最集中的地方是大椎穴，帶脈出於第二腰椎，陽維脈交會於風府、啞門，陽蹺脈透過足太陽與督脈風府相通。督脈俞穴隨其分布部位，療治各種臟腑疾病。

若想鍛鍊督脈增加活力，方法有捏脊法、刮痧法、拔罐法、敲臀法，還可用掌根從頸椎一直揉到尾骨，肉太厚也可用肘來揉，只要能充分刺激即可。

# 督脈的循行



## 督脈的涵義和重要穴位

**涵義**

督脈是人體奇經八脈之一，「督」有總管、統率的意思，人體的六條陽脈都交會於督脈，總管人一身的陽經，而又由於督脈有調節陽經氣血的作用，所以被稱為「陽脈之海」。

**重要穴位**

命門、中樞、風府、百會、顖會、神庭

上星
神庭
顖會
前頂
百會
後頂
強間
腦戶
風府
啞門
素髎
水溝
兌端
齦交
大椎
陶道
身柱
神道
靈台
至陽
筋縮
脊中
懸樞
命門
陽關
腰腧
長強

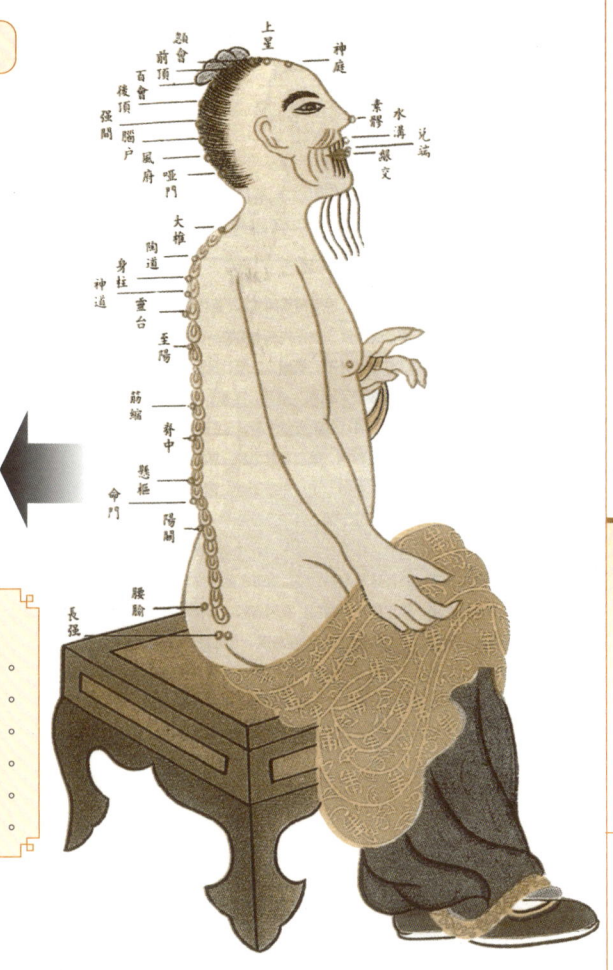

### 督脈俞穴歌謠

督脈行脈之中行，二十八穴始長強。
腰俞陽關入命門，懸樞脊中中樞長。
盤縮至陽歸靈台，神道身柱陶道開。
大椎啞門連風府，腦戶強間後頂排。
百會前頂通顖會，上星神庭素窌對。
水溝兌端在唇上，齦交上齒縫之內。

## 督脈的循行和作用

**督脈的循行** ➡ 督脈主幹主要循行在人體後背正中線和頭正中線，就是順著脊梁骨從下往上走，一直到嘴。起於小腹，下出會陰，向後行於脊柱的內部，上達頸背部的風府，然後進入腦內，上到頭頂，沿前額下到鼻梁柱，止於上唇繫帶處。

**督脈的作用** ➡ 督脈對全身陽經起調節作用，又因督脈主幹經過頭背部，與腦和脊髓都有密切聯繫。「腦為髓海」，「頭為諸陽之會」，「背為陽」，督脈的循行特點決定了它對全身陽氣具有統率、督領作用。

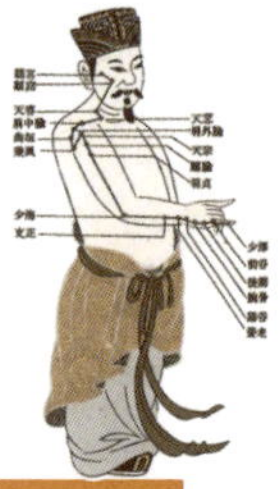



## 關元
# 性保健第一大穴

對於關元穴，前人有「當人身上下四旁之中，故又名大中極，為男子藏精，女子蓄血之處也」的說法。由此看出，自古以來，關元就是性保健的第一穴。

### 關元性保健之要穴

人體關元穴位於下腹部，肚臍眼正下方四橫指（拇指除外）。取穴時，可採用仰臥的姿勢，在人體的下腹部，前正中線上，從肚臍到恥骨上方畫一線，將此線五等分，從肚臍往下五分之三處，就是關元穴了。

此穴同時為任脈穴位、小腸募穴和足三陰會穴，所以對足三陰、小腸、任脈這些經行部位發生的病都有療效，有培補元氣、腎氣，暖下元的作用，治病範圍廣泛，包括婦科的白帶病、痛經、各種婦科炎症，男科的陽痿、早洩、前列腺疾病等。刺激此穴用灸比較好，如果每天持續灸15～20分鐘，頂多兩個星期，就會感覺性功能有明顯的提高，對那些老是感覺腰部發涼、陽痿、早洩及體質虛弱導致的眩暈、無力、怕冷的人效果最好，還可以治療突發的昏厥。從古至今，此穴都作為人體保健大穴，與足三里齊名。

有人長期灸關元穴，感覺後腰兩腎部位有明顯的發熱感，有熱氣自關元穴斜向兩側上方，就像冬天裡晒太陽的感覺，非常舒服。還有，灸關元對失眠的效果也很好，很多上了年紀的人老是睡不著，不要總是吃安眠藥，去灸一段時間的關元穴就能改善了。

### 治療頻尿的妙穴

頻尿是一種臨床症狀，即小便次數增多，但無疼痛，又稱小便頻數。它可由多種原因引起，中醫理論認為主要是人體腎氣固攝不力，膀胱約束無能，其化不宣所致。特別是隨著年紀增大，人的真氣逐漸衰敗，就更容易發生，且會日益加重。有這個病症的人，在睡前可以用一手的中指在穴位上按揉，以穴位點甚至整個腹部有酸脹感為最好，每次5分鐘。關元還可與曲骨配合著同時進行按摩。曲骨穴也在任脈上，人體的前陰上方可摸到一個骨頭，即恥骨聯合，曲骨穴就在恥骨聯合上緣。按摩時，可用食指中指分別按摩關元、曲骨，兩穴正好相隔2寸，每次5分鐘。

# 男女藏精蓄血的要穴

關元穴位於正當丹田處，是人體真氣、元氣的始發地，呼吸之門，全身臟腑、經絡的根本，而「關」、「元」都有重要的意思，所以人們將其命名為關元。

### 取穴方法

取穴時，可採用仰臥的姿勢，在人體的下腹部，從肚臍到恥骨上方畫一條線，將此線五等分，從肚臍往下五分之三處，就是關元穴。

### 主治疾病

關元有補元氣、腎氣，暖下元的作用，治病範圍廣泛，即包括白帶病、痛經、各種婦科炎症，也包括陽痿、早洩、前列腺等男科疾病。

### 治療方法

有頻尿症狀的人，在睡前，可以用一手的中指在穴位上按揉，以穴位點甚至整個腹部有酸脹感為度。配合曲骨治療效果更好。

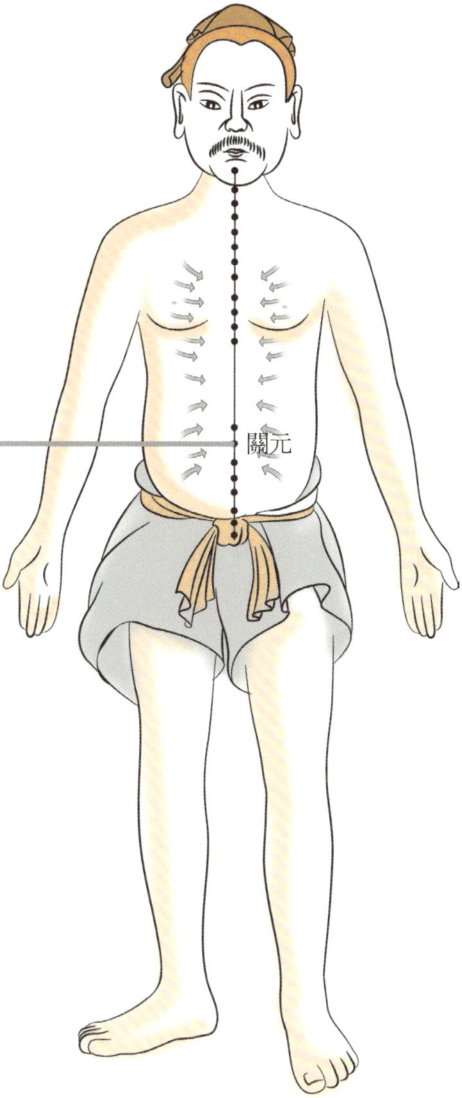


### 注意事項

想要根治這些病症，僅僅靠按摩穴位是不可以的，平時還要注意保暖，尤其是女性，要保證腳底的溫暖。這樣，才能有效地防止寒邪之氣入侵。

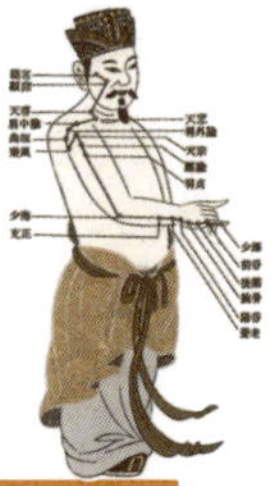



## 丹田

# 人體精力的源泉

丹田穴與人的元氣相通，是元陽之本、真氣生發之處，更是人體生命動力之源泉。此穴能鼓舞臟腑經絡氣血的新陳代謝，使之流轉循環自動不息，生命因此得以維持。

---

### 人體性命之祖丹田

丹田，位於身體的前正中線上，肚臍正中下1.5寸處。取穴時，可以四指併攏，然後取臍下三寸（關元穴）中點，即是氣海穴。

丹田又有「性命之祖」之稱，也稱之「十二經之根」、「五臟六腑之本」。又因為丹田是「呼吸之門」，又是任、督、衝三脈所起之處，全身氣血匯集之所，故也稱為「氣海」。古書記載此處為男性「生氣之海」，是精力的源泉。因此「氣海」如果充實，則百病可治，永保強壯。

### 丹田的作用

古代醫家十分重視丹田的作用，認為丹田之氣由精產生，氣又生神，神又統攝精與氣。精是本源，氣是動力，神是主宰。丹田內氣的強弱，決定了人的盛衰存亡。氣功中所謂「氣降丹田」，其實就是腹式呼吸，將所吸入的氧氣運至丹田深處並逐漸下降到小腹臍下，這時會感到有一團熱氣匯聚在丹田處，熱氣再往下沉至會陰間，這樣的呼吸能使全身血液鼓蕩，加速流通。

本穴主治性功能衰退。對婦科虛性疾病，如月經不調、崩漏、帶下，或男科的陽痿、遺精及中風脫症、脫肛都有防治作用，特別對中老年人有奇效。

刺激此穴除了用按揉或艾灸的方法外，還可以透過調整呼吸達到保健功效。日常生活中，人們採用的多是胸式呼吸，而這樣的呼吸，肺的中下部無法充分利用，同時也限制人體吸入的氧氣量。

而腹式呼吸是加大腹肌的運動，常有意識地使小腹隆起或收縮，從而增加呼吸的深度，最大限度地增加氧氣的供應，能加快新陳代謝，起到預防疾病的作用。氣功中的吐納一般都要求腹式呼吸，以達到深、勻、緩的效果。

正確的腹式呼吸，放鬆腹部，用手抵住氣海，徐徐用力壓下。在壓時，先深吸一口氣，緩緩吐出，緩緩用力壓下。6秒鐘後再恢復自然呼吸。如此不斷重複，則精力必然日增。

# 丹田與《內經圖》



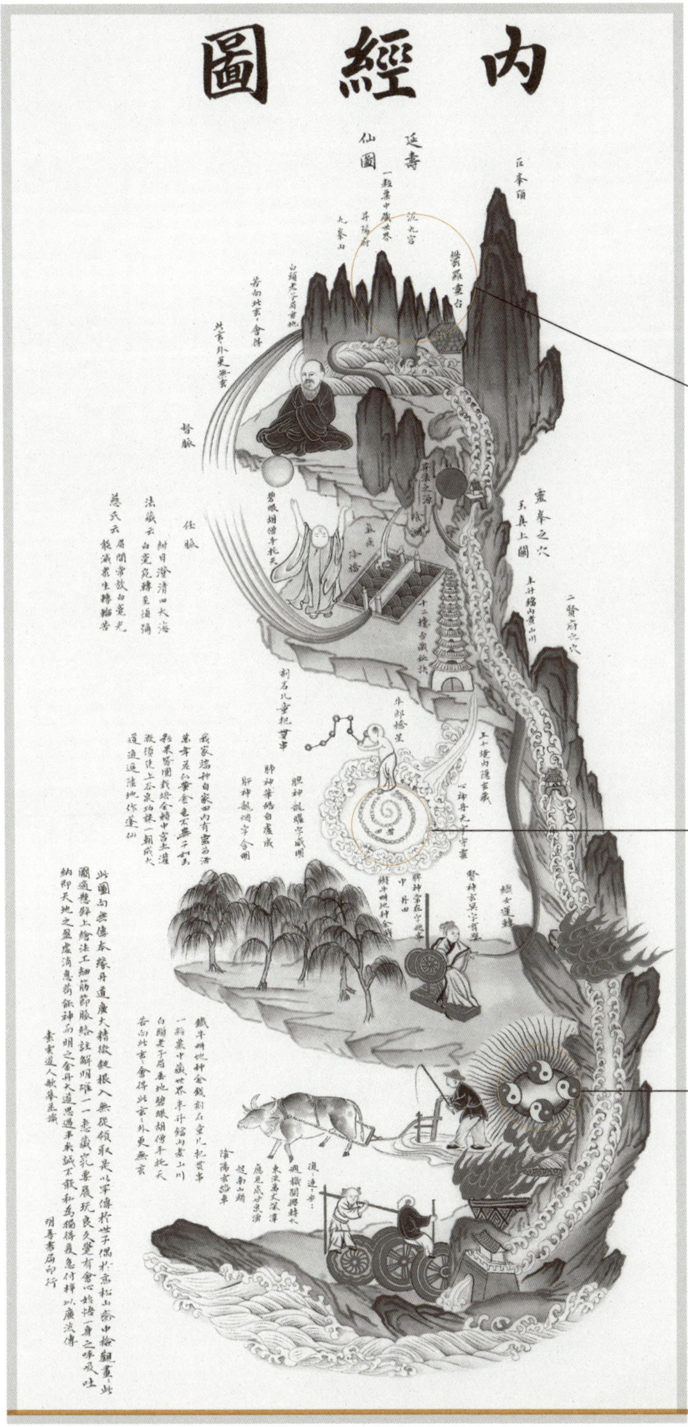


《內經圖》是道家養生的祕圖，主要講的是打通任督二脈的小周天功法。圖中有三處代表的是丹田的位置，下面詳細解說這三丹田的位置和功用。

**上丹田**

即圖中的泥丸宮、升陽府、崑崙頂、靈台等。在人體便是督脈的百會穴，在兩耳尖直上連線的中點處。它被認為是天地靈根，祖竅、祖氣、至寶至貴的入道之門。

**中丹田**

即圖中牛郎橋星之下的「心田」，在人體便是任脈的膻中穴，在兩乳頭連線的中點處。以牛郎代表心為陽，有肝膽脾均各自專職，共同耕種心田。

**下丹田**

也稱正丹田，即圖中四個太極陰陽處，代表先天之真元融合四個陰陽而成，發出輝華。在人體便是本文中講的丹田，在臍下1.5寸之處，它被稱為氣海，為藏命之所。

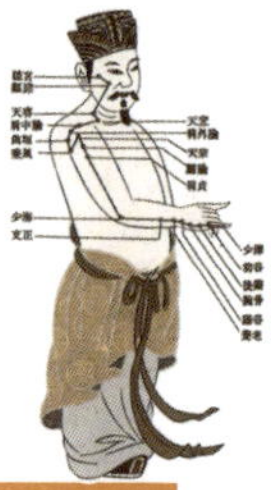

## 神闕

# 養性修真之本



神闕穴是先天真氣的唯一潛藏部位，人們透過鍛鍊，可使人體真氣充盈、精神飽滿、體力充沛、腰肌強壯、面色紅潤、耳聰目明、輕身延年。

### 人體命根子的大門神闕

神闕在肚臍正中，就是我們說的肚臍眼。神闕穴與人體生命活動密切相關：我們知道，母體中的胎兒是靠胎盤來呼吸的，屬先天真息狀態，嬰兒脫體後，臍帶即被切斷，先天呼吸中止，後天肺呼吸開始。而臍帶、胎盤則緊連在臍中，沒有神闕，生命將不復存在。

神闕穴具有溫補元陽、健運脾胃、開竅復甦、回陽救逆之功效，另外，中醫認為臍腹屬脾，所以本穴能治療脾陽不振引起的消化不良，全身性的陽氣不足，包括四肢發涼怕冷、男科婦科等多種生殖系統疾病。

### 神闕穴的治病保健法

由於肚臍下沒有脂肪組織，所以滲透力強，藥物可以通過臍部直接進入體循環。正因為這個原因，臍療現在已經發展為一種獨立的外治法，對於泌尿生殖系統、消化系統、神經系統等疾病的防治很有效。它主要是把藥物製成膏、丹、丸、散，貼在肚臍上，再用紗布或膠帶固定，有時還需要艾灸。但有一點要注意，臍療時一定要注意自己的皮膚是否對藥物過敏，如果過敏的話，在貼上24小時內會局部發癢或起一些紅斑。

小兒腹瀉可以取雲南白藥75%，與酒精一起調成糊狀，貼敷於神闕穴，24小時換藥一次。遺尿的人，可以將醋與桂枝末相調，貼敷於神闕穴，24小時換藥一次。孕婦妊娠嘔吐，將丁香、半夏、生薑等分別碾成細末，用生薑濃汁調為糊狀，敷在臍部，外蓋紗布，並用膠帶固定，24小時後取下，連用三日。痛經偏虛寒淤血的人，一般月經向後錯，而且血質發暗，有凝塊，怕冷。可用艾葉、小茴香、桂枝、香附、乾薑填臍。

除了藥物治療，指壓保健也是一個不錯的辦法。在每晚睡前空腹，將雙手搓熱，雙手左下右上疊放於肚臍，順時針揉轉（女子以逆時針方向）。每次360下；聚氣法，端坐放鬆，微閉眼，用右手對著神闕穴空轉，意念將宇宙中的真氣能量向臍中聚集，以感覺溫熱為準。

# 神闕的治病養生功效

神闕在人體肚臍正中，臍在人體中的特殊作用，早在上古時期，古人在與自然和疾病鬥爭時，即用原始的針灸、熱熨、敷貼、按摩等手段進行臍療。

**取穴方法**

神闕在肚臍正中，就是我們說的肚臍眼。神闕穴與人體生命活動密切相關，而臍帶、胎盤則緊連在臍中，沒有神闕，生命將不復存在。

**主治疾病**

臍療現在已經發展為一種獨立的外治法。由於肚臍下沒有脂肪組織，所以滲透力強，藥物可以透過臍部直接進入體循環。

**治療方法**

小兒腹瀉可以取雲南白藥75%，與酒精一起調成糊狀，貼敷於神闕穴，24小時換藥一次。

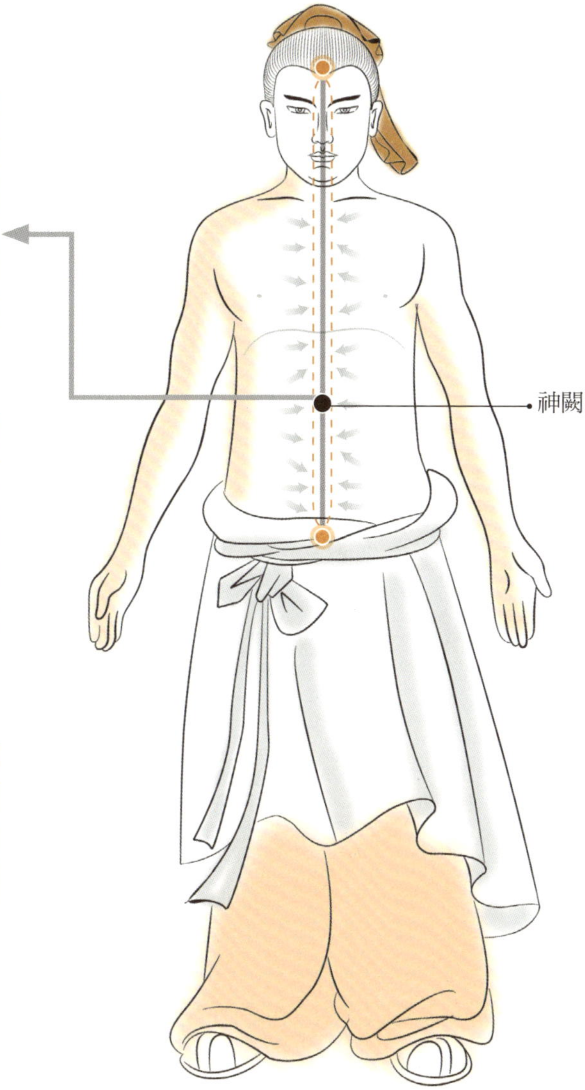


**注意事項**

神闕布氣學說是神闕養生學的重要理論基礎。內經氣化點穴法、臟腑圖點穴法、腹針療法、腹部推拿術、內丹修煉等都是以神闕布氣為核心形成的一個宏觀調控系統。

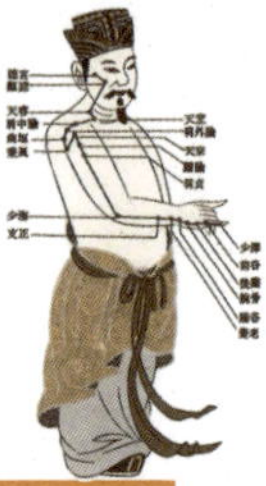



## 中脘
# 保健脾胃的妙穴

中脘穴是常用針灸穴位之一。屬於任脈，是胃之募穴、八會穴。該穴在胃體的中部，因而得名。有和胃健脾、降逆利水的作用。

---

### 治療脾胃之疾的中脘穴

中脘穴位於人體上腹部，前正中線上，當臍中上4寸。就是上身前面正中的骨頭最下緣和肚臍眼連線的中點。取穴時，可採用仰臥的姿勢，該穴位於人體的上腹部，前正中線上，找法如下：胸骨下端和肚臍連接線中點即為此穴。

中脘雖然是任脈的穴位，但同時也是胃的募穴，募穴是臟腑之氣直接輸注的地方，還是腑會，所以對六腑的疾病尤其是胃病有很好的療效。它的作用可以總結為健脾和胃，通腑降氣。《循經》中有一句話說中脘：「一切脾胃之疾，無所不療。」所以，按揉中脘穴可以防治胃痛、腹痛、腹脹、反胃、噁心、嘔吐、泛酸、食慾不振及泄瀉等消化系統的胃腸功能紊亂。

配梁丘穴、下巨虛穴治急性胃腸炎；配肝俞穴、太衝穴、三陰交穴、公孫穴治療胃十二指腸球部潰瘍；配上脘穴、梁門穴治膽道蛔蟲症；配氣海穴、足三里穴、內關穴、百會穴治胃下垂。

### 肥胖者減肥的福音

人肥胖有很多原因，中醫經絡理論認為，肥胖症的發生是由於經絡失控，脾、胃、肺、肝、腎等臟腑功能失調，人體無法正常排除廢棄物，脂肪也無法正常燃燒，使脂膏蓄積。最早在2000多年前就有記載，如《黃帝內經》中的《素問·通評虛實論》中所說的「肥貴人，則膏粱之疾也」；以及「肥人多痰多溼，多氣虛」之說。胃腸功能低下是導致肥胖的主要原因之一，這類人節食減肥只會適得其反。胃腸功能紊亂會導致水分無法在體內代謝，使多餘的水分堆積在體內，而脂肪的分解作用也無法正常發揮。肥胖患者70%～80%都有便祕傾向，吃得多、出得少怎麼會不肥胖呢？

所以，為強化腸胃功能，我們可以掌摩或者按壓中脘穴，這樣可以解決現代人常有的疲勞性胃障礙，並能提高脂肪的分解作用。另外，如果因為胃受寒或者吃涼東西太多導致胃痛，可以選擇掌摩中脘或者艾灸，以溫中散寒止痛。注意此穴孕婦不可灸。

# 中脘穴的保養與功效

中脘雖然是任脈的穴位，但同時也是胃經的募穴，募穴是臟腑之氣直接輸注的地方，還是腑會，所以對六腑的疾病尤其是胃病有很好的療效。

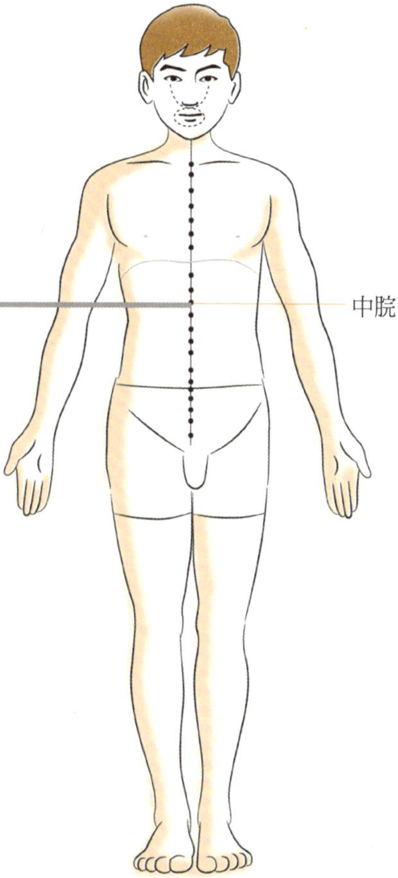


## 取穴方法

取穴時，可採用仰臥的姿勢，該穴位於人體的上腹部，前正中線上，具體找法如下：胸骨下端和肚臍連接線中點即為此穴。

## 治療疾病

按揉中脘穴可以防治胃病、腹痛、腹脹、反胃、噁心、嘔吐、泛酸、食慾不振及泄瀉等消化系統的胃腸功能紊亂。

## 減肥功能

為強化腸胃功能，我們可以掌摩或者按壓中脘穴，這樣可以解決現代人常有的疲勞性胃障礙，並能提高脂肪的分解作用，進而達到減肥的目的。

## 注意事項

如果因為胃受寒或者吃涼東西太多導致胃痛，可以選擇掌摩中脘或者艾灸，以溫中散寒止痛。注意此穴孕婦不可灸。

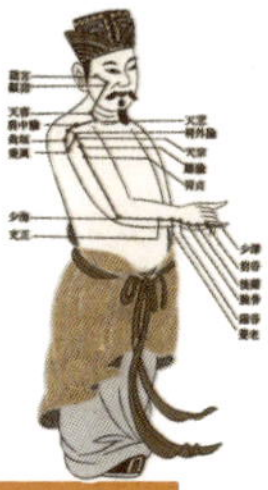

## 膻中

# 寬心順氣按此穴



膻中穴位於前正中線上，兩乳頭連線的中點處。具有寬胸理氣、活血通絡、清肺止喘、舒暢心胸的功能。

---

### 寬心順氣的膻中穴

膻中穴的「膻」字，與「山」同音，有羊臊氣或羊腹內膏脂之意，此指穴內氣血為吸熱後的熱燥之氣。中，與外相對，指穴內。膻中合起來的意思是指任脈之氣在此吸熱脹散。本穴物質為中庭穴傳來的天部水溼之氣，至本穴後進一步吸熱脹散而變化熱燥之氣，如羊肉帶有辛臊氣味一般，所以得名。

膻中穴位於前正中線上，兩乳頭連線的中點處。屬於心包募穴，心包經經氣聚集的地方，是氣會穴，是宗氣聚會的地方，又是任脈、足太陰、足少陰、手太陽、手少陽經的交會穴，有理氣活血通絡，寬胸理氣，止咳平喘的功效。現代醫學研究也證實，刺激該穴可透過調節神經功能，鬆弛平滑肌，擴張冠狀血管及消化道內腔等作用，能有效治療各類氣喘病，包括呼吸系統、循環系統、消化系統病症，如哮喘、胸悶、心悸、心煩、心絞痛等。

如果老年人因為生氣突然心口痛，一時找不到速效救心丸，可以在膻中穴上使勁按壓，大概一兩分鐘，就會慢慢緩過來，休息一會兒就正常如初了。所以，膻中穴可以舒緩病人壓抑的心情、有寬胸理氣的功效。

### 如何保養膻中穴

任脈能統一身之陰，其中的穴位更是保健治療要穴，重要性不容忽視。針刺按摩膻中穴有疏理氣機的效果，針刺後患者會自覺腹內氣體流動，胸部舒暢寬鬆，有的還可聽到腸鳴音。其實這些平時自己按揉就可以做到。大家可以每天按揉此穴100下，約2～3分鐘，便可達到《普濟》中所說的「氣和志適，則喜樂由生」的效果。

揉的時候請注意：四指併攏，然後用指頭肚兒輕輕地做順時針的環形揉動或者從上到下摩，千萬別從下向上推。而此穴還可以配曲池、合谷（瀉法）治急性乳腺炎；配內關、三陰交、巨闕穴、心平、足三里治冠心病急性心肌梗塞；配中脘、氣海治嘔吐反胃；配天突治哮喘；配乳根穴、合谷、三陰交、少澤、灸膻中治產後缺乳。

# 膻中穴的保養與功效

## 膻中穴的位置和療效

### 具體位置

膻中穴位於前正中線上，兩乳頭連線的中點處。屬於心包募穴，心包經經氣聚集的地方，是氣會穴，是宗氣聚會的地方，又是任脈、足太陰、足少陰、手太陽、手少陽經的交會穴。

### 治病療效

透過調節神經功能，鬆弛平滑肌，擴張冠狀血管及消化道內腔徑等作用，能有效治療各類「氣喘病」，包括呼吸系統、循環系統、消化系統病症，如哮喘、胸悶、心悸、心煩、心絞痛等。

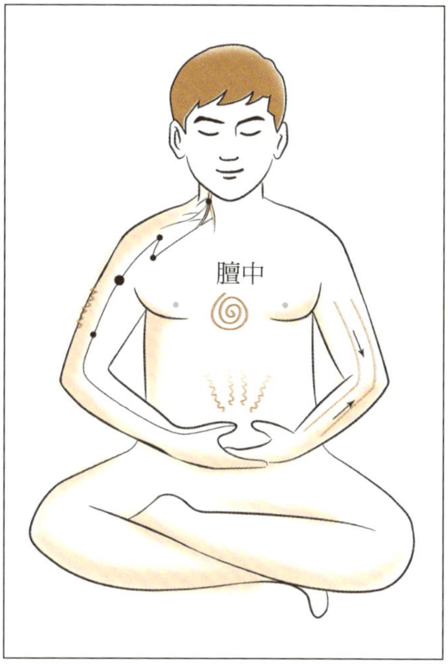


## 膻中穴的治病法

| | |
|---|---|
| **揉法** | 拇指或由手掌大魚際部先順時針後逆時針方向各按揉20次，反覆10次。 |
| **擦法** | 拇指或手掌大魚際部由上向下按擦5～10分鐘。 |
| **推法** | 兩隻手掌面自膻中穴沿胸肋向兩側推抹至側腰部20次左右。 |
| **溫灸法** | 用扶陽罐溫灸即可，每次3～5分鐘。 |

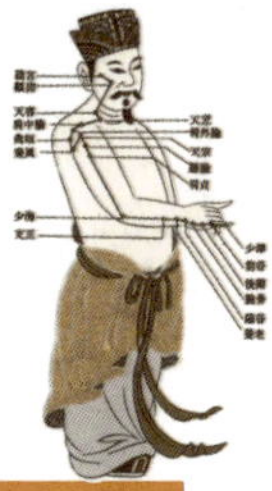



## 命門

# 人體生命之門

認為命門是人身陽氣的根本，生命活動的動力，對男子所藏生殖之精和女子胞宮的生殖功能有重要影響。

---

### 強腰補腎的命門穴

命門穴是督脈的要穴，與任脈的神闕穴相對，上有懸樞、脊中；下有腰陽關、腰俞；左右有腎俞、志室等，以命門為中心畫一個圓。命門在腰部後正中線上，第二腰椎棘突下的凹陷處，跟肚臍在同一水平高度，可以沿著肚臍向後找，到了背後正中的棘突下面的凹陷就是了。

命門在腰部，可以壯腰補虛，溫補脾腎，可以治療腰部虛冷疼痛、遺尿、腹瀉、男性的遺精陽痿，以及女性虛寒性的月經不調、習慣性流產等。前面提到，督脈是「陽脈之海」，能補陽氣，當然這並不僅僅是現在滿大街廣告的「壯陽」，所謂的「壯陽」其實是揠苗助長或者說殺雞取卵。而按揉穴位或者灸才是真正的壯陽之道，每天花3分鐘用手掌來回擦命門，直到有一股熱感透過皮膚向裡滲透為止，這種擦法其實連膀胱經的穴位也一起刺激了，效果更好。如果再加上摩揉任脈的關元、氣海，最多一個月，就會有很好的效果。

### 命門的保養方法

本穴是人體的長壽大穴，也是培元補腎、固精壯陽、通利腰脊的要穴，經常揉按命門穴可強腎固本，溫腎壯陽，強腰膝，固腎氣，延緩人體衰老，促進真氣在任督二脈上的運行。

用雙掌心或單掌心的勞宮穴對準命門，由小到大按順逆時針方向運轉，或雙手從兩側運轉呈一個圓形；以緩慢，輕柔動作，初運轉36圈，逐漸增加至72～108圈，使腰部發熱，舒適。此法培元補腎，固精壯陽，能調整諸陽經失衡，治療腎虛性腰痛、生殖系統疾病及婦女的經帶病等。

本穴配腎俞、太溪主治遺精、早洩、腰脊酸楚、足膝無力、遺尿、癃閉、水腫、頭昏、耳鳴等腎陽虧虛之症；灸命門、隔鹽灸神闕穴主治中風，虛脫；配關元、腎俞穴神闕穴（艾灸）主治五淋；補命門、腎俞、三陰交主治腎虛，腰痛；瀉命門、阿是穴、委中、腰夾脊主治腰扭傷痛；配大腸俞穴、膀胱俞、阿是穴（灸）主治寒溼痺腰痛。

## 命門位置的不同說法

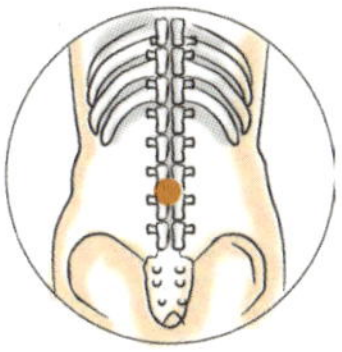

❶ 命門位於兩腎之間的脊椎處

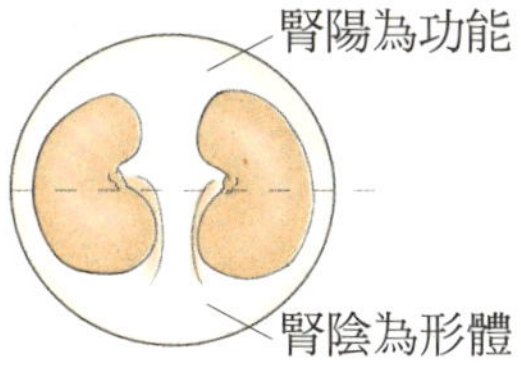


❷ 命門即腎陽

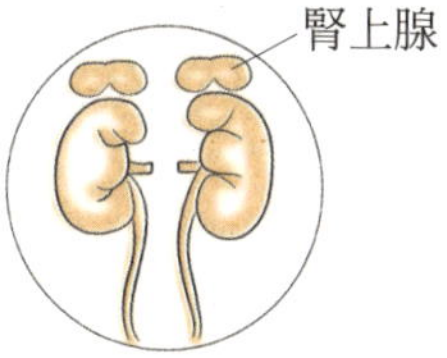


❸ 命門即腎上腺

### 命門的取穴及功效

**位置**

命門在腰部後正中線上，第二腰椎棘突下的凹陷處，跟肚臍在同一水準高度，可以沿著肚臍向後找，背後正中的棘突下面的凹陷就是了。

**功效**

本穴是人體的長壽大穴，也是培元補腎，固精壯陽、通利腰脊的要穴，經常揉按命門穴可強腎固本，溫腎壯陽，強腰膝，固腎氣，延緩人體衰老，促進真氣在任督二脈上的運行。

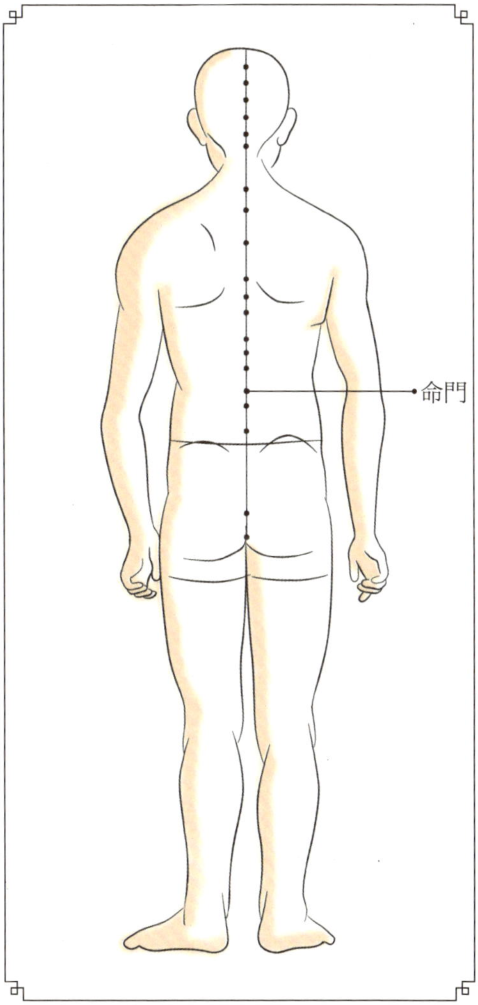

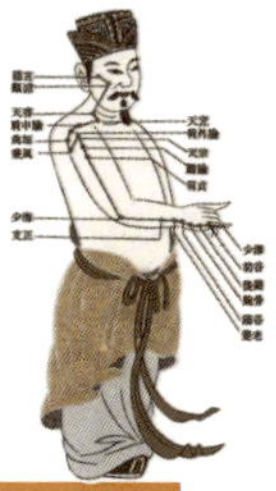



### 百會

# 可治百病的陽會之地

頭為諸陽之會，百會穴位於頭頂，為手足三陽與督脈之寶全穴，百病皆主，故名百會，本穴治症頗多，為臨床常用穴之一。

---

## 降血壓不健忘的百會

百會穴位於頭頂正中，兩耳尖直上與頭正中線交叉點處。取穴時要讓患者採用正坐的姿勢，該穴位於頭部，頭頂正中心，可以透過兩耳角直上連線中點，來簡易取此穴。

百會是足三陽經與督脈、足厥陰肝經的交會穴，所以有「三陽五會」之稱，是人體陽氣匯聚的地方。功能是開竅醒腦，回陽固脫，補中益氣。主治頭痛、眩暈、中風失語、癲狂、泄瀉、健忘、不寐、陰挺等。現在治療中風、記憶力下降等老年病時都要選百會穴。此外，百會穴是降低血壓的良穴。治療時，手掌緊貼百會穴呈順時針旋轉，每次做36圈，可以寧神清腦，降低血壓。

按摩百會穴可清神醒腦，增強記憶力，睡前端坐，用掌指來回摩擦百會穴至發熱，每次108下；或採用叩擊法，用空心掌輕叩百會穴，每次108下；或用灸法，隔薑灸3～5次或溫灸至局部稍見紅暈，每日1次，每月20次。

## 美髮的百會穴

百會穴還有美髮作用。將食指或中指按壓在百會穴上，逐漸用力深壓撚動或做輕柔和緩的揉動，然後用空拳輕輕叩擊百會穴，每次進行3分鐘。可以促進血液循環，增強頭皮的抵抗力，從而減少脫髮斷髮。它和正確的梳頭方式一樣關鍵，應順著毛囊和毛髮的自然生長方向梳，切忌胡亂用力拉扯。因為頭部有督脈、膀胱經、膽經等多條經脈循行，順著經絡的循行方向梳頭，就能輕而易舉的調理多經。

本穴配曲池、足三里、三陰交、太衝等有醒腦開竅的作用，可治屍厥、中風等症；配風池、內關、神門、三陰交等能安神定志，可治心悸、失眠、健忘、神經衰弱等症；配長強等主治脫肛、泄瀉等症；配氣海、關元等主治陰挺。在百會穴施以補法或灸法還能提補諸陽之氣，如氣虛不能固攝之崩漏下血、月經過多、小便失禁、清陽不升。髓海不足之眩暈；心氣不足之心悸、健忘、失眠、腎氣之足底痛等。

# 百會穴的保養與功效

頭部是人體諸多陽經交會之處，而百會位於人體頭頂正中，百病皆主，故名百會，本穴能治療多種病症，是臨床常用穴之一。

## 百會穴的取穴方法

位置：百會穴位於頭頂正中，兩耳尖直上與頭正中線交叉點處。

取穴：患者採用正坐的姿勢，該穴位於頭部，頭頂正中心，可以透過兩耳角直上連線中點，來簡易取此穴。

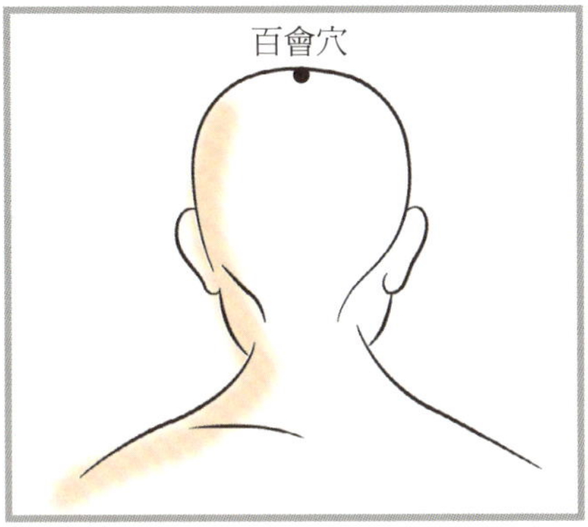


## 百會穴的疾病與按摩

### 百會穴主治病症

**降低血壓**

病症：頭痛、眩暈、耳鳴、失眠等

按摩方法：手掌緊貼百會穴呈順時針旋轉，每次做36圈。

**清神醒腦，增強記憶力**

病症：健忘是指記憶力差、遇事易忘的症狀

按摩方法：於睡前端坐，用掌指來回摩擦百會穴至發熱為度，每次108下。

**美髮作用**

病症：脫髮斷發、頭髮乾枯

按摩方法：食指或中指按壓在百會穴上，逐漸用力深壓撚動或做輕柔和緩的揉動，然後用空拳輕輕叩擊百會穴。

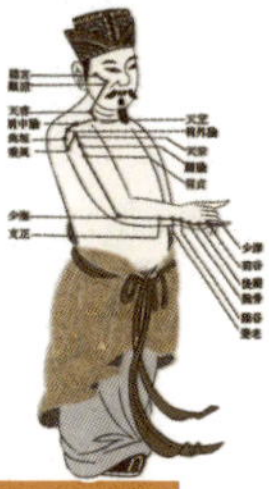



## 神庭與風府

# 安神醒腦不頭痛

風府和神庭兩個穴位，位於人體的頭部，二者同為人體督脈上的重要穴道，按摩此二穴對於治療多種頸部疾病、頭部疾病都很有療效。

### 祛除頭痛的風府穴

風府穴位於人體頸部，當後髮際正中直上1寸，脖子和頭交接的凹陷處。風府穴對外感風寒引起的頭痛、頭重等，以及高血壓引起的頭痛、眩暈，頸椎病引起的頸部神經、肌肉疼痛等都有作用。本穴是督脈穴，與腦相通，也可以治中風、癲癇等神志病。如果有頸椎病或高血壓，或者低頭工作太久頸部酸痛、頭暈眼花，或者不明緣由地突然頭痛，試試點揉風府或膽經的風池穴，或者沿前額的神庭、頭頂的百會穴、風府穴按揉，瞬間就能輕鬆許多。

《資生》裡說：「風府者，傷寒所自起，壯人以毛裹之，南人怯弱者，亦以帛護其項。」所以我們平時要注意風府穴的保暖，尤其是在秋冬季節這種「虛邪賊風」正盛的時候。

針刺風府穴可以主治癲狂、癇症、癔病、中風不語、悲恐驚悸、半身不遂、眩暈、頸項強痛、咽喉腫痛、目痛、鼻出血、感冒、頸椎病、腦發育不全、中風後遺症、腦性癱瘓、精神病、面神經炎、口斜眼歪、頭痛項強、神經疾病。

### 治療失眠多夢的神庭

神庭穴別名天庭穴。位於人體的頭部，當前髮際正中直上0.5寸。針刺神庭穴主治頭痛、眩暈、目赤腫痛、淚出、目翳、鼻出血、頭重、發熱惡寒、結膜炎、角膜炎、神經性嘔吐、癲癇、精神病、鼻流清涕、失眠、神經疾病。

神庭對頭痛眩暈有效，此外，神庭穴之「神」並非徒有虛名，它還可以治精神、心理疾病，例如：失眠、神經官能症、記憶力減退、精神分裂症等。

按摩時，用兩手的食指或者中指的指肚交替從印堂穴向上推至神庭，並在印堂和神庭上加重力度點按，可以寧神定志，治療失眠、心悸，緩解疲勞。像工作久了頭昏腦脹，從印堂到神庭向上推幾次，馬上緩解，整個頭都會感到輕鬆。持續每天睡前揉上20次，多夢、失眠等症狀，很快就會消失。

# 風府和神庭的保養

## 風府的位置和功效

位置：風府穴位於人體頸部，當後髮際正中直上1寸，脖子和頭交接的凹陷處。

功效：風府穴對外感風寒引起的頭痛、頭重等，以及高血壓引起的頭痛、眩暈，頸椎病引起的頸部神經、肌肉疼痛等都有作用。

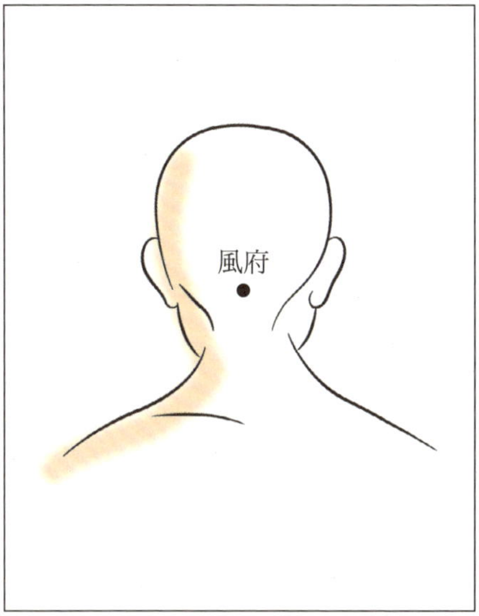


## 神庭的位置和功效

位置：該穴位於人體的頭部，當前髮際正中直上0.5寸。

功效：治精神、心理疾病，例如失眠、神經官能症、記憶力減退、精神分裂症等。

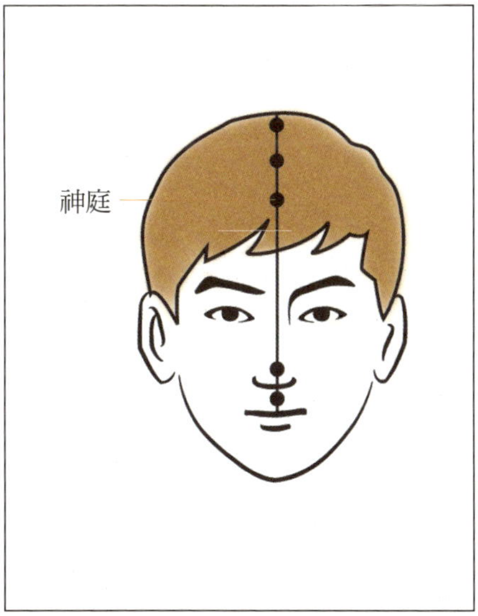

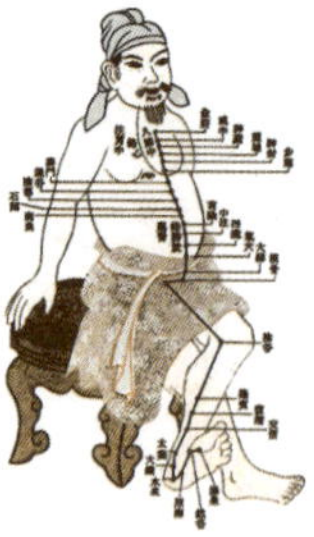

# 下篇

# 經絡祛病養生法

中醫提倡「治未病」，就是在病發前就應注意該病常見的先兆症候，並給予診療。「治未病」就是要去除體內的致病因素，這時人的臟腑陰陽盛衰已經失衡，或已有邪氣入侵，但尚未導致人體功能活動的失常，此時進行經絡治療自然易如反掌，本章透過近50種常見病的經絡治療法和經絡保健法，詳解經絡祛病養生的奧祕，以防患於未然。

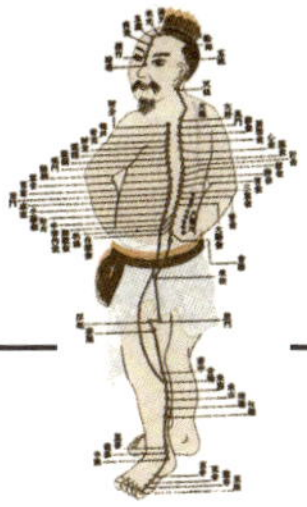



**本章內容提要**



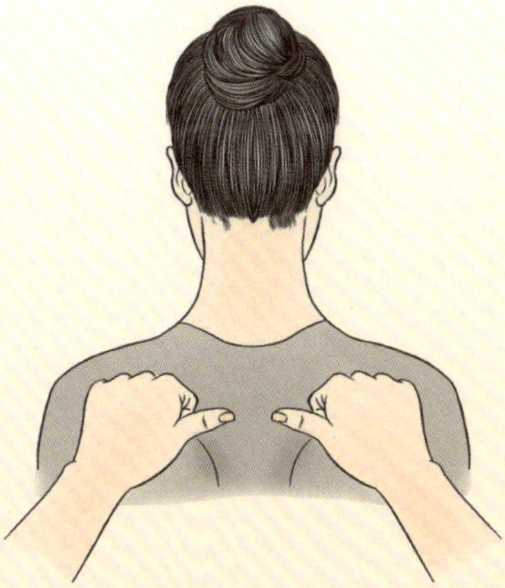

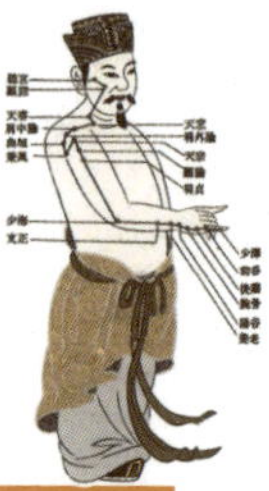



# 第一章

# 經絡治病：自己做自己的醫生

### 病與症

## 治病才是治本

現代人服用的藥千門百類，而大多數藥只是去症，並不治病——只關注不適的感覺消失與否，化驗值正常與否，而不去探究問題的根源。

---

### 病與症的區別

現在有許多藥品廣告病症不分。將不同的病與症混在一起，而一種藥能治三類不同的病難以叫人信服，說一種藥可以治百病最終可能什麼也不能治。

病和症是一個問題的兩面，如頭痛、發熱、作嘔、肚子痛，這是症狀，一般症狀只能由病人自己表達，而病是由醫生經過詢問、檢查、化驗、拍片，才能確定的，因此無論是病人或醫生都不應該把病和症混為一談。

例如：腰腿痛、坐骨神經痛、四肢麻木都是某種病的症狀，這些症狀仔細分析又是同一個現象的不同說法，且這個症狀可能是甲病引起的，也可能是乙病或丙病引起的，描述很模糊。例如：肚子痛只是一個症狀，而引起肚子痛的病卻有很多，胃炎、胰腺炎、腸梗阻、腹瀉等皆可出現肚子痛。醫生絕不可只有止痛(治症)，而是要弄明到底是什麼原因的病引起的症，只有找到病因，才能真正治好病，消除症。所以病人和醫生都應該弄清病和症的關係。

### 治病要治本

病和症狀常常在不同部位，例如：肺結核病人的症狀易反映在臉上(發熱、臉色發紅)，肝病病人的症狀易反映在皮膚上(發黃)，骨質增生在腰部則反映在腿上(下肢酸痛)。可以看出，很多病發在臟腑或骨骼，但它們都有很多症狀表現在外表皮膚，且不見得能一一對症。所謂「症現於四肢五官，病存於五臟六腑」，是中醫最基本的道理。因此，「頭痛醫頭，腳痛醫腳」的觀念很要不得。醫生常說「對症下藥」，其實細想起來也不確切，叫「對病施治」方算完美，因為「治症」只是治標，「治病」才是治本。

# 人體上的病與症

人身體上會因病顯現出一些症狀，下面就舉例說明病和症的區別，針對這些疾病，不能只從其外部症狀來治療，而是要治其病為本。

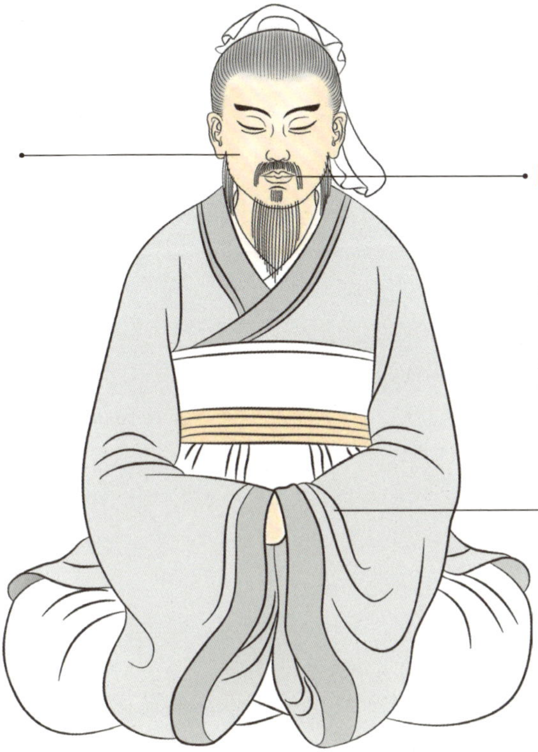

色斑的病與症

黃褐或淡黑色斑片是由內分泌發生變化、長期口服避孕藥、肝臟疾患、腫瘤、慢性酒精中毒、日光照射所致。

口臭的病與症

口臭是指口內出氣臭穢的一種症狀，多由肺、脾、胃積熱或食積不化所致。

便祕的病與症

便祕不是一種具體的疾病，而是多種疾病的一個症狀。便祕在程度上有輕有重，在時間上可以是暫時的，也可以是長久的。

## 不能不注意的症

| | |
|---|---|
| 皮膚瘙癢 | 皮膚是人體最大的排毒器官，皮膚上的汗腺和皮脂腺能夠透過出汗等方式，排出其他器官無法解決的毒素。 |
| 十二指腸潰瘍 | 憂思鬱怒、肝鬱氣滯的內生之毒，飲食不節，過饑過飽，過食辛辣等物，嗜菸酒帶來的外來之毒都可引起十二指腸潰瘍。 |
| 溼疹 | 多是由消化系統疾病、腸胃功能紊亂、精神緊張，或是環境中的各種物理、化學物質刺激所引起的皮膚炎症性反應性疾病。 |
| 痤瘡 | 痤瘡是一種毛囊與皮脂腺的慢性炎症性皮膚病。當毒素排出受阻時或微量元素缺乏，精神緊張，高脂肪或高碳水化合物飲食都是痤瘡的誘因。 |

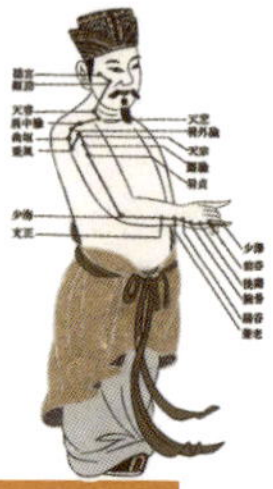



疾病的由來

# 六淫邪氣

如果自然界的六氣太過或不及，氣候就會反常，在人體抵抗力低下的時候，就成為人體致病的因素。

## 外感六淫是百病之源

六淫，即是風、寒、暑、溼、燥、火六種外感病邪的統稱。六淫在正常情況下，為六氣，是自然界的六種不同氣候變化。六氣是萬物生長的條件，對人體是無害的，同時，人們在生活實踐中逐漸認識到了它們的變化特點，產生了一定的適應能力，所以正常的六氣不會使人致病。當氣候變化異常，六氣發生太過或不及，或非其時而有其氣，如春天應該溫暖的時候，卻依然寒冷，秋天應該涼爽，卻依然炎熱等，或是氣候變化過於急驟，如過劇的暴熱、暴冷等。在人體正氣不足，抵抗力下降時，六氣才能成為致病因素，並入侵人體引發疾病。這種情況下的六氣，便成為六淫，淫有太過或浸淫之意，由於六淫是不正之氣，所以又將之稱為六邪。

## 六淫致病的特點

第一，六淫致病與季節、居住或工作地點有關，如春季多風病，夏季多暑病，長夏初秋多溼病，深秋多燥病，冬季多寒病等。若工作或居處環境失宜，如久處潮溼環境多溼邪病，高溫環境作業常有暑邪、燥熱或火邪病等。

第二，六淫致病以後，不僅互相影響，還能在一定條件下相互轉化，如寒邪可鬱而化熱，暑溼日久又可以化燥傷陰，六淫又皆可化火等。

第三，六淫邪氣既可單獨侵襲人體，又可兩種以上同時侵犯人體而致病。如風寒感冒、溼熱泄瀉、風寒溼痺等。

第四，六淫為病，其受邪途徑多侵犯肌表，或從口鼻而入，或兩者同時受邪。此外，還有某些並非因為六淫之邪外感，而是由於臟腑功能失調所產生的化風、化寒、化溼、化燥、化熱、化火等病理反應，其表現雖與風、寒、暑、溼、燥、火六淫症狀相類似，但其發病原因，不是外來之邪，而是身體內在的某些病理狀態，為了區別又稱其為「內生五邪」，即內風、內寒、內溼、內燥、內熱等。

# 風寒溼三氣的致病原因

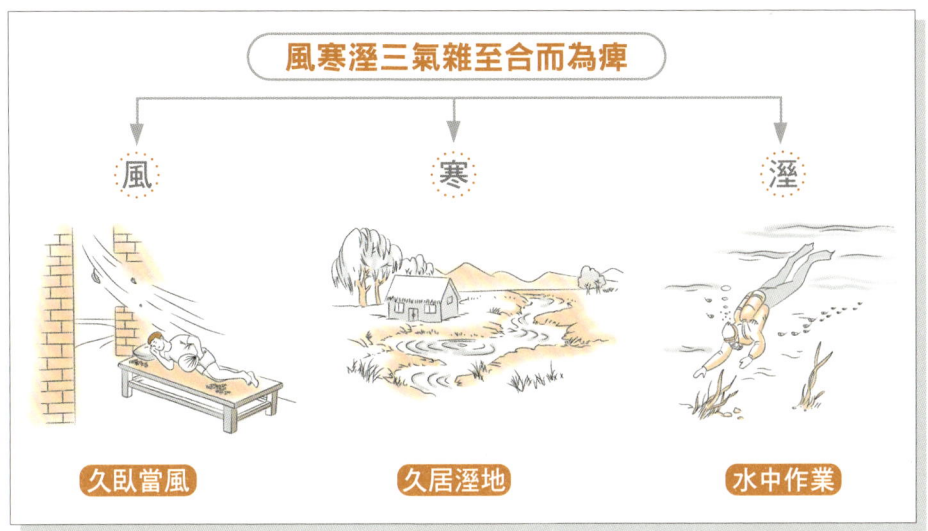

風寒溼三氣雜至合而為痺
風
寒
溼
久臥當風
久居溼地
水中作業


## 一氣分為六氣圖

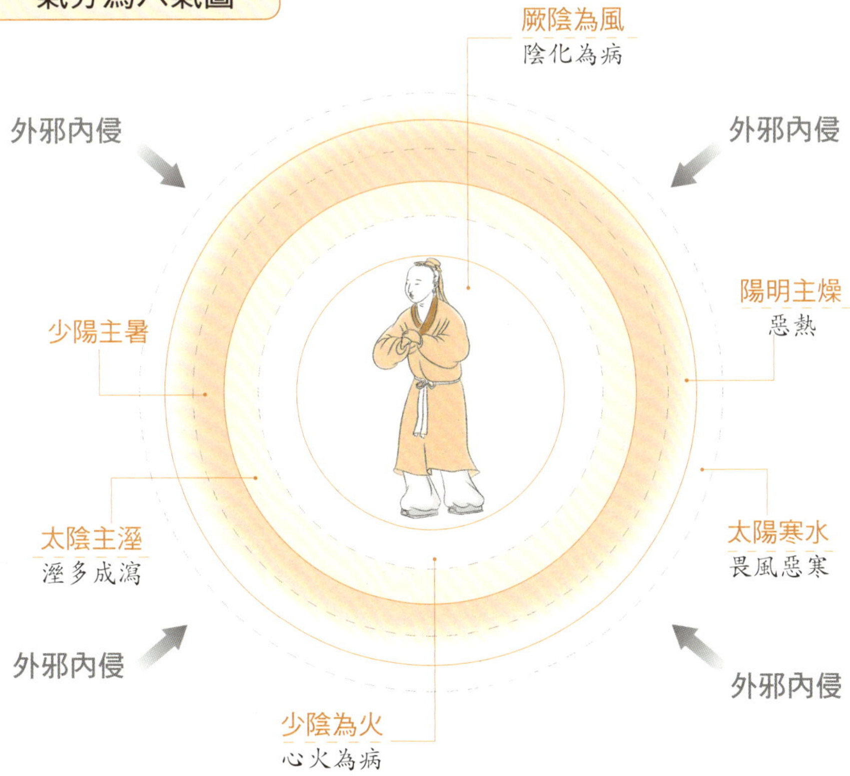

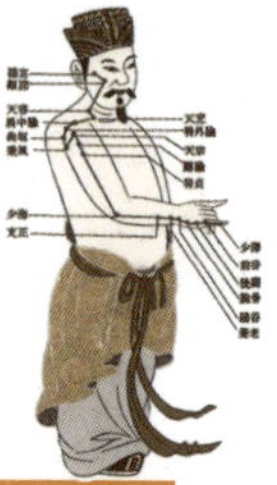



## 情緒致病

# 七情是健康的大敵

情緒是人類的正常情感活動，人對任何人、事、物，都不是無動於衷、冷酷無情的，而總是表現出某種相應的情感，如高興或悲傷、喜愛或厭惡、愉快或憂愁、振奮或恐懼等。

---

### 情緒是導致疾病的禍首

喜、怒、憂、思、悲、恐、驚是人的七種情感，人皆有之，在正常情況下，對健康沒有影響。但是內外刺激引起七情太過，會導致人發生多種疾病。

### 七情所致疾病

喜，指狂喜。舊時有所謂「四喜」：久旱逢甘霖，他鄉遇故知，洞房花燭夜，金榜題名時。這種突然的狂喜，可導致「氣緩」，即心氣渙散，血運無力而淤滯，從而出現精神無法集中，心神恍惚、嬉笑癲狂等。

憂，是指憂愁、苦悶、擔心。輕者愁眉苦臉，憂鬱寡歡，意志消沉；重者難以入眠、精神委頓，心中煩躁，並會導致咳喘、失眠、便祕、陽痿、癲癇等症，甚至誘發癌症或其他疑難重症。

怒，輕度發怒，則有利於壓抑情緒的抒發，有益於健康。而如怒氣太盛，輕者會肝氣鬱滯，食慾減退；重者面色蒼白、四肢發抖，甚至昏厥死亡。

思，思慮過度最易傷脾，導致脾胃運化失職，則食慾大減，飲食不化。長期從事腦力勞動、大腦高度緊張的人，易患心腦血管疾病和消化道潰瘍病。

悲，是指悲傷、悲痛、悲哀，如幼年喪母、中年喪偶、老年喪子；或者是失戀、遭劫受災等，如果過於悲哀，就會導致心肺鬱結、意志消沉。容易悲傷的人，比其他人更容易得癌症或其他疑難重症。

驚，是指突然遇到意外事變，心理驟然緊張，如耳聞巨響、目睹怪物、夜做噩夢等都會受驚。輕者顏面失色、神飛魂蕩、目瞪口呆、冷汗滲出、肢體運動失靈；重者驚叫，神昏僵僕，二便失禁。

恐，是指恐懼不安、心中害怕、精神過分緊張；重者亦可導致神昏、二便失禁。恐與驚密切相關，略有不同，多先有驚繼則生恐，故常驚恐並提，然所以，想要有健康的身體，就必須做到自我控制精神，抵制或擺脫社會不良情緒的干擾。

# 控制七情的養神之道

## 養神1 不時禦神

不善於控制自己的精神，為貪圖一時的快樂，違背生活規律而取樂，則有害於身心健康，促使人體過早衰老。

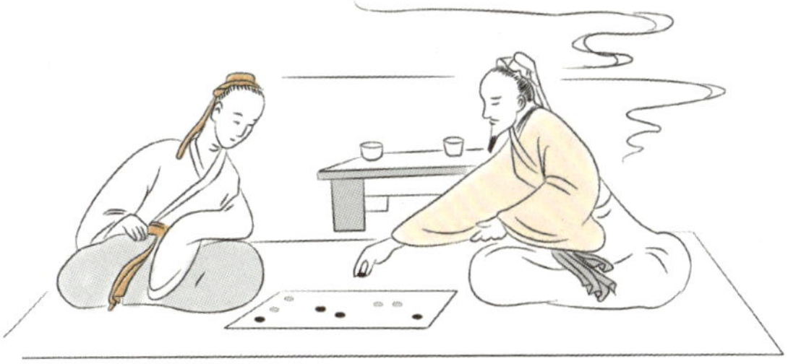

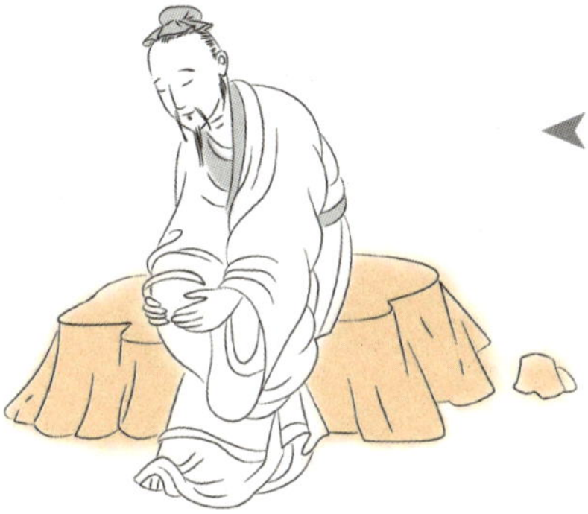

## 養神2 高下不相慕

減少私心雜念，見素抱樸，少私寡欲。只有少私寡欲，精神才能守持於內。一個私心太重、嗜欲不止的人，他的精神一定不能夠安靜下來。

## 養神3 抑目靜耳

眼耳是神接受外界刺激的主要器官，其功能受著神的主宰和調節。目清耳靜則神氣內守而心不勞，若目馳耳躁，則神氣煩勞而心憂不寧。

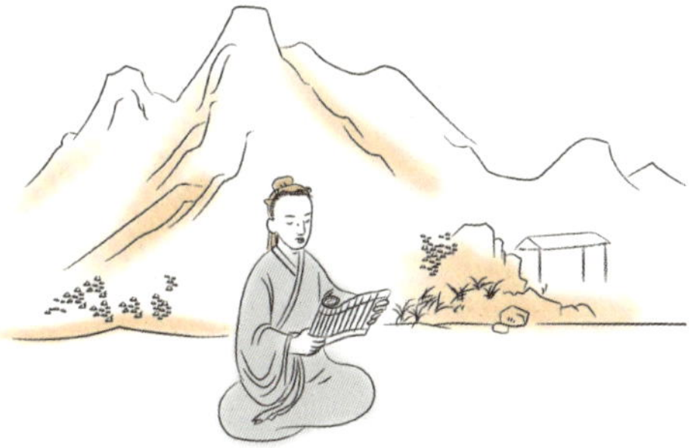

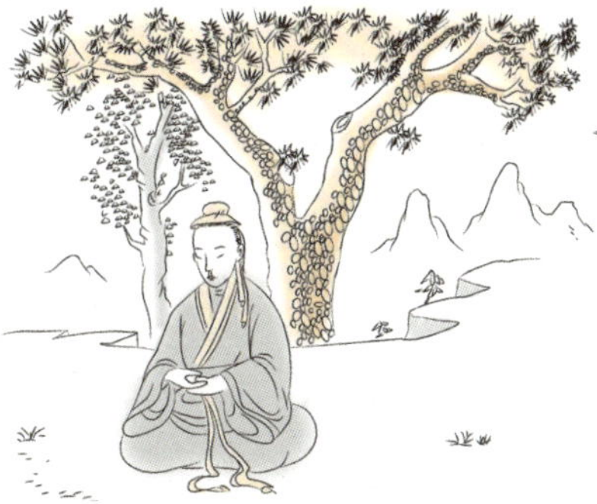

## 養神4 凝神斂思

凝神斂思是保持思想清靜的良方。如果反之，正如養生家孫思邈所說：「多思則神殆，多念則志散，多欲則志昏，多事則形勞。」

## 情緒療神

| | |
|---|---|
| 喜傷心者 ← 以恐勝之 | 思傷脾者 ← 以怒勝之 |
| 悲傷心者 ← 以喜勝之 | 怒傷肝者 ← 以悲勝之 |

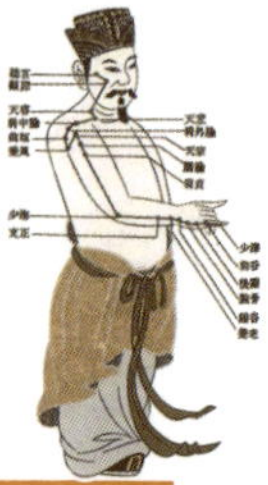



察顏觀色

# 從面部看疾病由來

中醫認為，五臟開竅於面，故人體內臟機能的好壞會反映在臉上。古人看面相知病並非無中生有，望診作為中醫四診之一，為診病發揮巨大的作用。

## 面部診療法

有的人平時不生病，一生病就很嚴重，這是因為身體經絡處於麻痺狀態，沒有感覺到疾病的來襲，等到發現時身體已經崩潰了。

面部的色澤是血氣通過經絡上注於面而表現出來的，氣血的盛衰及運行情況必定會從面色上反映出來。所以可以透過面色來判斷人體將要或已經發生的疾病。一般來說，健康面色通常是微黃，顯紅潤而有光澤，另外，人的膚色會隨四季轉移，春天臉上略帶青色，夏天略帶紅色，長夏略帶黃色，秋天略帶白色，冬天略帶黑色。這都是正常的臉色。如果稍偏某種顏色而一生不變的，也屬正常現象。不過，不論偏於哪種顏色，都以明潤蘊蓄為好。

如果不是，就需要注意。雖然這時可能身體沒有任何不適，但身體可能在醞釀某種疾病而自己卻不知道。所以平時要密切注意自己的臉色。

## 面部所反映出來的疾病

其實，面部診療法並不難，就是根據面部的一些小變化，來判斷身體上隱藏的病症。

早上起來如果發現自己眼圈發黑、臉色晦暗，表明腎臟負擔太重。額頭皺紋突然增加，表明肝臟負擔過重。要少吃動物脂肪含量高的食物，如豬肉之類，多吃一些清淡的食物。

鼻尖代表心臟的情況，鼻尖呈紅色或紫色可能是血壓偏高，或鹽和酒精攝取過多。鼻子很硬，可能是心動脈硬化的跡象、心臟脂肪積累太多或膽固醇太高。如果鼻子上有腫塊，說明胰臟和腎臟有病；鼻尖發腫，則表明心臟水腫；如果鼻子彎曲，可能有遺傳性疾病。

耳郭粗糙不平有棘突狀的結構，常見於腰椎、頸椎骨質增生等疾病。耳垂上有一條自前上至後下的明顯皺褶的斜紋線，常見冠心病、心肌梗塞、高血壓等疾病。耳垂肉薄呈咖啡色，常見為腎臟病和糖尿病。耳朵瘦小，甚至枯萎，多見於嚴重的體能消耗疾病以及病症的後期階段。

# 五色關乎五臟

天庭如墨煙，就是神醫也難救。火色出現在金地等症候，皆因體內元氣嚴重衰敗虛弱，賊邪病氣容易長驅直入。

天庭直下，眉心區域之上的這一塊範圍，稱之為「闕上」，是人體咽喉的反應區。如果出現病色，則反映出咽喉生病了。

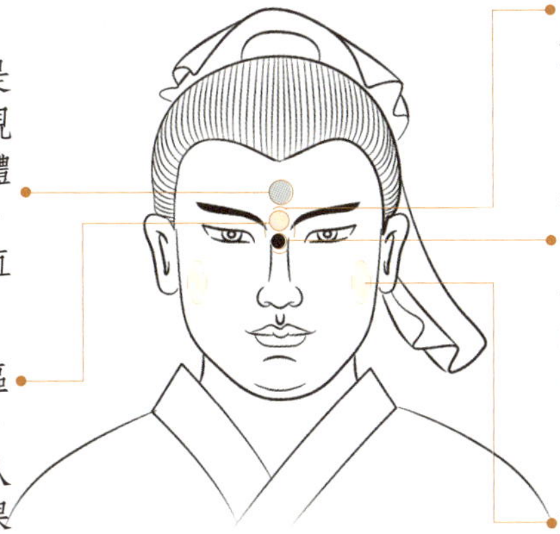

雙眉中間的區域，別名稱之為「闕」，它對應的內臟是肺。肺主皮毛，當外感風寒時，此區域出現的色薄而澤，呈現其中。

從闕中直下，是鼻的根部，也稱為「山根」，古稱「下極」，此地是心臟的外部顯象區。當此處出現病色時，反映出心臟的內部病變。

當赤色出現在兩側顴骨上時，也稱之為「東西兩嶽現赤霞」，如果赤色範圍大如拇指，則十分凶險。

## 五色的正常色和異常色

| | 正常 | 異常 |
| --- | --- | --- |
| 赤 | 正常的赤色，就像白色的絲綢裹著鮮紅的朱砂，紅而潤澤。 | 異常的赤色，就像赭石一樣，色雖赤但是帶紫，表面色澤滯暗無光澤。 |
| 青 | 正常的青色，應當像青色的玉石，青中透潤。 | 異常的青色，則像藍色無華。 |
| 黑 | 正常的黑色，似重漆，黑而明澤。 | 異常的黑色，像草地的地衣，色雖黑而枯槁。 |
| 白 | 正常的白色，應當像鵝的白羽毛，白而潤澤。 | 異常的白色，則似海鹽，白中帶濁並有浮光。 |
| 黃 | 正常的黃色，應當似白色的羅帕裡裹雄黃，黃而明潤。 | 異常的黃色，則像黃土，雖黃而枯。 |

### 面部的天庭

是人體頭部和面部器官組織的反應區，這一區域如果出現病色，說明頭部或面部出現病變。

### 面部的天庭

①古人將面部各部位定了許多類別的異名，例如：將鼻稱之「明堂」，兩眉之間稱之為「闕」，天庭稱之為「顏」，兩頰稱之為「蕃」，耳門稱之為「蔽」。

②古人根據五行和星象之理，將左耳命名為金星，右耳稱木星，額名為火星，口名為水星，鼻名為土星。

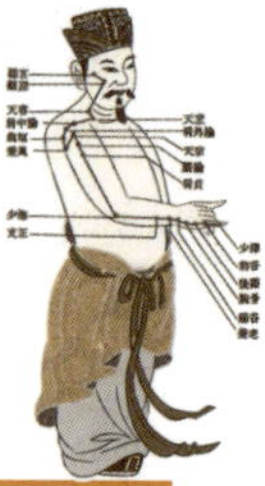



## 經絡治病法一

# 推拿

推拿在我國流傳已久，「以人療人」，屬於現在崇尚的「綠色」療法的一種；由於簡便無副作用，治療效果良好，所以幾千年來在中國不斷得到發展、充實和提高。

### 綠色推拿按摩法

推拿古稱按摩、按蹺等，指醫者運用自己的雙手作用於病患的體表、受傷的部位、不適的所在、特定的腧穴、疼痛的地方，具體運用形式多樣的手法，以達到疏通經絡、推行氣血、扶傷止痛、祛邪扶正、調和陰陽的療效。

推拿療法的起源，可以追溯至遠古時期。先民們在生存競爭中遇到意外損傷時，由於用手按撫體表患處而感到疼痛減輕或緩解，從而逐漸發現其特殊的治療作用，並在長期實踐的過程中形成獨特療法。

按摩能疏通經絡。使氣血周流、保持身體的陰陽平衡，所以按摩後可感到肌肉放鬆、關節靈活，使人精神振奮，消除疲勞，對身體健康有重要作用。

### 推拿的主要方法

推拿手法種類繁多，無論何種手法，其最基本的作用方式是用它的力學效應，應用推、拿、按、摩、滾、揉、搓、抖、拉等手法，根據疾病性質、患者年齡、體質而靈活掌握，促進組織內的物質交換，促進身體的新陳代謝。需要注意的是手法有輕重手法，還有某些特殊手法，如頸椎旋轉扳法、腰椎旋轉復位法等。通常輕手法不會造成不良影響，而重手法、頸腰椎旋轉扳法，使用恰當有立竿見影之功效，但如果對疾病缺乏了解，可能造成嚴重後果。

### 推拿的注意事項

各種開放性損傷、皮膚潰爛、皮膚病、傳染病尤其是急性傳染病、惡性腫瘤、出血性疾病，尤其是有凝血功能障礙患者，月經期、孕婦、產後惡露未淨，各種急性炎症、骨關節有器質性病變者及久病體弱者皆不宜或禁止推拿。

必須對推拿按摩有正確的認識，進行推拿治療時，不僅應遵循中醫診療望、聞、問、切的原則，還要有現代醫學的確切診斷，根據患者具體情況選擇恰當的手法。

## 經絡推拿治病

按摩操作時以手指指面或以手掌掌面逐漸用力下壓，使病人產生酸、麻、重、脹和走竄等感覺，持續數秒後，漸漸放鬆。

**搓法**

用雙手的掌面夾住身體的一定部位，相對用力做快速搓揉的同時，上下往返一定的方法稱為搓法。

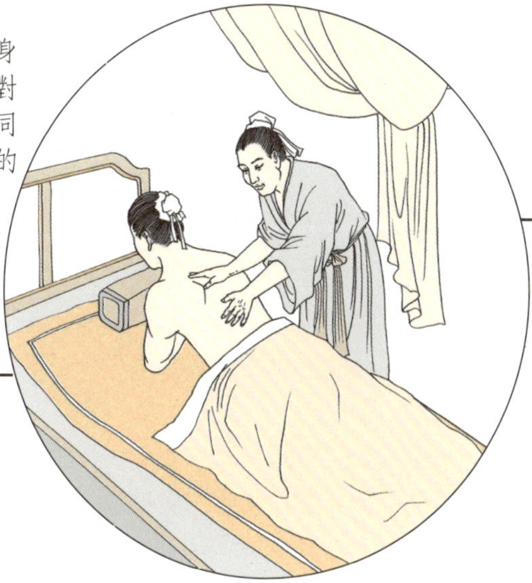

**摩法**

將手掌掌面或食指、中指、環指三指指面相並貼附於身體的一定部位或穴位上，腕關節主動作環形有節律的撫摩運動的方法稱為摩法。

### 適合按摩的四個部位

| 部位 | 所治疾病 | 治病方法 |
|---|---|---|
| 腹臍 | 消除腹部脂肪防治便祕 | 兩手重疊，按於肚臍，適度用力，同時保持呼吸自然，順時針方向繞臍揉腹。 |
| 耳部 | 預防耳部凍瘡幫助養腎提拉耳垂 | 雙手食指放耳屏內側後，用食指、拇指提拉耳屏、耳垂，自內向外提拉，手法由輕到重，牽拉的力量以不感疼痛為限，每次3～5分鐘。 |
| 前胸 | 增強心肺功能 | 用右手按在右乳上方，手指斜向下，適度用力推擦至左下腹，來回擦摸50次；換左手用同樣方法摩擦50次。然後，再用手掌跟對著胸部中間上下來回摩擦50次；還可用兩手掌交替拍打前胸後背，每次拍100餘下，早晚各做一次。 |
| 背部 | 提高免疫力防感冒 | 在每天早晚擦(搓)背、拍背或用保健錘敲背部(包括背部和頸部)；或採取背部按摩理療如背部刮痧、捏脊、拔火罐等。 |

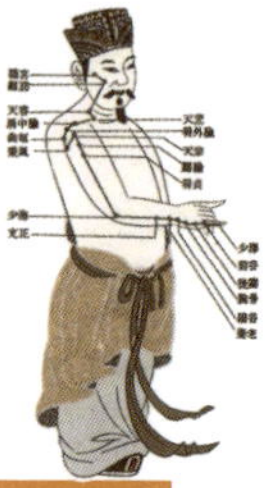



## 經絡治病法二

# 針灸

針灸，是在身體某些特定穴位上施灸，以達到和氣血、調經絡、養臟腑、延年益壽的目的，是中國獨特的養生治病方法之一。

### 針灸的概念

針灸是中國特有的治療疾病的手段，它是一種「從外治內」的治療方法，透過經絡、腧穴的作用來治療全身疾病。不少人認為針和灸是同一種療法，其實不然。雖然它們都是建立在人體經絡穴位的認識之上，但針療產生的只是物理作用，而艾灸是藥物和物理的複合作用。

針灸分為「灸法」和「針法」，灸法是用艾絨或其他藥物放置在體表的穴位上，燒灼、溫熨，借灸火的溫和熱症以及藥物作用，透過經絡的傳導，起到溫通氣血，扶正祛邪的效力，達到治療疾病和預防保健的目的。

所謂針法，就是用毫針刺激人體一定的穴位，以激發經絡之氣，使人體新陳代謝旺盛起來，從而起到強壯身體、益壽延年的目的。針法在古代主要有三棱針刺法、皮膚針刺法、皮內針刺法、火針刺法、芒針刺法、電針刺法等方法。而現代又添加了耳針法、頭針法、眼針法、手針法、足針法、腕踝針法、聲電波電針法、電火針法、微波針法等新型的治療手法。

### 針灸經絡的好處

《醫學入門》裡說：「藥之不及，針之不到，必須灸之」，說明灸法可以起到針、藥有時不能起到的作用。至於灸法的保健作用，早在《扁鵲心書》中就有明確的記載：「人於無病時，常灸關元、氣海、命門……雖未得長生，亦可得百餘歲矣。」

針法的好處是，不需要吃藥，只是在病人身體的相關穴位用針刺入，就能達到治病的目的。一般來說，針灸刺入人體後會產生酸、麻、脹、重、疼等感覺，這些都是針刺得氣的反應，算是好的表現。

總之，針灸療法具有很多優點：首先，適用於內、外、婦、兒、五官等科多種疾病的治療和預防；治療範圍廣泛。其次，針灸具有良好的興奮身體的機能，能提高抗病能力，有鎮靜、鎮痛等作用。治療疾病的效果比較顯著。最後，操作簡便易行，並且醫療費用低，基本安全可靠。

# 針刺的方法

## 春夏刺淺原理

春夏大地上，陽氣旺盛，地下之陽氣亦上升至表層。

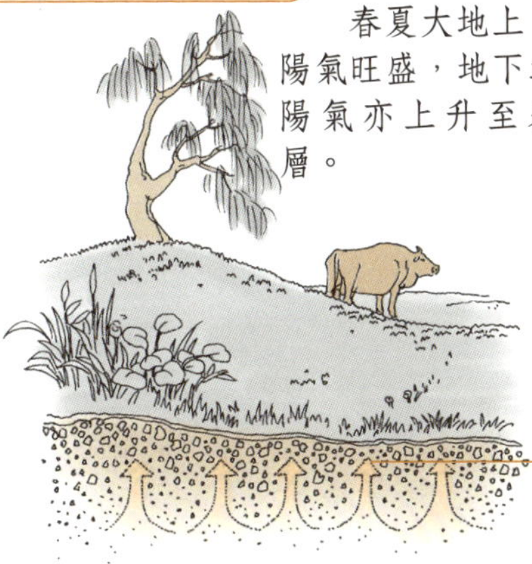

## 秋冬刺深原理

秋冬大地上陰氣旺盛，地下陽氣則潛藏於深處。

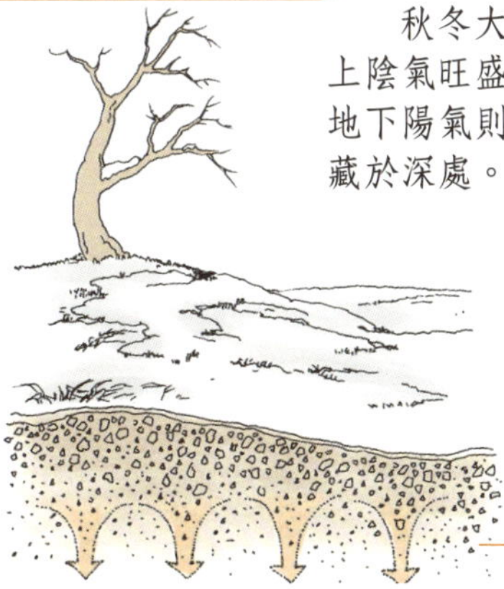

人體與天地相應，春夏時陽氣亦升至肌膚表層，故春夏施針應淺刺。

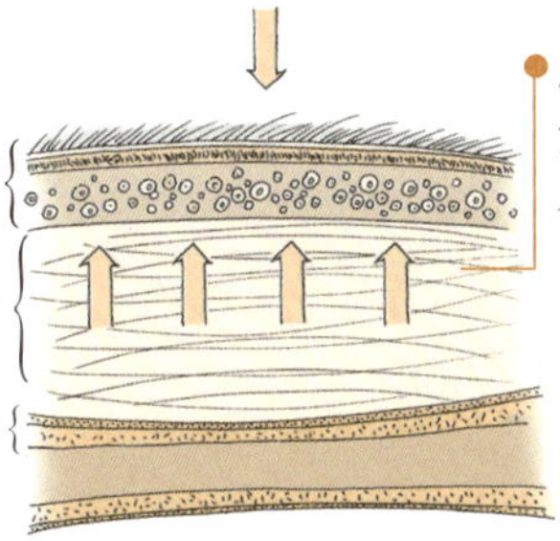


人體與天地相應，秋冬時陽氣亦潛藏於筋骨深處，故秋冬施針應深刺。

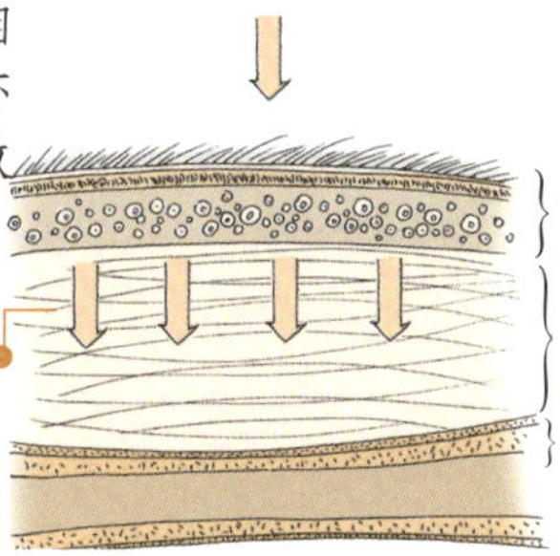


## 春夏淺刺方法

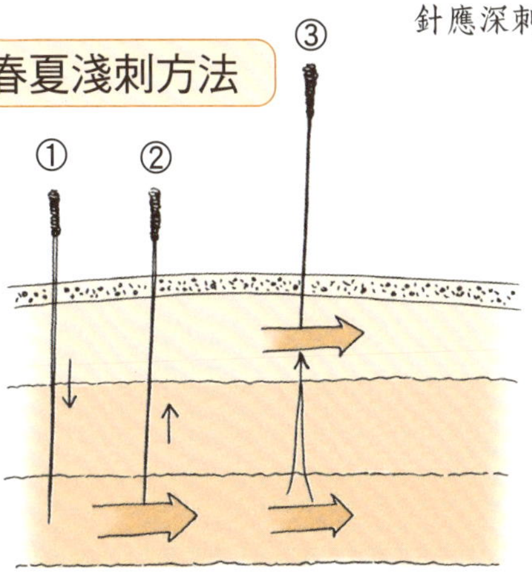


春夏淺刺，主要是要引一陰之氣到表層。具體方法為：①初下針至深層；②得氣後，向上提針；③提針至表層，引一陰氣與表層陽氣結合。

## 秋冬刺深方法

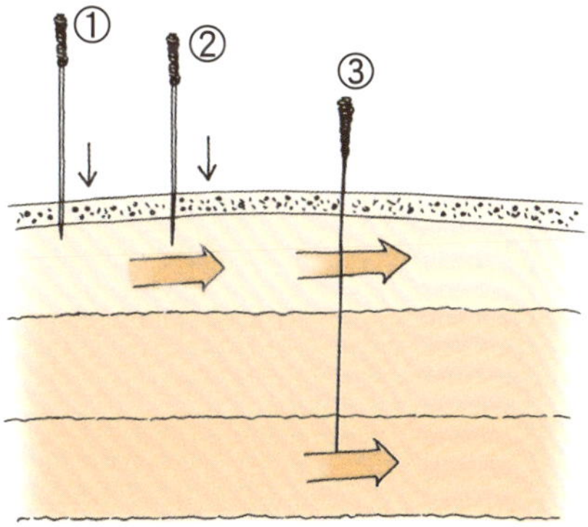


秋冬深刺，主要是要引一陽氣至深處。具體方法為：①初下針至淺層；②得氣後向下進針；③進針至深處，引一陽氣與深層陰氣結合。

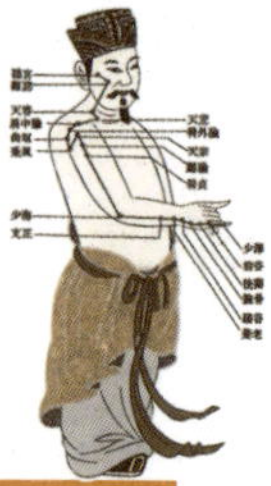



## 經絡治病法三

# 拔罐

「拔火罐」是民間對拔罐療法的俗稱。它是借助熱力排除罐中空氣，利用負壓使其吸著於皮膚，造成淤血現象的一種治病方法。

### 什麼是拔罐

拔罐療法，是中國醫學遺產之一，從晉、唐開始，在漢族民間使用很久了。拔罐法是應用各種方法排除罐筒內空氣以形成負壓，使其吸附體表以治療疾病的方法，又稱吸筒療法、拔筒法。

拔罐在民間流傳一種說法叫「要想身體安，火罐經常沾」。透過火罐吸拔，不但能治療風寒痺痛、虛勞、喘息等數百種疾病，還有促使經絡通暢、氣血旺盛，具有活血行氣、止痛消腫、散寒除溼、散結拔毒、退熱的保健作用。

拔罐要用罐具，如竹罐、陶瓷罐、金屬罐(銅罐、鐵罐)、玻璃罐、抽吸罐等。現代以玻璃罐和抽吸罐使用最廣。

### 拔罐的方法

火罐法：有投火法、閃火法、貼棉法及架火法四種。四種都是傳統方法，主要利用燃燒時的熱力，排出空氣，使罐內形成負壓，將罐具吸於皮膚上。

抽氣罐法：是現代發展出來的方法。由抽吸器和不同型號的帶有活塞的塑膠罐組成。操作方法簡便易行，先將罐具放在所拔穴區，抽吸器插入罐頂部的調節活塞，用手指反覆拉動，將罐內氣體排出至所需的負壓後，取下抽吸器。取罐時，只要將罐頂的塑膠芯向上拔。抽氣罐法使用機械力，不會造成燙傷等意外事故，還可根據病人體質、病情及部位調節吸拔程度。

### 拔罐的注意事項

拔罐時要選擇適當體位和肌肉豐滿的部位，若骨骼凸凹不平、肌肉瘦削、毛髮較多的部位均不適用。根據所拔部位的面積大小選擇合適的罐。操作時要迅速，才能使罐拔緊，吸附有力。用火罐時應注意勿灼傷或燙傷皮膚。如果因為燙傷或留罐時間太長皮膚起水泡，要防止水泡破裂感染。皮膚有過敏、潰瘍、水腫及大血管分布部位，不宜拔罐。高熱抽搐者，以及孕婦的腹部、腰骶部位，亦不宜拔罐。

# 拔罐的步驟和姿勢



## 拔罐的步驟

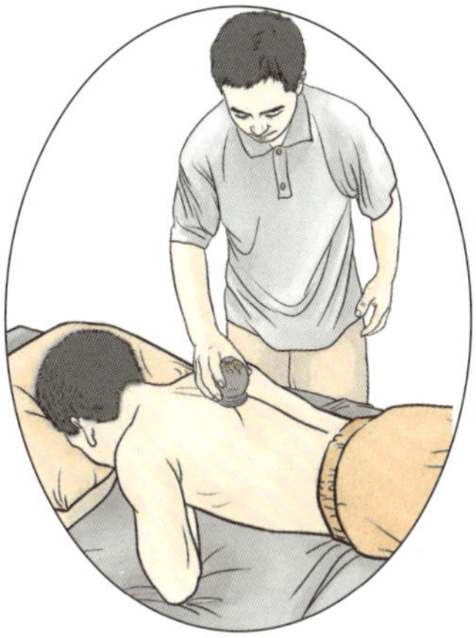

**選材** 中醫常用的竹筒，家用的玻璃瓶、陶瓷杯都可以，但是要注意，瓶口一定要厚而光滑，以免火罐口太薄傷及皮肉，底部最好寬大呈半圓形。

**準備** 在拔火罐前，應該先將罐洗淨擦乾，再讓病人舒適地準備躺好或坐好，露出要拔罐的部位，然後點火入罐。

**點火** 點火時一隻手持罐，另一隻手拿已點著火的探子，火速地將著火的探子在罐中晃幾下後撤出，將罐迅速放在要治療的部位。

**拔罐** 火還在燃燒時就要將罐口捂緊在患處，要有罐口緊緊拔罐吸在身上的感覺才好。注意不要把罐口邊緣燒熱以防燙傷。

**取罐** 一般拔15～20分鐘就可將罐取下，拔罐時一手將罐向取罐一面傾斜，另一手按壓皮膚，使空氣經縫隙進入罐內，罐子自然就會與皮膚脫開。

## 拔罐常用體位

### 坐立位

坐立於木凳上，暴露後頸及背部，有利於吸拔頸肩、腰背脊椎兩側及大腿前上側膝部等部位。

### 俯臥位

背面而臥，或頭轉向一側或向下，下墊枕頭，上肢自然置於軀幹兩旁，肌肉放鬆，呼吸自然，暴露背部、下肢，有利於吸拔腰背、脊椎兩側及下肢後側等部位。

### 仰臥位

仰面而臥，頭下墊枕，下肢平伸或膝下墊枕，上肢自然置於軀幹兩旁，或屈肘置於頭部兩側，肌肉放鬆，暴露胸。腹部及上、下肢前內側，有利於吸拔前胸、腹部、上肢、下肢前側等部位。

### 側臥位

側臥位元可根據治療需要，將兩下肢均屈曲或一腿屈曲，另一腿伸直。有利於吸拔胸脅、髓和下肢內外側等部位。

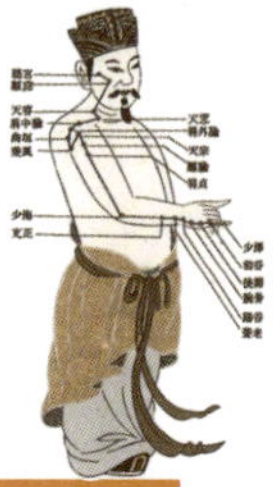



## 經絡治病法四

# 刮痧

刮痧，是傳統的自然療法之一，它是以中醫皮部理論為基礎，用牛角、玉石等器具在皮膚相關部位刮拭，以達到疏通經絡、活血化淤的目的。

### 什麼是刮痧

刮痧過程使局部組織充血，血管神經受到刺激，使血管擴張，血流及淋巴液循環增快，吞噬作用及搬運力量加強，使體內廢物、毒素加速排除，組織細胞得到營養，從而使血液得到淨化，增強抵抗力，減輕病勢，促進康復。

有改善局部微循環，祛除邪氣，疏通經絡，舒筋理氣，祛風散寒，清熱除溼，活血化淤，消腫止痛的作用，以增強身體自身潛在的抗病能力和免疫機能，從而達到扶正祛邪、防病治病的作用。

刮痧適應症主要感冒、發燒、中暑、頭痛、腸胃病、落枕、肩周炎、腰肌勞損、肌肉痙攣、風溼性關節炎等。但是，身體過瘦，皮膚失去彈力者、心臟病患者、水腫病人、血友病或有出血傾向者及小兒及老年體弱者不要刮痧。

### 刮痧的方法

1) 病人取舒適體位，充分暴露其施治部位，並用溫水洗淨局部。
2) 用邊緣光滑的湯匙(或調羹、銅幣等)蘸上麻油(菜籽油、花生油、豆油或清水均可)，在需要刮痧的部位單向重複地刮。
3) 刮痧順序是由上而下，或由身體中間刮向兩側，或每次都由內向外，不得來回刮動。每次每處需刮20下左右，直到皮膚出現深紅色斑條為止。
4) 刮痧部位通常只在病人背部或頸部兩側。根據病情需要，有時也可在頸前喉頭兩側，胸部、脊柱兩側，臂彎兩側或膝彎內側等處刮痧。也可按照病情需要選擇適合的部位刮痧。
5) 每一部位可刮2～4條或4～8條「血痕」。按部位不同，「血痕」可刮成直條或弧形。刮痧之後，應用手蘸淡鹽水在所刮部位輕拍幾下。
6) 應用較小的刮匙，可在穴位處施術。常用的穴位有足三里、天突、曲池及背部的一些腧穴。在穴位處刮痧，除了具有刮痧本身的治療效果外，還可疏通經絡，行氣活血。本法適用於腹痛、煩亂、胃腸型感冒、暑熱噁心，以及因痧所致的肌肉或全身酸痛。

# 刮痧的步驟及禁忌



## 刮痧的步驟

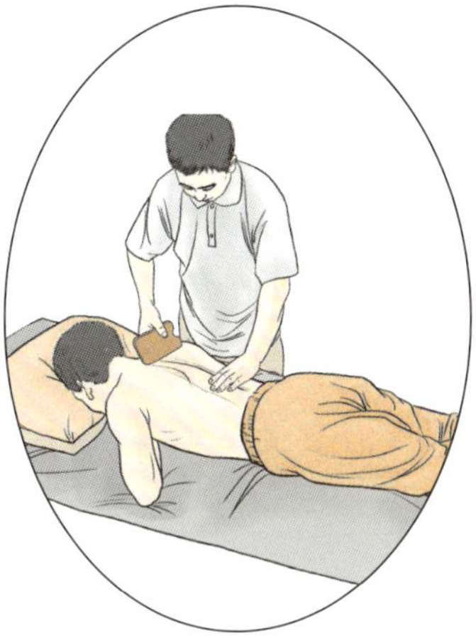
刮痧

1. 用邊緣光滑的湯匙（或調羹、銅幣等）蘸上麻油（菜籽油、花生油、豆油或清水均可），在需要刮痧的部位單向重複地刮。
2. 刮拭方向從頸到背、腹、上肢再到下肢，從上向下刮拭，胸部從內向外刮拭。刮板與刮拭方向一般保持在45～90度進行刮痧。
3. 刮痧時間一般每個部位刮3～5分鐘，最長不超過20分鐘。對於一些不出痧或出痧少的患者，不可強求出痧，以患者感到舒服為原則。
4. 刮痧次數一般是第一次刮完等3～5天，痧退後再進行第二次刮治。
5. 出痧後一至二天，皮膚可能輕度疼痛、發癢，這些反應屬正常現象。

## 刮痧的禁忌

| | |
|---|---|
| 1 | 有嚴重心腦血管疾病、肝腎功能不全、全身浮腫者。因為刮痧會使人皮下充血，促進血液循環，這會增加心肺、肝腎的負擔，加重患者病情，甚至危及生命。 |
| 2 | 孕婦的腹部、腰骶部禁用刮痧，否則會引起流產。 |
| 3 | 凡體表有癤腫、破潰、瘡癰、斑疹和不明原因包塊處禁止刮痧，否則會導致創口的感染和擴散。 |
| 4 | 急性扭傷、創傷的疼痛部位或骨折部位禁止刮痧，因為刮痧會加重傷口處的出血。 |
| 5 | 接觸性皮膚病傳染者忌用刮痧，因為這會將疾病傳染給他人。 |
| 6 | 有出血傾向者，如糖尿病晚期、嚴重貧血、白血病、再生障礙性貧血和血小板減少患者不要刮痧，因為這類患者在刮痧時所產生的皮下出血不易被吸收。 |
| 7 | 過度饑飽、過度疲勞、醉酒者不可接受重力、大面積刮痧，否則會引起虛脱。 |
| 8 | 眼睛、口唇、舌體、耳孔、鼻孔、乳頭、肚臍等部位禁止刮痧，因為刮痧會使這些黏膜部位充血，而且不能康復。 |
| 9 | 精神病患者禁用刮痧法，因為刮痧會刺激這類患者發病。 |

有什麼病就敲什麼經

# 健康的金鑰匙

實踐證明，敲經絡是把健康掌握在自己手中的一把金鑰匙，是一種不受環境與場地限制、簡便易學、省時、行之有效、無任何副作用的健身防病治病的方法，有效率達到95%。

## 每天敲經絡保健康

流行性感冒常發在冬春兩季，能否抵抗感冒，就要看個人的免疫能力了。日本曾做過一個試驗：冬天在一所小學裡挑選兩個健康狀況相當的班級，一個班級每天在老師的指導下按揉足三里15分鐘，與另一個不做的班級作對比，持續1個月。結果，按揉足三里的班級僅有少數幾人感冒，而另一個班，則有一半以上。

每天只需花10分鐘敲經絡，就可以達到意想不到的效果。當你有病的時候，透過本書前面十四經的介紹，再看相關經絡圖，並按照它們的循行路線敲，很快你就會神清氣爽。敲的過程中，會有不同的感覺，有時有酸痛感或者電擊感，都是正常的經絡反應。例如：當你感冒咳嗽時，你要敲肺經，就是手臂陰面靠拇指那條線。當你敲到某一點的時候，感覺特別酸痛，那就是穴位，多敲和按揉感覺越明顯，療效越好。

實踐證明，敲經絡是把健康掌握在自己手中的一把金鑰匙，是一種不受環境與場地限制、簡便易學、省時、行之有效、無任何副作用的健身防病治病的方法。敲經絡適合任何人群，是人類走向百歲健康的通行證，是「動靜結合、防治結合」的全面經絡治病保健法。如高血壓病人要敲心經；冠心病要敲心包經；糖尿病容易渴就敲心經；吃得多餓得快的敲胃經；多尿則敲腎經。

## 保健經絡的方法

另外，在敲經絡進行治療或保健時，寧可在取穴時產生偏離也不能偏離經絡循行的路線。因為穴位只是運行在經絡線上的一個點，是氣血聚集的地方，即使在取穴時稍稍偏出但只要不錯過經絡，也可以刺激到經絡的經氣，起到應有的效果。所以敲經絡時要按照一條線來敲，在這條線上敲擊，不需要知道穴位的確切位置，也會敲到很多穴位。但是如果偏離了經絡，那就不可能產生最佳效果。

# 十四經主治疾病

人體健康最重要的保證就是十四經的通暢，下面就詳細說明十四經所主管的各種疾病，如果得了相關疾病，就是十四經的某個經絡不通，所以要經常保養這十四經，這樣才能健康起來。

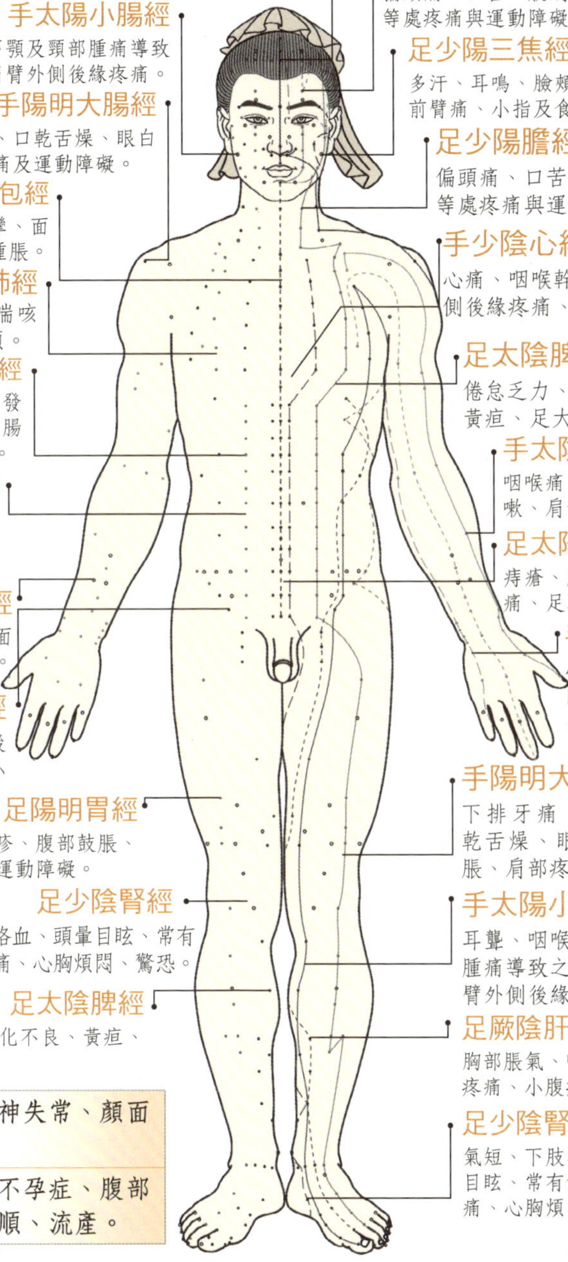

**足太陽膀胱經**
痔瘡、腰背痛及運動障礙、眼球痛、足小指疼痛或運轉不順。

**手太陽小腸經**
耳聾、咽喉腫痛、下顎及頸部腫痛導致之頭部不能轉動、肩臂外側後緣疼痛。

**手陽明大腸經**
下排牙痛、流鼻水（清）、口乾舌燥、眼白髮黃、頸部腫脹、肩部疼痛及運動障礙。

**手厥陰心包經**
心悸、煩躁、上肢痙攣、面熱、腋下腫脹、胸部腫脹。

**手太陰肺經**
咽喉痛、胸悶脹氣、氣喘咳嗽、肩背痛、氣逆、心煩。

**足陽明胃經**
高熱出汗、鼻塞、唇部發疹、腹部鼓脹、腹瀉、腸鳴、下肢前側之運動障礙。

**足厥陰肝經**
胸部脹氣、嘔吐、腹瀉、疝氣、腰部疼痛、小腹疼痛、食慾不佳、黃疸。

**手厥陰心包經**
心悸、煩躁、上肢痙攣、面熱、腋下腫脹、胸部腫脹。

**手少陽三焦經**
多汗、耳鳴、臉頰及耳後疼痛、肩痛、前臂痛、小指及食指運動障礙。

**足陽明胃經**
高熱出汗、鼻塞、唇部發疹、腹部鼓脹、腹瀉、腸鳴、下肢前側之運動障礙。

**足少陰腎經**
氣短、下肢無力、腹瀉、咯血、頭暈目眩、常有饑感、腰脊疼痛、咽幹腫痛、心胸煩悶、驚恐。

**足太陰脾經**
倦怠乏力、食慾不振、消化不良、黃疸、足大拇指運動障礙。

| | |
|---|---|
| 督脈 | 背脊疼痛、精神失常、顏面抽筋。 |
| 任脈 | 白帶、疝氣、不孕症、腹部腫塊、月事不順、流產。 |

**足少陽膽經**
偏頭痛、口苦、股或膝及小腿外側等處疼痛與運動障礙、易寒熱。

**足少陽三焦經**
多汗、耳鳴、臉頰及耳後疼痛、肩痛、前臂痛、小指及食指運動障礙。

**足少陽膽經**
偏頭痛、口苦、股或膝及小腿外側等處疼痛與運動障礙、易寒熱。

**手少陰心經**
心痛、咽喉幹燥、胸部緊悶、上肢屈側後緣疼痛、易口渴、眼白髮黃。

**足太陰脾經**
倦怠乏力、食慾不振、消化不良、黃疸、足大拇指運動障礙。

**手太陰肺經**
咽喉痛、胸悶脹氣、氣喘咳嗽、肩背痛、氣逆、心煩。

**足太陽膀胱經**
痔瘡、腰背痛及運動障礙、眼球痛、足小指疼痛或運轉不順。

**手少陰心經**
心痛、咽喉乾燥、胸部緊悶、上肢屈側後緣疼痛、易口渴、眼白髮黃。

**手陽明大腸經**
下排牙痛、流鼻水(清)、口乾舌燥、眼白髮黃、頸部腫脹、肩部疼痛及運動障礙。

**手太陽小腸經**
耳聾、咽喉腫痛、下顎及頸部腫痛導致之頭部不能轉動、肩臂外側後緣疼痛。

**足厥陰肝經**
胸部脹氣、嘔吐、腹瀉、疝氣、腰部疼痛、小腹疼痛、食慾不佳、黃疸。

**足少陰腎經**
氣短、下肢無力、腹瀉、咯血、頭暈目眩、常有飢感、腰脊疼痛、咽乾腫痛、心胸煩悶、驚恐。

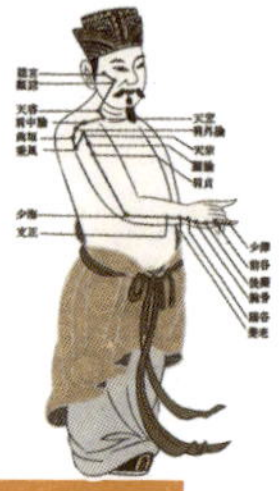

## 頭痛
# 敲肺經和大腸經



頭痛，指局限於頭顱上半部，包括眉弓、耳輪上緣和枕外隆突連線以上部位的疼痛。無論何種原因引起的頭痛，經絡不通都是其終極原因。

### 頭痛的原因

引起頭痛的原因繁多，主要是由於頭部的血管、神經、腦膜等對疼痛敏感的組織受到刺激引起的。以頭痛為主要病症者則可見於感染性發熱性疾病、高血壓病、神經官能症、顱內疾患、神經官能症、腦震盪和偏頭痛等病。

按國際頭痛學會的分類，其功能性頭痛分類如下：偏頭痛，緊張型頭痛，叢集性頭痛和慢性陣發性半邊頭痛，非器質性病變的頭痛，頭顱外傷引起的頭痛，血管疾病性頭痛，血管性顱內疾病引起的頭痛，其他物品的應用和機械引起的頭痛，非顱腦感染引起的頭痛，代謝性疾病引起的頭痛，顱、頸、眼、耳、鼻、副鼻竇、牙齒、口腔、顏面或頭顱其他結構疾患引起的頭痛或面部痛、顱神經痛、神經幹痛傳入性頭痛及頸源性頭痛等。

### 頭痛的治療方法

不管是什麼頭痛，要根治必須要對症通經。有一種方法可以迅速緩解頭痛，就是每天早晨醒來後未起床時，先壓10分鐘天池穴，把自己的大拇指壓在乳頭外側一寸的地方。再用自己雙手的8個手指，從正中開始，掐自己的頭皮，8個手指輪流用力，要慢不要快；中間壓1分鐘後，向外移動一點，再壓1分鐘，再向外移動一點，再開始壓，就這樣把整個頭皮壓兩遍。這樣頭皮上的積水出去了，心臟的搏動力（壓天池）也有所增強，頭就不會痛了。當然這是治標的方法，想根治就要找出自己是哪條經出現問題。

受了風寒感冒而頭痛的人怕冷，結合敲肺經和大腸經；受了風熱感冒而頭痛的人喜歡喝冷飲，主要敲大腸經；如果還有肢體沉重、不想吃飯的症狀就加上胃經；心煩易怒、睡不好覺、面紅口苦的人就敲肝經；頭痛發空、神疲乏力的人就敲腎經。

如果想急速緩解頭痛的情況，持續按壓天池穴八分鐘。之後可以用自己的雙手按摩頭皮，就會有所緩解。

# 頭痛的保健及按摩

## 頭痛的類型

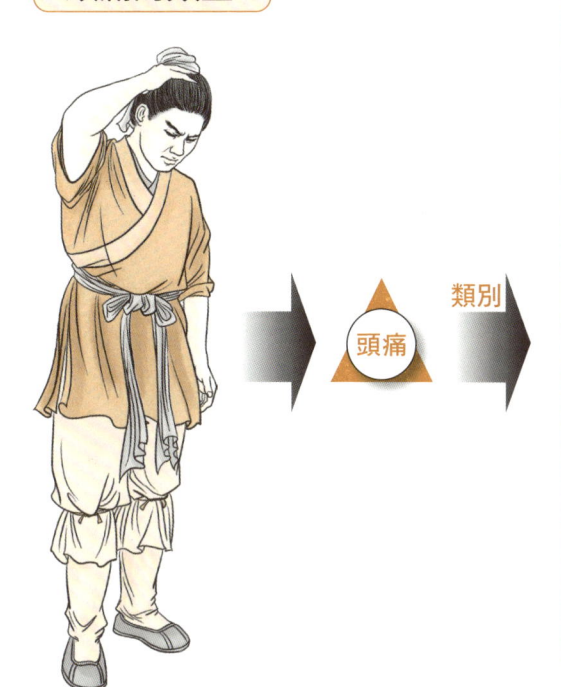

**偏頭痛**

多見於年輕女性，約2/3的患者有家庭遺傳背景；10%患者發作前有明顯的視覺感覺異常、輕癱失語等先兆症狀。

**叢集性頭痛**

多見於中年男性，發作前無先兆症狀，突發於夜間或睡眠時，疼痛劇烈呈密集性發作，而迅速達到高峰鼻竇炎疼痛，常位於前額及鼻根部，晨起加重伴鼻塞流膿涕等。

**神經症頭痛**

是其常見的臨床表現，部位遊走而不固定，一般表現為頭部緊束感、重壓感、麻痛、脹痛、刺痛等程度與情緒波動。

## 偏頭痛的按摩方法

方法

**1.揉太陽穴**

每天清晨醒來後和晚上臨睡以前，用雙手中指按太陽穴轉圈揉動，先順揉七至八圈，再逆揉七至八圈，反覆幾次，連續數日，偏頭痛可以大為減輕。

**2.梳摩痛點**

將雙手的10個指尖，放在頭部最痛的地方，像梳頭那樣進行輕度的快速梳摩，每次梳摩重複100次，每天早、中、晚各做一遍，能起到緩解疼痛的目的。

**3.熱水浸手**

偏頭痛發作時，可將雙手浸沒於熱水中，水溫以手入水後能忍受的極限為宜，堅持浸泡半個小時左右，便可使手部血管擴張，腦部血液相應減少，從而使偏頭痛逐漸減輕。

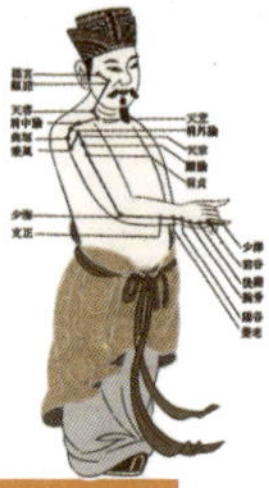



## 感冒

# 按大腸經合谷、迎香穴

感冒時一種由風邪引起的疾病，是臨床常見病、多發辟谷，臨床主要表現為惡寒、頭痛、全身酸痛、乏力、鼻塞流涕、咳嗽等。

### 感冒的起因及病症

感冒是世界上最常見的疾病，幾乎沒有人在一生中沒有得過感冒，而且有些感冒還有傳染性，往往一個還沒好，另一個也被傳染。雖然感冒不算大病，一般很快就能好，但流鼻涕、打噴嚏、發燒、咳嗽、頭痛等症狀讓人很難受，而且還會影響日常的工作和生活。

中醫認為感冒是六淫中的風邪侵犯人體而致病的，這也是古代醫家將感冒稱為「傷風」的原因。辨症上，感冒可以分為風寒感冒、風熱感冒、傷風感冒、流行感冒幾種：風寒感冒主要表現為惡寒重、發熱輕、流涕、無汗、頭脹過、身體疼痛、鼻塞聲重，或咳嗽、痰稀白。風熱感冒表現為惡寒輕、發熱重、咽喉痛、出汗、口渴、發熱或惡風寒、頭痛目脹、或咽喉腫痛、口乾欲飲、自汗出火咳嗽、痰稠黃、舌苔薄黃。傷風感冒表現為頭痛、鼻塞、流涕、惡風。如果有傳染性，並且挾時疫之邪，就是流行性感冒。

治療上以解表發汗、疏風宣肺為主，所以感冒時常說，發點汗就好了。

### 感冒的按摩治療

感冒按摩療法：一、端坐，用大魚際揉整個前額部，上下左右3～5分鐘；接著用分法、合法施於前額，抹眼眶上下緣各5～10次；再以雙手拇指螺紋面按揉左右太陽穴、迎香穴各30～50次；二、辨症治療：如伴有頭痛，加百會按揉半日；喉痛，加按揉天突、魚際；發熱，加按揉曲池；伴有消化道症狀者，加按揉中脘、足三里。

自我保健預防法：一、搓鼻，每天堅持用食指撓側或指端上下搓擦鼻根至鼻翼兩側，2～3分鐘，或以熱力度；二、用雙手中指或拇指指端分別按揉兩側太陽穴、迎香穴各1～2分鐘；三、抹前額及眼眶，用雙手食指(略屈)撓側分別在前額及上下眼眶做抹法2～3分鐘；四、用雙手拇指螺紋面分別按揉左右風池穴約1分鐘；堅持每天早、晚用冷水洗臉1次。這套保健操既可用於普通感冒，又能預防感冒，體弱易感冒的患者更適用。

# 治感冒的穴位按摩法

感冒雖然不是大病，但鼻塞、流涕、頭暈腦脹等症狀，讓人感到很難受。隨時運用手指按摩幾個穴位，可以幫你減少感冒的煩惱。

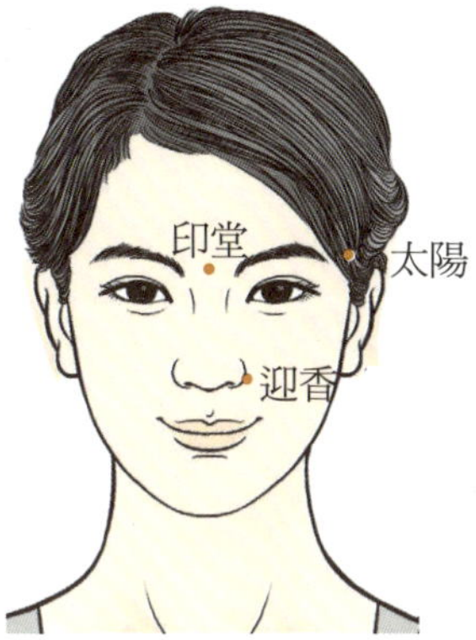


**方法一：**按摩者中指或拇指指端按揉印堂、太陽、迎香、風池穴，每穴按揉1~2分鐘，局部產生酸、脹、麻的感覺為宜。

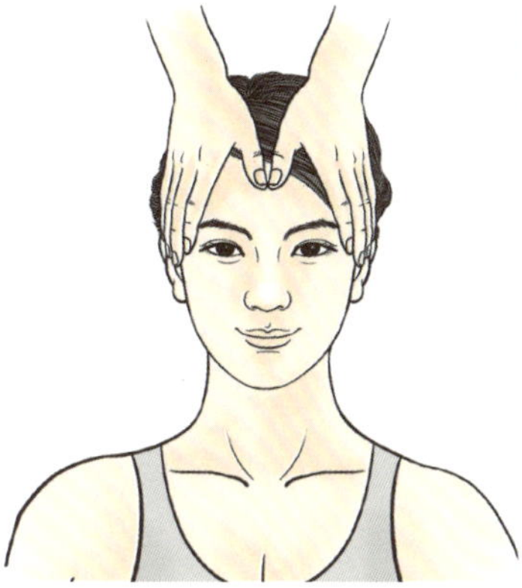

**方法二：**按摩者四指按住頭兩側，雙手拇指指面緊貼印堂穴，從中間往兩側抹3~5遍。

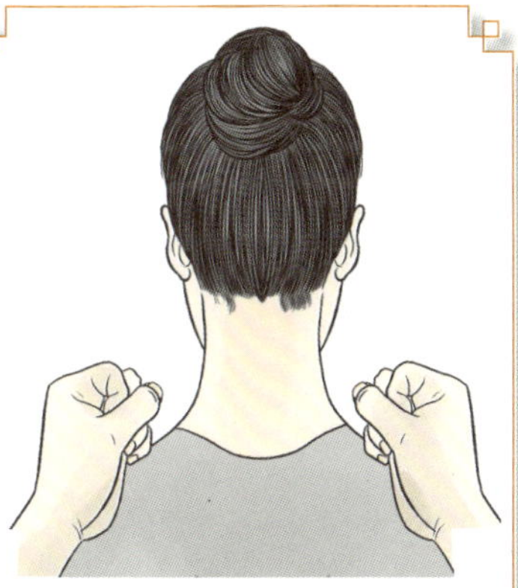

**方法三：**按摩者握拳捶擊患者左右兩側肩井穴，每側30下。

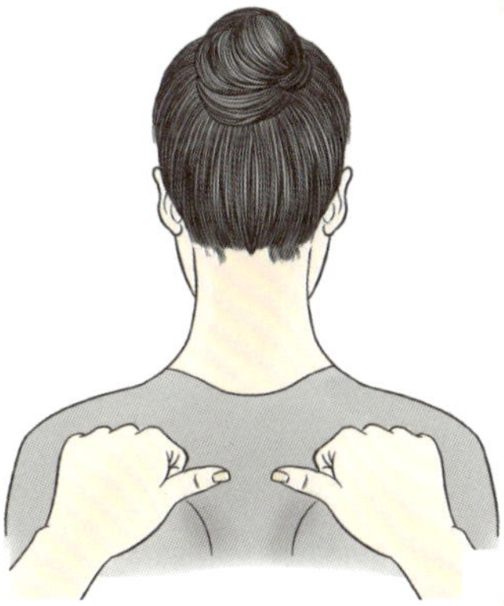

**方法四：**按摩者用雙手拇指按揉背部肺俞穴2分鐘。

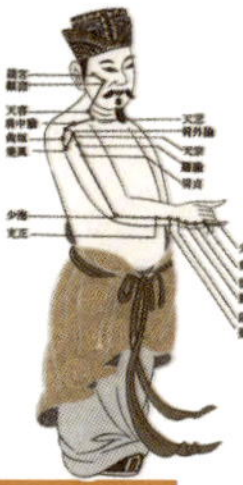



## 發熱

# 敲心包經和肝經能退熱

正常人體體溫調節中樞，透過體熱的產生和散熱系統調節，維持體表溫度。因各種疾病而使體位升高稱作發熱。口腔溫度超過37.5度稱為發熱。

### 發熱的原因及病症

口腔溫度37.5～38.0度時稱為低熱，38.1～39度稱為中熱，體溫在39.1～41度稱為高熱。41度以上稱為超高熱。

發熱本身不是疾病，而是一種症狀。其實它是體內抵抗感染機制之一。發燒甚至可能有它的用途：縮短疾病時間、增強抗生素的效果、使感染較不具傳染性。這些能力應可以抵消發燒時所經歷的不舒服。但發熱過高或過久會使人體各個系統和器官的功能以及代謝發生嚴重的障礙。小兒體溫超過41℃時腦細胞就可能遭受損傷甚至出現抽搐並逐步喪失調節體溫的能力。發熱時人體營養物質的消耗增加，加上食物的消化吸收困難，長期下去會引起人體瘦蛋白質及維生素缺乏以及一系列的繼發性病變。所以過高過久的發熱對人體是不利的。

### 按摩治療發熱

如果是細菌感染引起的發熱不退，與細菌的搏鬥過程中，人體的能力有點不夠，會造成心包積水。想要退熱，就壓腳跟外側的崑崙穴、敲心包經、壓膻中穴，此時熱度就會退下去。如果身體裡的白血球與細菌的搏鬥還沒停止，熱度到第二天還會上來，但只要再照樣做，一直到熱度退盡為止。

如果發熱時，壓風池穴5分鐘，再用手摸一下病人的額頭。如果有點涼，表示是風寒引起的發熱不退。這時要壓胸前的肺經穴（只要壓痛的一邊），要求同上，還可以壓風池、尺澤、魚際等穴。

情緒造成的發熱不退，問題在肝臟，是肝熱造成的肺熱現象，以敲肝經為主，尤其是右邊的肝經。並壓一下看是太衝穴痛還是背部的膈俞穴痛，太衝穴痛是生氣，壓太衝穴加心包等；膈俞穴痛是有悶氣，壓膈俞穴加心包等，同時要吃3～5天的青皮10克，陳皮10克，水3杯，浸泡半小時，煮開當茶喝，用來破氣與利氣。

如果高燒無法耐受，在額頭手腕小腿上各放一塊溼冷毛巾冷敷，可降低體溫。

# 發熱的病因及治療方法

發熱本身不是疾病，而是一種症狀。它是體內抵抗感染的機制之一。有縮短疾病時間、增強抗生素的效果、使感染較不具傳染性。這些能力應可以抵消發燒時所經歷的不舒服。

**發熱的原因**

體溫高於37.5度都稱為發熱。

- **感染性疾病**
  - 各種病原體引起的傳染病
  - 全身性或局灶性感染
  - 病毒、細菌引起發熱
- **非感染性疾病**
  - 血液病與惡性腫瘤
  - 變態反應疾病
  - 結締組織病

## 發熱的治療

### 急性發熱

**症狀**

體溫在37.3℃以上，可高達39.5℃～40℃，並持續數小時以上不退者，或體溫下降後，又逐漸升高，或伴有惡寒、寒顫、口渴喜飲、舌紅苔黃、脈數等症。

**治法**

針灸療法可選用大椎、曲池、合谷、曲澤、委中、外關、陷谷等穴位。

### 長期高熱

**症狀**

高熱指的小兒正常體溫常以肛溫36.5℃～37.5℃，腋溫36℃～37℃衡量。正常情況下，腋溫比口溫（舌下）低0.2～0.5℃，肛溫比腋溫約高0.5℃。腋溫超過37.4℃，且一日間體溫波動超過1℃以上，可認為發熱。

**治法**

對高熱患者應及時適當降溫，以防驚厥及其他不良後果。

### 長期低熱

**症狀**

腋窩溫度達37.5℃～38℃持續4周以上為長期低熱，為結核病低熱的常見病因。

**治法**

針刺大椎穴。

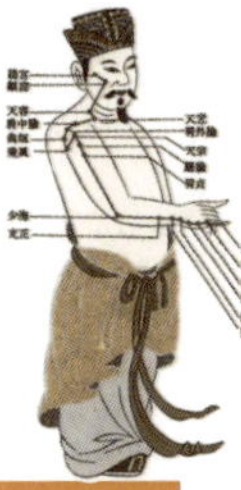



白髮

# 敲腎經能夠防治白髮

人的頭髮變白是由於腎上腺機能衰退所引起的，預防和治療白髮的關鍵在於調動腎上腺的機能活動。主要以敲腎經為主。

## 白髮的原因

白髮指頭髮全部或部分變白，年輕人白髮被稱為少年白，分為先天性少年白和後天性少年白，先天性少年白常有家族遺傳史。

後天性少年白，在青少年或青年時發病。最初頭髮有稀疏散在的少數白髮，大多數首先出現在頭皮的後部或頂部，夾雜在黑髮中呈花白狀。隨後，白髮逐漸或突然增多，一般與營養障礙有關，而有些年輕人在短時間內，頭髮大量變白，則與過度焦慮、悲傷等嚴重精神創傷或精神過度疲勞有關。

中老年白髮是由於頭髮髓質和皮質裡黑色素顆粒減少或被空氣填空的緣故。中年白髮在領導層、知識份子、藝術家、腦力勞動者中最常見，病因主要為精神緊張，用腦過度，心理壓力過大，睡眠不足等精神因素，此病因占所有病因的92.8%。

## 白髮的按摩治療

中醫理論中，頭髮變白是腎上腺機能衰退所引起，因此，預防和治療白髮的關鍵在於調動腎上腺的機能活動。以敲腎經為主，配合特效穴調理。

在手掌上與腎上腺關係密切的穴位，是小指第一指關節處的腎穴和第二指關節處的命門穴。這兩個穴位與左右腎及頭髮有密切的關係，對這兩個穴位進行刺激可以調動腎上腺機能，治療白髮。另外，中指指尖的中衝穴，無名指指甲旁的關衝穴以及手背的陽池穴，都具有防止頭髮變白的作用，再結合腎穴、命門穴進行刺激效果更佳。

刺激穴位時力度不要過強，有微微痛的感覺就可以，如刺激過量則效果會適得其反。因此，動作要輕緩、柔和，一按一放再重複，每天每穴刺激5分鐘。

中老年人如因精神壓力過重而出現白髮，甚至脫髮，這種情況除以上方法外，還可以加上手掌中央的手心和中指第一關節處的心穴，都是治療效果很好的穴位。白髮患者如發現湧泉穴下部約15公厘半徑的區域皮膚變硬，失去彈性，針對該部位進行按壓會有奇效。

# 白髮的類別

## 白髮分類

### 中年人白髮

中年白髮在領導層、知識份子、藝術家、腦力勞動者中最為常見，病因主要為精神緊張，用腦過度，心理壓力過大，睡眠不足等精神因素，此病因占所有病因的92.8%。

### 老年人白髮

其白髮常從兩鬢角開始，慢性向頭頂發展。數年後鬍鬚、鼻毛等也變灰白，但胸毛、陰毛和腋毛即使到老年也不變白。黑素細胞中酪氨酸酶活性進行性喪失而使毛幹中色素消失所致。灰發中黑素細胞數目正常，但黑素減少，而白髮中黑素細胞也減少。

### 少年白髮

先天性少年白，常有家族遺傳史，往往一出生就有白頭髮，或頭髮比別人白得早，此外，無其他異常表現；後天性少年白，引起的原因很多：營養不良，如缺乏蛋白質、維生素以及某些微量元素（如銅）等，都會使頭髮變白。

## 治療白髮的取穴

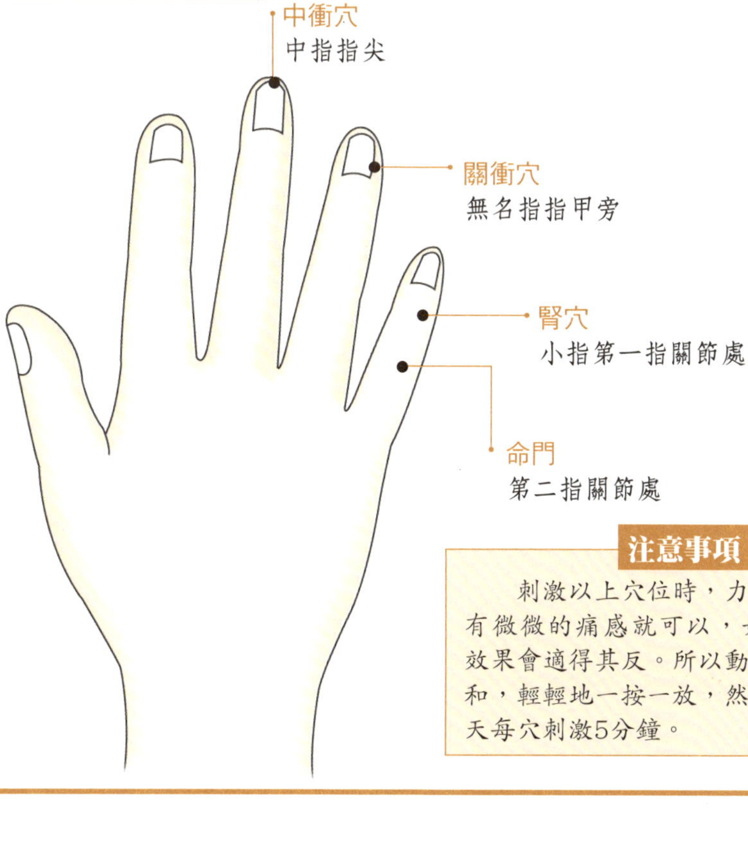


**注意事項**

刺激以上穴位時，力度不要過強，有微微的痛感就可以，如刺激過量則效果會適得其反。所以動作要輕緩、柔和，輕輕地一按一放，然後再重複，每天每穴刺激5分鐘。

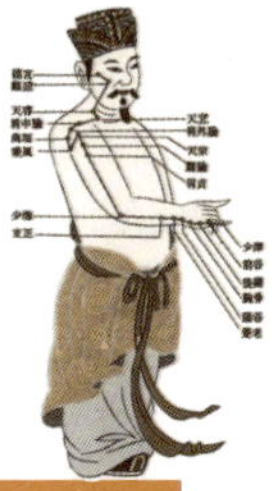



## 近視
# 以敲肝經為主

患近視眼的人除了看不清遠處物體外，多數還容易產生視力疲勞。敲肝經能緩解近視。

---

### 近視眼的主要病症

近視是指在無調節狀態下平行光線經眼屈光系統屈折後，在視網膜前成像，遠距離物體不能清晰地在視網膜上成像。近視看遠模糊，看近清晰。

按近視程度分類，小於300度為輕度近視，300~600度為中度近視，600度以上為重度近視。近視的成因比較複雜，影響因素也多，主要分為遺傳因素、環境因素和營養因素。一般來說，高度近視和遺傳有關，環境因素，與長期面對電腦或近距離作業有關。而身體中缺鋅等微量元素，也會產生近視。

近視主要表現為視力下降、視疲勞、眼脹、眼痛、看物體有雙影，如果是高度近視，眼球還會突出。

輕度近視者和中度近視者，平時要注意用眼習慣，不要躺著看書，更不要在車上看書。要經常做眼部按摩，向遠處眺望也是放鬆眼睛的不錯方法。

### 敲肝經治療近視

近視與肝臟有關，敲肝經為主。遠視與腎臟有關，敲腎經為主。近視與遠視都是可變的，在發生變化的過程中，就有散光現象。我們知道，近視的人眼睛的黑睛較小，而陰虛火重的人，這時肝血一定不足。如果他的肝臟有病毒，就一定是個肝熱的人。肝熱會逼腎水，於是眼睛的睛體就呈收縮狀態，收縮得越嚴重，近視程度就越深。當人體的血多了，人體的肝熱情況改善，近視深度就會減輕。這就是許多人年輕時近視，老了就不近視的原因。

很多孩子在成長過程中，近視的情況會變得很嚴重，是因為孩子的生長發育需要的血量大於人體自己能造的血量。血是人體的能量，在身體裡有一個總量，而每個局部都占有一定比例。

而生長發育對孩子來說是一件大事，人體會傾其所有支援這項工程。如果總血流量不足時，為了確保孩子的生長發育，身體的其他部門都要讓道，原來的平衡就會打破，如果出現這種情況，首當其衝就是肝臟的藏血要大量外調，這樣一來，眼睛的近視程度自然就一天天加深了。

# 治療眼病經絡法

## 眼睛與臟腑

人的眼睛雖然不過幾公厘，但每個地方都關聯到某個特定內臟。小小的眼白睛分成八區，稱為眼圖八區，眼圖八區與臟腑的關係，有口訣表述如下：

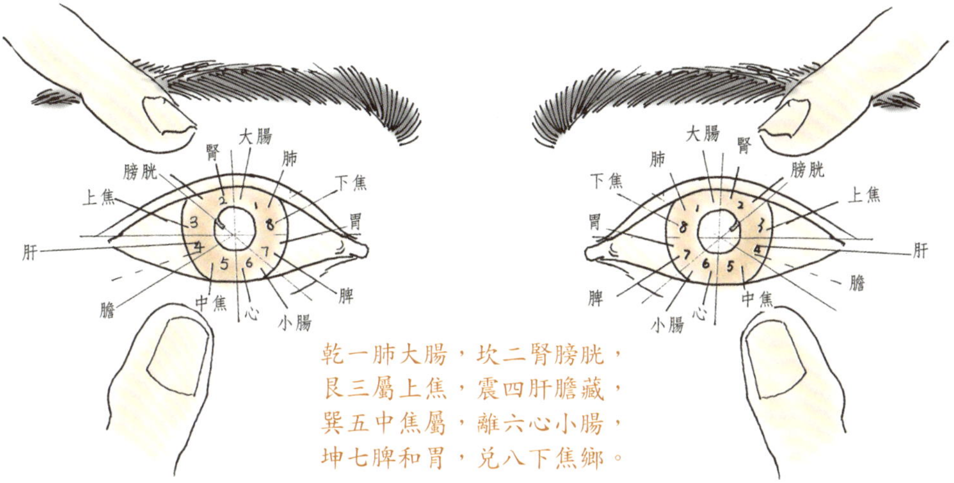


乾一肺大腸，坎二腎膀胱，
艮三屬上焦，震四肝膽藏，
巽五中焦屬，離六心小腸，
坤七脾和胃，兌八下焦鄉。

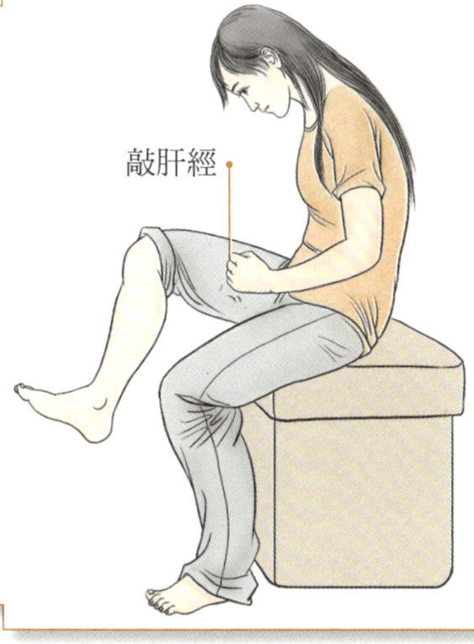


### 近視要敲肝經

近視與肝臟有關，所以要以敲肝經為主。近視的人，一般來說都是肝血不足，如果肝臟有病毒，那麼一定就是個肝熱的人，肝熱會逼腎水，於是眼睛的睛體就呈收縮狀態，收縮得越嚴重，近視的程度也就越深。但如果經常敲肝經，人體的血就會增多，肝熱情況就會得到改善，近視深度就會減輕。

### 微量元素與眼睛

相關連結

微量元素與人體健康和疾病的關係非常密切，近幾年來深受人們的重視。眼睛所含微量元素有多種，其中主要的有鋅、鐵、鈣、磷、硒等。眼睛是人體內含鋅量最高的組織器官之一，參與眼內各組織的代謝，支援著眼內各組織的生長發育，鐵元素缺乏會使眼組織功能紊亂導致眼病，鈣、磷、硒與晶狀體有著密切關係，其含量的多少，會影響晶狀體自身彈性的凸起，從而影響調節作用。

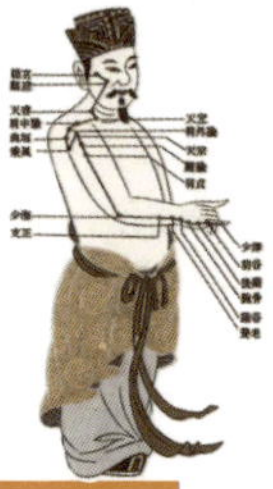



# 視疲勞
# 按風池、睛明、四白、承泣穴

當長時間近距離閱讀、閱讀太小的文字、刻字、電腦操作時間過長都會引起眼球脹痛、發乾、視物模糊、眼瞼沉重等視疲勞症狀，嚴重時還可能出現頭痛、眼眶痛，甚至噁心、嘔吐。

---

## 引起視疲勞的原因

引起視疲勞的常見的原因有：

屈光不正。包括近視、遠視、散光沒有得到及時矯正；眼鏡佩戴不合適，如近視眼度數偏高、遠視度數不夠等；兩眼屈光度相差太大，如一隻眼200度近視，另一隻眼600度近視。

隱斜視、眼外肌麻痺、眼肌用力不平衡；老年人由於調節力下降看近物不清；眼科病，如青光眼時眼壓高，眶上神經痛以及副鼻竇炎都可引起視疲勞；其他症狀如腦力勞動過度、寫字時桌椅高低不合適、光線過強或過弱等。

在預防及治療視疲勞方面應注意以下幾點：

第一，有視疲勞症狀時先到醫院檢查，以排除眼病和其他疾病引起的視疲勞；第二，消除引起視疲勞的各種因素；第三，青少年出現視疲勞症狀時更應重視，及時到醫院查清原因，及早治療；第四，可適當用一些解除視疲勞的眼藥水或遵醫囑。與此同時，加強體育鍛鍊，保持良好的身心健康也有助於預防視疲勞。

## 視疲勞的按摩治療

緩解視疲勞最好的辦法，就是做眼睛保健操，有些人嫌太麻煩，也可以透過按睛明、風池、四白、承泣穴來達到效果。首先，把兩手掌搓熱，迅速把掌心放在眼睛上面，眼球上下左右轉動。然後兩眼微閉，雙手拇指分別點在兩側的睛明穴上，向內上方點，堅持1～2分鐘，眼睛會產生比較強烈的酸脹感；用中指點揉位於眼球和眼眶的眶下緣之間，當平視前方時瞳孔的正下方的承泣穴，以產生較強的酸脹感為度；接著可以點四白穴，四白穴位於承泣的正下方，在眶下孔凹陷處，還有絲竹空，它在眉梢的凹陷處，沿著眉毛向後摸就能感覺到。點穴時，要使局部產生酸脹的感覺，在力量不減的情況下做環形按揉。在眼周的幾個穴位操作完後一定要點揉一下風池穴。

# 消除視疲勞的保健按摩

## 視疲勞的原因

**視疲勞**

- **眼睛屈光異常**：當患有遠視、近視、散光、老花眼時，看遠看近時眼睛都需要很大的調節力，使眼睛過分勞累。
- **眼睛過度集合**：近視眼未矯正時，由於閱讀距離太近而引起過度集合，過度集合又會伴隨過度調節，使近視程度增加，閱讀距離更近。如此惡性循環，以致產生眼疲勞。
- **眼睛疾**：患有角膜雲翳、晶狀體混濁以及其他眼疾引起的視物不清，也易引起眼疲勞。或者是眼外肌疾患引起的平衡失調，注視目標時，雙眼單視困難，造成眼疲勞。

## 保護眼睛的七個方法

**護眼七法**

| | |
|---|---|
| 1.意守明目 | 自然站立，抬頭望天約1分鐘，再低頭望地1分鐘。然後合目靜坐。將意念集中於雙眼，舌抵上齶，自然呼吸。 |
| 2.按睛明穴 | 食指尖點按睛明穴，按時吸氣，鬆時呼氣，共36次，然後輕揉36次，每次停留2～3秒。 |
| 3.揉按四白穴 | 略仰頭，眼光下移到鼻翼的中點。按時吸氣，鬆時呼氣，共36次，然後輕揉36次，每次停留2～3秒。 |
| 4.揉按太陽穴 | 按壓太陽穴（眼尾與眉梢之間凹陷處）。按時吸氣，鬆時呼氣，共36次，然後輕揉36次，每次停留2～3秒。 |
| 5.按壓攢竹穴 | 攢竹穴在眉毛內側頂端。按時吸氣，鬆時呼氣，共36次，然後輕揉36次，每次停留2～3秒。 |
| 6.按壓風池穴 | 風池穴在耳後枕骨下。按時吸氣，鬆時呼氣，共36次，然後輕揉36次，每次停留2～3秒。 |
| 7.凝神浴面 | 將兩手掌心搓熱，吸氣，兩手由承漿穴（嘴角）沿鼻梁直上至百會穴（前額），經後腦按風池穴，過後頸，沿兩腮返承漿穴，呼氣，做36次。 |

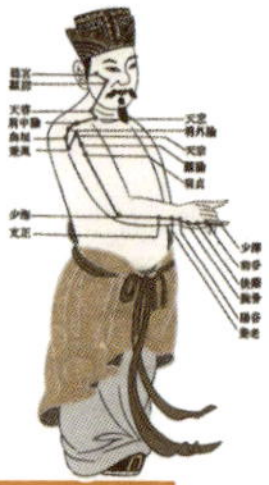



## 鼻炎

# 按大腸經上星、迎香穴

鼻炎指的是鼻腔黏膜和黏膜下組織的炎症。表現為充血或者水腫，患者經常會出現鼻塞、流清水涕、鼻癢、喉部不適等症狀。

---

### 鼻炎的患病原因

在中國古代，鼻炎被稱為鼻淵、腦漏、腦崩，主要症狀為鼻流濁涕、通氣受礙、嗅覺失靈、頭脹頭痛等。是一種常見多發病，雖然是小病，卻不好根除，輕則給患者帶來局部不適，重者可作為邪毒之源而引發鄰近組織及全身病變，甚至可危及生命，所以，我們不可輕視。

鼻炎發生的原因主要有以下幾種：

第一，風邪外襲。因遭受風寒、風熱侵襲，肺經鬱熱，清肅失常，氣道不清，津液壅滯，日久化為濁涕，滋流如淵而成病。

第二，腸胃積熱。由於飲食不節，過食葷腥辛辣之食使脾胃受傷，溼熱內生，胃中生髮之氣由清變濁，薰蒸鼻竅，清濁相雜，停聚鼻竇內，濁涕如淵而為本病。第三，膽熱移腦。膽為剛臟，其氣通腦。若情志不暢，喜怒失節，膽失疏泄，氣鬱化火，循經上犯，移熱於腦，則傷及鼻竇，熱煉津液下滲於鼻而為濁涕。第四，心腎不足。心腎不足、腎水虧損，陰精大傷，均可導致虛火內生，上犯肺金，氣道不清，濁涕時下而為本病。

### 鼻炎的經絡療法

由於循行至鼻部的經脈多以陽經為主，尤其是陽明經與鼻竅的連屬關係最為密切，故臨床上多選取這三條經上的穴位來治療鼻炎，即迎香、印堂、合谷、上星、足三里等，既可以改變鼻炎的局部症狀，又可以從整體上來調整患者的機能狀態。

具體做法：一、針刺迎香、上星、合谷三穴，頭痛加配風池、太陽、印堂，用瀉法。有清熱宣肺，通利鼻竅之功效。二、艾灸：取人中、迎香、風府、百會，灸至局部發熱為度，隔日1次，疏風散寒通鼻竅。

平時我們要注意預防鼻炎，積極鍛鍊身體，增強體質；不要過度勞累而使身體抗病能力下降，注意勞逸結合；飲食宜清淡而富於營養，戒除菸酒，少食辛辣刺激之品；注意清潔鼻腔，去除積留的鼻涕，保持鼻道通暢等。

# 鼻炎的分類與治療

**四種常見鼻炎**

| 名稱 | 原因 | 治法 |
|---|---|---|
| 急性鼻炎 | 急性感染所致，俗稱「傷風」或「感冒」，可有全身症狀。 | 飲食宜清淡，易消化。 |
| 慢性鼻炎 | 是常見的多發病，由急性鼻炎發展而來。與合併細菌繼發感染、治療不徹底和反覆發作有關。 | 1.平時應注意鍛鍊身體，參加適當的體育活動。<br>2.每日早晨可用冷水洗臉，以增強鼻腔黏膜的抗病能力。<br>3.注意改善工作環境。<br>4.注意氣候變化，及時增加衣服。 |
| 過敏性鼻炎 | 是鼻腔黏膜對吸入空氣中的某些成分高度敏感所致。它的症狀與感冒很相似。 | 1.應儘量避免接觸過敏原。<br>2.採用正確的擤鼻方法。<br>3.不宜過度使用血管收縮性滴鼻劑。<br>4.加強身體鍛鍊。 |
| 萎縮性鼻炎 | 主要是鼻黏膜、骨膜和鼻甲骨萎縮。 | 1.適當參加體育鍛鍊。<br>2.每天清洗鼻腔，清洗前應將結痂浸軟，取出。<br>3.每天做鼻部摩擦或按摩鼻穴。 |

## 鼻炎的預防

### 鼻炎的預防方法

- 根治病灶，徹底治療、扁桃腺炎、鼻竇炎等慢性疾病。
- 慎用鼻黏膜收縮劑，尤其不要長期不間斷使用。（滴鼻淨、麻黃素、必通、呋麻滴鼻液等）。
- 減少冷空氣對鼻黏膜的刺激，適當時候注意戴上口罩。洗澡後應儘量擦乾頭髮再進行睡眠，避免感冒。
- 注意保暖，氣候轉變極易感冒引發鼻炎。季節轉換注意天氣預報及時適當添衣。
- 及時矯正一切鼻腔的畸形。如鼻中隔偏曲等。

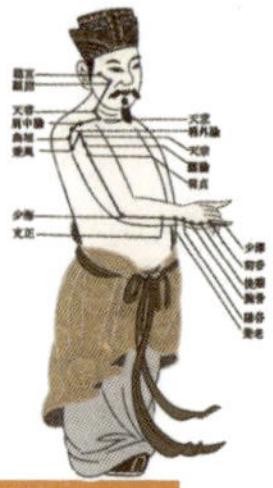



### 哮喘

# 按膻中、肺俞、定喘穴

哮喘，泛指呼吸系統的一類疾病，喘是指呼吸急促，哮是指呼吸氣喘之間喉嚨有吼聲，病人發作輕時是喘，而發作加重時則成哮。

---

## 哮喘的患病原因

哮喘一般發生在夜間或清晨，常因接觸到刺激性物質而誘發，患者常有胸悶窒息、咳嗽、呼氣延長、喉中痰鳴有聲，如蛙鳴聲或拉鋸聲、痰黏量少、吐咳不利。嚴重的人煩躁、臉色蒼白、唇甲青紫、出汗、呼氣性呼吸困難。哮喘的主要病理原因是宿疾內伏、感受外邪而誘發，如寒邪傷肺痰濁壅塞氣道，或飲食葷腥甘肥太過，痰濁上頂於肺，或脾腎陽虛，氣不化津，痰濁壅肺等原因，但造成哮喘發病必定兼有各種誘因，如風寒、飲食、情感、勞倦等引發其痰，以致痰氣交阻，阻塞氣道，肺管因而狹窄，肺氣升降不利，而致呼吸困難，氣息喘促。

## 哮喘的經絡治療

所有的哮喘都可以根治。中醫對哮喘的看法是五臟六腑都會喘，所以我們要先了解你的哮喘屬於哪一種。無論是哪一種哮喘，有兩點是一定都有的：

第一，氣血不足，人體的造血時間是在天黑以後到半夜1點40分以前的深度睡眠中，所以一定要早睡，只要早睡，氣血方面就不是問題了；當然，現代人不可能每天都在這段時間睡覺，但每週至少要有12個小時的深度睡眠是在這個範圍內，才能滿足人體的需要。

第二，愛生氣。如果沒有生氣的因素都只是痰多而已，不會喘；只有在痰既多又有氣往上衝的時候，才會哮喘。所以，喝青陳皮水與壓太衝穴就絕不可少。然後就是敲肝經與肺經，讓體內的怒氣慢慢地降下來。

針灸治療哮喘的取穴是膻中、肺俞、定喘，還可再加上膏肓、天突、內關、足三里。針灸以上穴位2~5分鐘，中、強刺激，有助於在急性期控制症狀，緩解期扶助正氣，提高發病能力，進而控制病情。

或採用中藥外敷穴位，選用白芥子、延胡索各30克，甘遂、細辛各158克，制成藥餅，納入丁香、肉桂，貼於以上穴位，每次貼敷2小時，發病期間，隔5天貼一次，共3次，可溫肺散寒、化痰平喘。

# 止喘的有效穴位

經外奇穴中有一個定喘穴，是專門治療哮喘的奇效穴位，搭配肺俞穴和中府穴有很好的止喘功效。

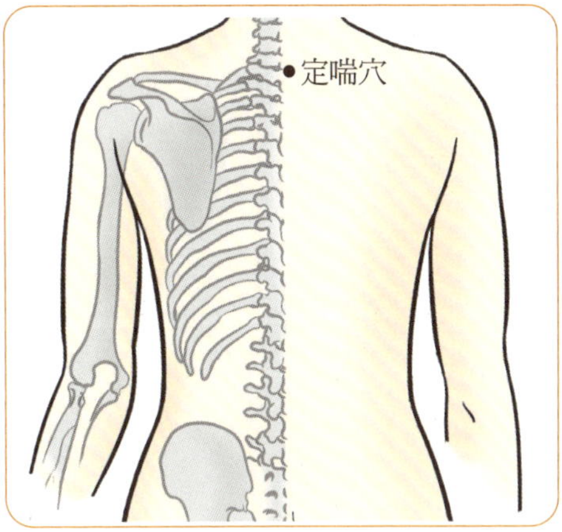


## 定喘穴

**位置**：後正中線上，第七頸椎棘突下定大椎穴，旁開0.5寸處。後正中線上，第七頸椎棘突下，大椎穴旁開0.5寸處。

**功效**

定喘穴的主要功用就是止哮喘，治療支氣管炎、支氣管哮喘、百日咳、氣喘、咳嗽等呼吸系統疾病，還能治療落枕、肩背痛和頸項部扭傷。

**用法**

使用此穴的手法可以用點法、壓法、拿法。

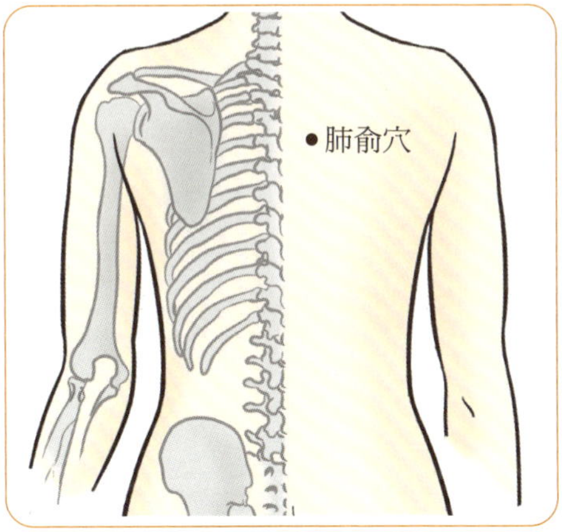


## 肺俞穴

**位置**：低頭，項部最高隆起處，向下數第三個突起下旁兩橫指，左右各有一穴。

**功效**

肺俞穴與肺相通，故與肺有關的病症都可找肺俞穴來治。

**用法**

此穴可調節肺氣，因此按壓此穴時可做長久停留。

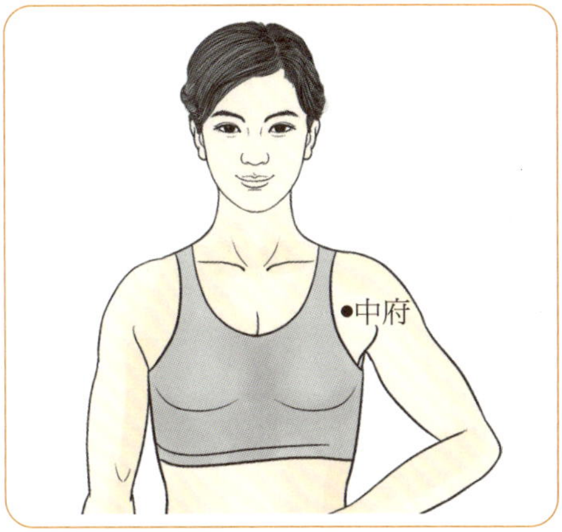


## 中府

**位置**：鎖骨外端下凹陷向下1拇指處。

**功效**

中府有調理肺氣、止咳平喘的功效。

**用法**

使用此穴可以用點法、壓法、拿法。

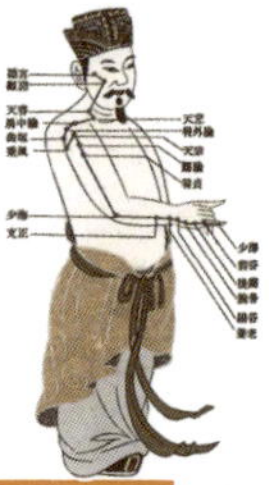



## 牙痛
# 反覆按壓太衝穴

中醫認為牙痛是由於外感風邪、胃火熾盛、腎虛火旺、蟲蝕牙齒等原因所致。其表現為：牙齦紅腫、遇冷熱刺激痛、面頰部腫脹等。

---

### 牙痛的病因

牙痛以牙齒及牙齦紅腫疼痛為主要表現，是齲齒、牙髓炎、牙周炎、根尖周炎、智齒冠周炎、牙本質過敏等各種牙病的信號。

中醫認為牙痛多與臟腑功能失調或外邪浸淫、口腔衛生或飲食習慣、胃腑積熱、胃火上衝，或風火邪毒侵犯、傷及牙齒、或腎陰虧損、虛火上炎、灼爍牙齦等引起。一般將牙痛分為：風火牙痛、胃火牙痛、腎虛牙痛。

風火牙痛。牙齒痛，牙齦紅腫疼痛，遇冷則痛減，遇風、熱則痛甚，或有發熱、惡寒、口渴、舌紅、苔白乾、脈浮數。治宜疏風清火，解毒消腫，可服用清瘟敗毒散清火。胃火牙痛。牙齒非常痛，牙齦紅腫，或出膿滲血，牽及頜面疼痛、頭痛，口渴、口臭，大便祕結，舌紅苔黃，脈滑數。治宜清胃瀉火，可服清胃散降火。腎虛牙痛。牙齒微痛，牙齦微紅、腫，久則牙齦萎縮、牙齒鬆動，伴有心煩失眠、眩暈，舌紅嫩，脈細數。治宜滋陰降火，服用知柏地黃丸降火。

### 牙痛的按摩治療

著急上火引起的牙痛，可以喝3天青陳皮煮的水，急破肝氣與理肝氣，同時每兩小時壓5～10分鐘太衝穴，用冥想的方法讓氣從上往下導引。如果牙齒問題已久，說明胃有些問題，因為胃經路過的地方與牙齒對應，所以要敲胃經和肝經。這不是馬上能解決的問題，但肝氣破掉後，牙齒紅腫可馬上消退。

此外，用青皮12克，加陳皮12克，加水3杯，浸泡半小時，煮開喝水去渣。還可以反覆壓太衝穴，直到太衝穴不痛了，牙齒的紅腫就會退。

運用刮痧法也可以治療牙痛，主要選取頭部的下關、頰車、風池、大迎；上肢的外關、合谷二間。下肢的太衝、太溪、內庭。刮拭時，以四肢穴重刮為主，局部穴位手法宜輕。

想要預防牙病，平時就要正確刷牙，刷牙時運動的方向要與牙縫方向一致，才能改善牙病的發病頻率。

# 牙痛的按摩治療

小小的牙齒，痛起來可是要命的！其實，正確的說來牙痛應該是一種症狀，不是「病」。可是，能引起牙痛的疾病卻不少。

## 牙痛的類別

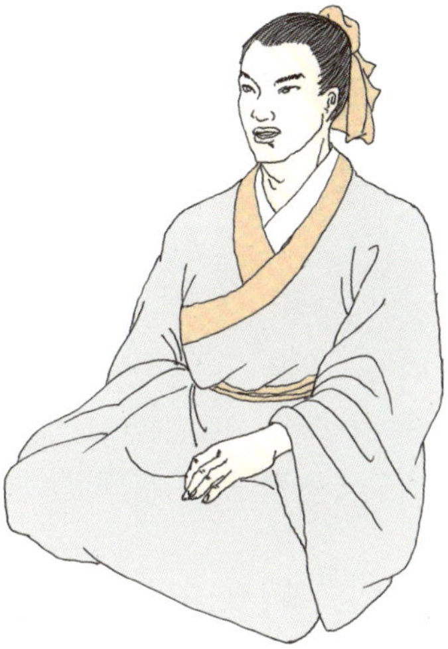

### 風火牙痛

牙齒痛，牙齦紅腫疼痛，遇冷則痛減，遇風、熱則痛甚，或有發熱、惡寒、口渴、舌紅、苔白乾、脈浮數。

### 胃火牙痛

牙齒非常痛，牙齦紅腫，或出膿滲血，牽及頜面疼痛、頭痛，口渴、口臭，大便祕結，舌紅苔黃，脈滑數。

### 腎虛牙痛

牙齒微痛，牙齦微紅、微腫，久則牙齦萎縮、牙齒鬆動，伴有心煩失眠、眩暈，舌紅嫩，脈細數。

## 上火牙痛的治療

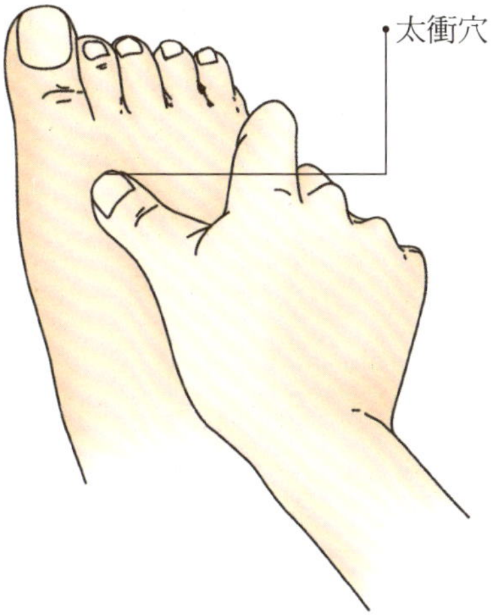


**治療方法**

著急上火引起的牙痛，可以喝3天青陳皮煮的水，同時每兩小時按壓5～10分鐘的太衝穴，並用冥想的方法讓自己的氣從上往下導引。

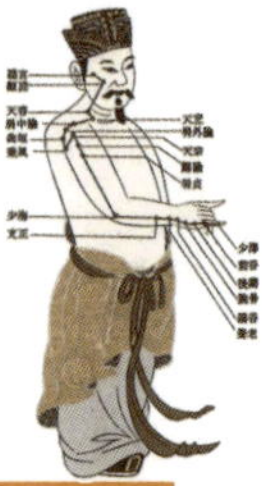



## 口腔潰瘍

# 按列缺、太衝穴

中醫將口腔潰瘍稱為「口瘡」，是一種淺而小、圓形或卵形的潰瘍。造成口腔潰瘍最直接的原因是胃熱和肝熱，可按胃經和肝經上的穴位治療。

---

### 重新認識口腔潰瘍

在日常生活中，幾乎人人都有口腔潰瘍，雖然不是什麼大病，但會讓人吃不好、喝不得，輕輕一碰又痛得鑽心，整天為其牽腸掛肚。

中醫將口腔潰瘍稱為「口瘡」，是一種淺而小、圓形或卵形的潰瘍。通常生在嘴唇、舌頭上或口腔的其他部位，大致可分為三類：一是潰瘍面常呈灰白色的血虛性口腔潰瘍，二是潰瘍呈黃白色的肝火旺型口腔潰瘍，三是潰瘍面色澤呈淡灰白色的血淤型口腔潰瘍，而且會經常復發。中醫認為口腔潰瘍病因較複雜，與自身免疫機能低下、內分泌功能紊亂、遺傳因素、精神過度緊張、疲勞、貧血、偏食、消化不良、腹瀉等有關。

據統計，大約每10萬人群當中，有30％的人有輕重不一的口腔潰瘍疾病，由於這類疾病對人的社交及心理具有不可忽視的負面影響，世界衛生組織也逐漸重視與加強對口腔潰瘍等疾病的宣傳與防治工作，並告誡公眾如果不及早做治療，則身體罹患胃腸病變等併發症的機會將大大增加。

### 按摩治療口腔潰瘍

造成口腔潰瘍最直接的原因是胃熱和肝熱，但造成胃熱的原因是胃本身有病。如果只想口腔潰瘍好，那就每天堅持敲15分鐘腿內側的肝經和腿外側的胃經。肝平了，胃好了，口腔潰瘍就會好了。如果這樣還治不好，那就是肝熱實在太厲害了，一是肝有病，二是自己的能力不足以控制肝臟的病。這時可以吃一點六味地黃丸，六味地黃丸是從補腎著手，五行中，水生木，腎屬水，肝屬木，中醫講水能涵木，但這也只能解決一時，想要根治還是要解決睡眠的時段問題，試一個月，自己體會一下，肯定有意想不到的效果。

另外，治療此病，可取列缺、太衝，施以針灸，疏肝取太衝、宣肺取列缺，列缺是手太陰肺經絡穴，而太衝則是手厥陰肝經原穴，兩穴相配，可疏肝利膽，去火消炎。

# 口腔潰瘍的治療及預防

## 口腔潰瘍的取穴

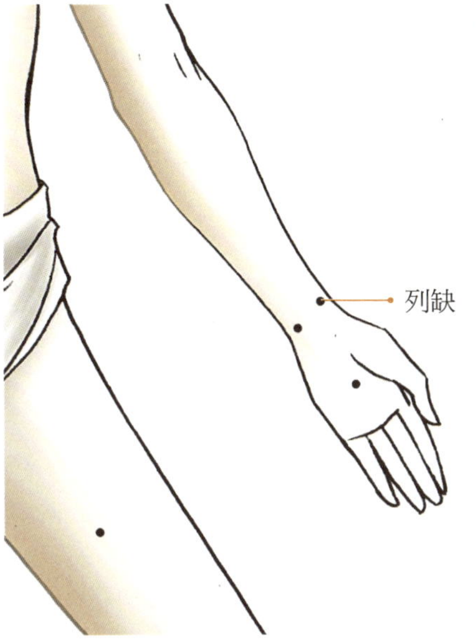


**列缺**

列缺屬於手太陰肺經絡穴，有疏肝功效。位於手腕內側，能夠感到脈搏跳動處。

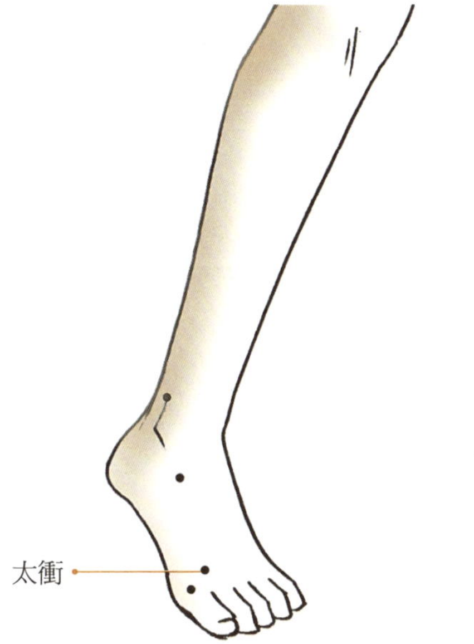


**太衝**

太衝屬於手厥陰肝經原穴，與列缺穴相配，有疏肝利膽、去火消炎的功效。位於拇趾和第二蹠骨結合處。

## 口腔潰瘍的預防

**預防措施**

- 注意口腔衛生，避免損傷口腔黏膜，避免辛辣性食物和局部刺激。
- 保持心情舒暢，樂觀開朗，避免事情和著急。
- 保證充足的睡眠時間，避免過度疲勞。
- 注意生活規律性和營養均衡性，養成一定排便習慣，防止便祕。

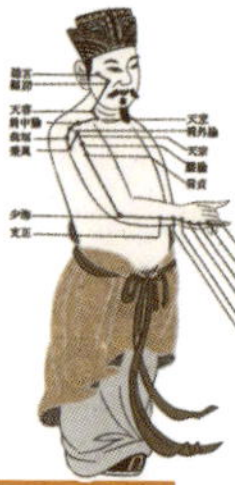



## 口臭

# 敲胃經除胃熱

口臭為臨床常見疾病。患引病者，不僅令人厭惡，而且患者也常為交際、洽談而苦惱。口臭多由胃熱引起，所以敲腎經能夠幫助患者消除口臭。

---

### 口臭的病因

所謂口臭，就是人口中散發出來令別人厭煩、使自己尷尬的難聞口氣。別小看口臭這小小的毛病，它會使人（尤其是年輕人）不敢與人近距離交往，從而產生自卑心理，影響正常的人際、情感交流，令人十分苦惱。

口臭並不是長期沒有刷牙的緣故，主要是愛吃冷飲、胃的功能被寒邪所困、陽明燥火亢盛的結果。比如：將一個處於正常狀態下的人，突然浸到冰水裡，皮毛的宣發功能就會被困住，人就會用發熱的形，來驅趕寒邪，於是就會出現發燒的症狀。

同樣的道理：一個處於正常狀態下的胃突然被灌進冰水，胃的熱和下降功能就會被困住，使胃壁中運行的氣血暫態凝固而變為垃圾，因為陽明經主燥，所以，胃會用生髮燥火的形式，來疏通並驅趕凝滯的寒邪，於是就會出現心煩、口渴、咽乾、喜飲冷等症狀。由於部分胃氣下降的功能被抑制，就會形成不同程度的胃氣上逆現象。由於胃氣上逆，就會將胃中的胃酸和膽汁逆向流入口腔，於是胃酸就形成了口臭，膽汁就形成了口苦。治療的方法很簡單：只需服用附子理中湯加川黃連3克，將脾胃功能恢復即可。

### 按摩經絡治療口臭

口臭是胃熱引起的，胃熱的人從外貌上有共同的特徵，濃眉，頭髮較黑、粗、硬，上嘴唇往上翹，偏厚。通常他的飯量都很大，而且他的小便顏色會比較黃，看早晨第一次的小便，應該是有泡的。敲胃經可以祛胃火，敲到小便的顏色恢復淡黃清澈就好了，小便沒有泡了，舌中間的裂紋也就沒有了，胃的情況便會得到改善。熬夜的人一般都有口臭的現象，所以一定要在能造血的時間內睡眠，就是按照四季睡眠。平時注意觀察自己手掌顏色的變化，觀察手臂血管粗細的變化，當手掌顏色紅起來，手臂血管變粗，然後手掌顏色又不紅了，血管又變細了，就是告訴你，你的血多了一點。血多了，自然不會陰虛，可以幫助胃火下降。

# 口臭的原因及治療方法

## 口臭的原因

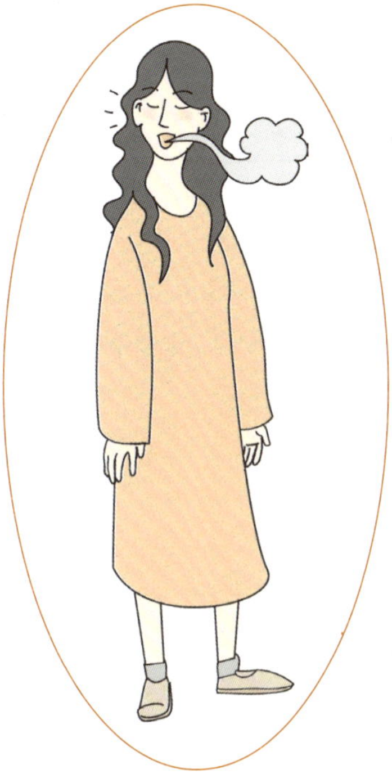

### 精神壓力

人的情緒低落抑鬱時，體內的神經會給胃部傳遞錯誤信號，人會有一種飽脹的感覺，經常如此，會打亂消化系統的正常運作，引起口腔異味。

### 不當清潔

有的人刷牙就是裝裝樣子，高興時刷兩下，懶病發作時吃完東西就睡覺，時間長了，堆積在牙齦溝槽裡的牙垢和嵌塞在牙齒縫裡的食物就會發酵腐敗，散發出臭味。

### 疾病

有些口臭是由疾病引起的。胃腸道疾病，如消化性潰瘍、慢性胃炎、功能性消化不良等，都可能伴有口臭，而引起胃病的幽門螺桿菌感染直接產生硫化物，也會引起口臭。

## 口臭的經絡療法

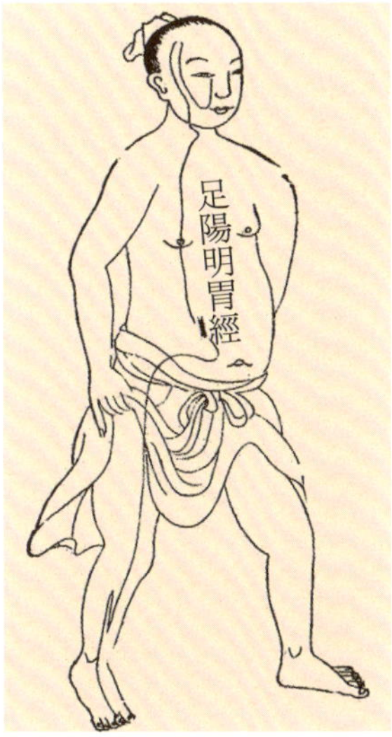


**經絡療法**

口臭一般來說是由胃熱引起的，胃熱的人一般都是濃眉，頭髮較黑、粗、硬，上嘴唇上翹且厚。通常飯量很大，而且小便顏色偏黃。這時可以透過敲足陽明胃經來袪胃火，敲到小便顏色恢復到改善，口臭自然也就會消除。

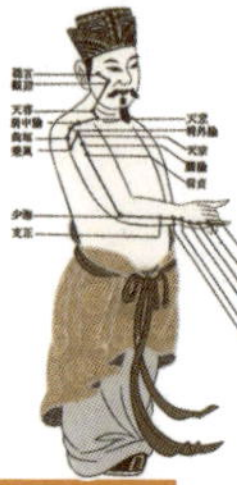



## 面斑與痘痘

# 按曲池、合谷、魚際穴

中醫學中十二正經和任督二脈都直接或間接地與面部相關，尤其足陽明胃經、手陽明大腸經和督脈大體覆蓋於整個面部，透過對面部的觀察可以知道人體自身血氣的盛衰盈虧。

---

### 女性臉上長面斑的原因

臉上痘痘是一件令不少女性苦惱的事，而且隨著年齡的增長，長面斑更是雪上加霜。臉上長面斑屬內分泌失調的症狀，是體內臟腑器官失調的外部顯示，是由於氣血不能潤養面部皮膚所致，所以平時使用各種去斑霜、去痘膏，只是在表面上塗抹，治標不治本，非但不能美容，其中的化學物質會引起皮膚過早老化。

根據中醫理論，消除面斑關鍵要調脾、肺、腎。脾統血，主肌肉。所以，只有脾氣足了，面部肌肉的氣血供應才會充足；肺主皮毛，肺功能正常，才會使人體上部的水分向下循環；腎主水，腎氣足，可使人體的精華上循於頭部。當女性腎氣足時，面斑會比較淺；腎氣衰時面斑就會變重。因此，想要消除面斑，還是要以內部調理為主，切勿治標不治本。

### 面斑的針灸療法

治療面斑，主要按曲池、合谷、魚際三穴；如果配以足三里、三陰交、血海、肺俞、大腸俞等穴，效果更佳。

之所以取合谷穴，是因為「面口合谷收」，合谷是治療面、口、鼻的要穴，曲池、合谷都是手陽明大腸經俞穴，大腸經脈直接行於面部，又和肺為表裡，肺主皮毛，因此用曲池、合谷作為主穴。對魚際進行刺激可以調整經氣，治療青春痘。刺激足三里可以增強免疫功能和促進氣血生成；三陰交為脾肝腎三條陰絡的交會，可調整內分泌功能；肺俞、大腸俞用瀉法，可以疏散肺經風熱，減緩皮膚紅腫症狀。

面部微針進行治療：用極細的針沿著臉上比較嚴重的區域邊緣淺淺刺入，無痛感，這叫做「圍刺」。此後，根據痤瘡的位置在臉上選取魚腰、太陽、陽白、顴髎、地倉、下關、承漿等穴，每次選3～4穴，針刺略深，停留約20分鐘，增加針刺的效果。除針灸外，日常生活應注意少吃辛辣等刺激性食物。

# 面斑與痘痘的防治方法

治療面斑，主要按曲池、合谷、魚際三穴；如果配以足三里、三陰交、血海、肺俞、大腸俞等穴，效果更佳。

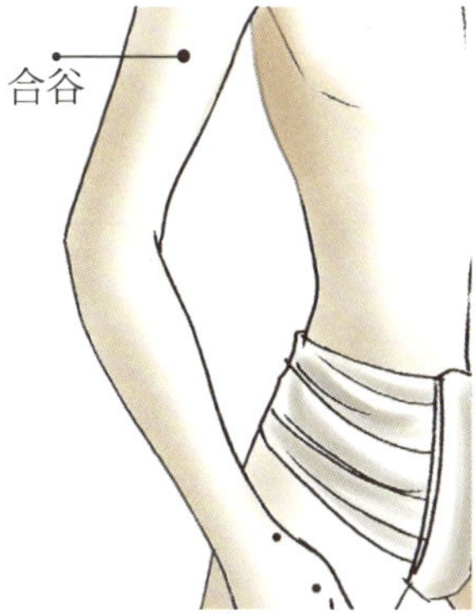


**合谷穴**

俗話說：「面口合谷收」，合谷是治療面、口、鼻的要穴。

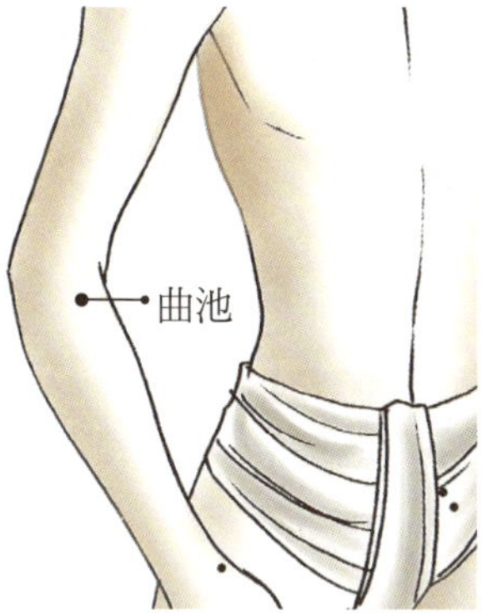


**曲池穴**

曲池是手陽明大腸經俞穴，大腸經脈直接行於面部，又和肺為表裡，肺主皮毛，因此用曲池作為主穴。

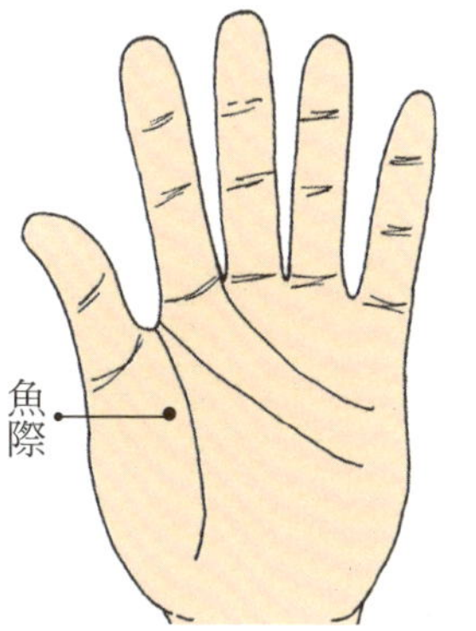


**魚際穴**

魚際進行刺激可以調整經氣，治療青春痘。

## 痘痘的預防方法

1. 常用溫水洗臉，因為冷水不易去除油脂，熱水促進皮脂分泌，不用刺激性肥皂，硫磺香皂對痤瘡有一定好處，不要用雪花膏和其他油脂類的化妝品。
2. 多吃蔬菜和水果，少吃脂肪、糖類和辛辣等刺激性食物，保持大便通暢。
3. 不要用手去擠壓粉刺，以免引起化膿發炎，膿瘡破潰吸收後形成疤痕和色素沉著，影響美觀。抗菌素對感染重的有療效。
4. 勞逸結合，保持精神愉快，對痤瘡的治療十分有益。長了痤瘡心理不要產生負擔，以免引起神經內分泌紊亂，使痤瘡加重。
5. 吃海帶防痤瘡，痤瘡，俗稱粉刺、青春痘，是一種最令青年男女煩惱的皮膚病。據醫學科研人員發現，吃海帶較多的青少年人群中，患有痤瘡的人很少。

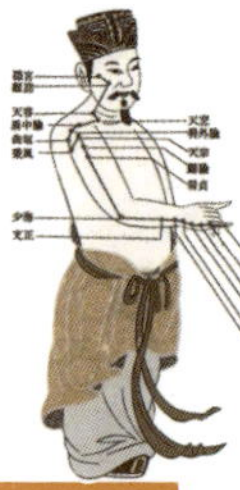



### 頸椎病

# 點揉手三陽經

在中醫學中，頸椎病屬於「痺症」、「肩頸痛」的範疇，其病因病機為臟腑不足、風寒外襲、勞倦損傷，使氣血凝滯、筋骨不利所致。

---

## 頸椎病產生的原因

頸椎病是一種常見疾病，其發病的最根本原因是年齡增長使椎間盤自然老化。而隨著生活節奏加快，長時間伏案工作以及使用電腦、駕車、用高枕、睡軟床等諸多因素，都使人長時間保持單一姿勢，肌肉韌帶疲勞，從而加速頸椎疾病的發生；同時，飲食結構的改變及體重的增加，也會促使疾病發生。

頸椎病容易誤診，如果身體有以下表現，就要想到是不是頸椎出現了問題：久治不愈的頭痛或偏頭痛；久治不愈的頭暈；非耳部原因的持續耳鳴或聽力下降；不明原因的心律不齊、類似心絞痛的症狀等；久治不愈的低血壓；「莫名其妙」的高血壓；久治不愈的「找不到原因」的內臟功能紊亂，如呼吸系統、消化系統、內分泌系統功能紊亂等；髮油較多、毛髮較細的頭部脂溢性皮炎、脫髮；總是將頭歪向一側；不明原因的反覆「落枕」。另外，某些兒童視力改變，如近視眼等也可能與頸椎移位有關。

## 頸椎病的按摩治療

大椎穴還是治療頸部疾病的特效穴，是手足三陽經及督脈的會穴，穴內匯聚人體的各條陽經上行的氣血，大椎穴的氣血如果不能順暢上行頭部，其結果是可以想見的。患頸椎病的人往往長時間保持一種體態，頸椎會因局部長期壓迫而影響氣血流通，造成頸椎經絡阻塞。所以，當自己的頸椎出現梗阻，要看看是不是自己的大椎穴出了問題。常常按摩大椎穴，也能保持頸椎的暢通。

此病要找手三陽經進行療治，因為手三陽經都是從手走頭，循行路線都經過頸部，所以按摩此處穴位有舒經活絡的功效。還可以按摩幾個有效穴，如曲池穴、天宗穴、肩井穴等。

也可以用刮痧板，與皮膚成45度角，由上而下由內而外的順序刮拭頸側到肩井、肩峰的位置，以疏通病變部位的血脈。刮痧力度要以患者感受舒適為准，對選擇的刮痧部位反覆刮拭，直至刮拭出痧為止。

# 頸椎病的治療

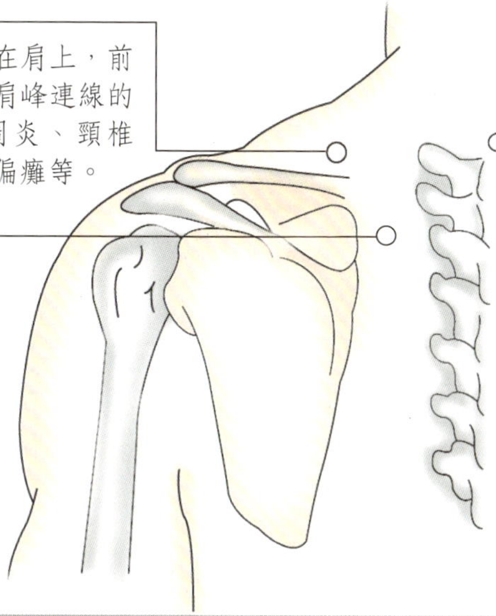

**肩井穴**
屬於足少陽膽經，在肩上，前直乳中，當大椎與肩峰連線的中點上。主治肩周炎、頸椎病、落枕、乳痛、偏癱等。

**天宗穴**
屬於手太陽小腸經，在肩胛部，當風下窩中央凹陷處，與第4胸椎棘突相平。主治肩胛痛、肘臂痛、風溼痛、上肢癱瘓。

**大椎穴**
屬於督脈，在後正中線上，第7頸椎棘突下凹陷中。除主治頸椎病外，還治療發熱、感冒、咳喘等疾病。

## 頸椎病的預防

| | |
|---|---|
| 充足的睡眠 | 睡眠充足才可以根本地消除頸部疲勞。 |
| 做些眼睛保健操 | 眼睛勞累也會導致頸部勞累。 |
| 正確的睡姿 | 糾正不適當的睡勢，調整合理的睡眠姿勢，選用合適的枕頭高低。 |
| 多做運動 | 如果是必須長期工作沒有多餘的時間做頸部運動的話，也可以借助一些在網上的頸椎病預防和治療的功能來減輕頸部的勞累程度，避免長期頸部做重複的動作。 |

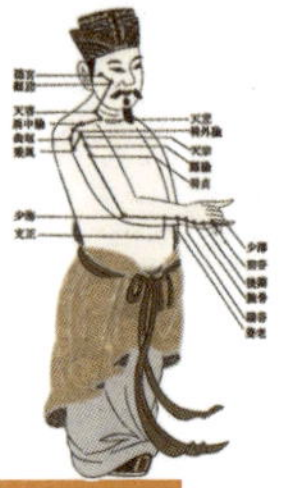

## 骨質增生症

# 按環跳、尺澤穴



骨質增生屬中醫的「痺症」範疇，亦稱「骨痺」。中醫認為本病與外傷、勞損、淤血阻絡、感受風寒溼邪、痰溼內阻、肝腎虧虛等有關。

---

### 骨質增生的患病原因

骨質增生是骨科的一種常見病和多發病，又稱骨刺。人體中的某些骨骼關節，由於經常處於各種運動狀態，被一些強有力的肌腱、韌帶所牽拉，不斷受到力的刺激，因此在關節軟骨的周圍血液循環比較旺盛，以供給骨骼營養，這樣慢慢出現了代償性軟骨增長，此即為骨質增生的前兆，時間久了，增生的軟骨又被鈣化，這就是骨質增生。

此病發生後多數人可無任何症狀，但若壓迫了周圍的組織，如神經、脊髓、肌腱、肌肉時，常出現局部酸痛、關節活動受限、肢體疼痛麻木、無力等症狀。一般認為除極少數骨刺壓迫神經、血管或重要臟器需要手術切除外，絕大多數病人都應採取非手術治療。在症狀發作時要適當休息，同時進行熱療、推拿、按摩或局部疼點封閉等治療，以減輕疼痛。

### 骨質增生的中醫療法

中醫認為「腎主藏精，主骨生髓」，而「肝主藏血，主筋束骨利關節」，若腎精虧虛，肝血不足，則骨髓發育異常，更兼筋肉不堅，營養乏源，既無力保護骨髓、充養骨髓，又不能約束諸骨，防止脫位。久之關節在反覆的活動過程中，可漸漸地受到損害而過早過快地出現蛻變。

外傷與勞損：一時性承受超強度的外力，包括扭、挫、撞、跌等，或長時間承受超強度的外力勞損，都可造成關節的急性或慢性損傷，以發生在頸、腰、脊柱及髖、膝、踝等負重關節較多，嚴重地導致筋損骨傷、關節骨骼結構受損，失去滋養。口外感風寒溼邪：感受風寒、著涼、久居潮溼之地、冒雨涉水等，外邪乘隙侵犯肌表經絡，客於關節、筋骨，導致身體全部或某一局部性氣血運行阻滯，經脈痺阻，筋骨失養，漸成骨痺。

環跳穴和尺澤穴都是治療人體骨骼疾病的良穴，兩穴配合進行按摩，或者針灸都能取得極好的效果。

# 骨質增生的類型與治療

骨質增生症屬中醫的「痺症」範疇，亦稱「骨痺」。中醫認為本病與外傷、勞損、淤血阻絡、感受風寒溼邪、痰溼內阻、肝腎虧虛等有關。

## 骨質增生的類型

| | 頸椎骨質增生 | 腰椎骨質增生 | 膝關節骨質增生 |
|---|---|---|---|
| 原因 | 年齡因素、慢性勞損、外傷、咽喉部炎症、發育性椎管狹窄、頸椎的先天性畸形、代謝因素、精神因素等均能引起頸椎骨增生。 | 腰椎骨質增生的基本因素是椎間盤退變，但是導致腰椎骨質增生症的誘發因素尚未有明確定論，但是有些因素與其有關。 | 由於損傷、膝關節畸形或炎症等因素造成膝關節負重力線的改變，使膝關節面有效負重面積減少，關節面受力不均勻，隨後則出現軟骨下骨硬化現象。 |
| 症狀 | 頸項部有強硬的感覺、活動受限、頸部活動有彈響聲，疼痛常向肩部和上肢放射，手和手指有麻木、觸電樣感覺，可因頸部活動而加重。 | 好發部位，以腰三、腰四最為常見。臨床上常出現腰椎及腰部軟組織酸痛、脹痛、僵硬與疲乏感，甚至彎腰受限。 | 膝關節骨質增生病變包括軟骨的退行性變，軟骨軟化、糜爛，骨端暴露，滑膜、關節囊和肌肉的變化。 |

## 骨質增生的經絡療法

### 環跳穴

屬於足少陽膽經，在股外側部，側臥屈股，當股骨大轉子最凸點與骶管裂孔連線的1/3與中1/3交點處。除可治骨質增生外，還可治腰腿痛、癱瘓、坐骨神經痛等。

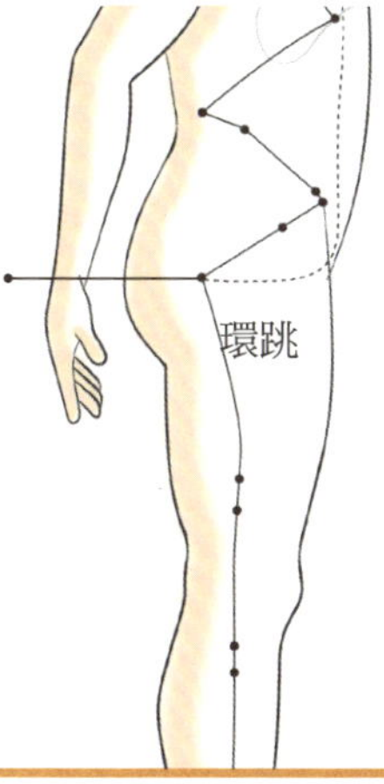


### 尺澤穴

屬於手太陰肺經，在肘橫紋中，肱二頭肌腱橈側凹陷處。除可治骨質增生外，還可治咽喉腫痛、哮喘、胸膜炎、肘關節勞損等。

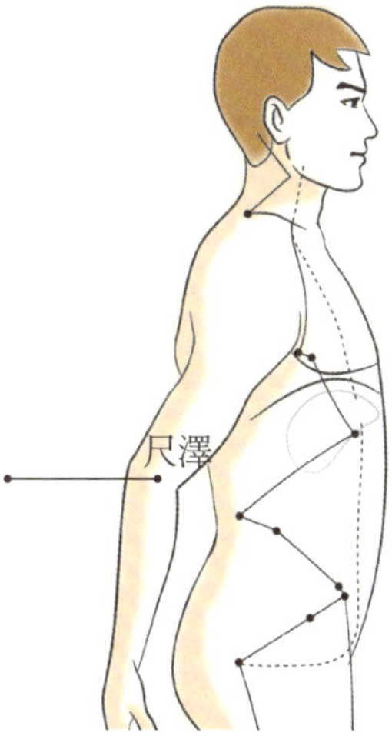

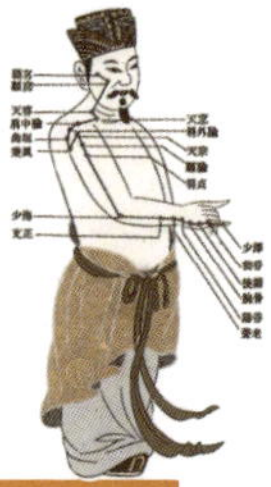

## 腰椎間盤突出

# 敲痛膀胱經解病痛



腰椎間盤突出症是西醫的診斷，中醫沒有此病名，而是把該症統歸於「腰痛」、「腰腿痛」這一範疇內。本病是臨床上較為常見的腰部疾患之一，是骨傷科的常見病、多發病。

---

### 腰椎間盤突出的病因

因為腰椎間盤突出壓迫脊椎神經或脊髓而引起症狀的疾病，叫腰椎間盤突出症。多見於20-40歲的男人，男性患者多於女性患者，臨床表現為突然發生的腰痛，異常劇烈，有的也可以表現為逐漸加重的隱痛，常局限於腰骶部附近，活動有障礙。腿痛多見於腰病後發生，也可同時出現，主要是坐骨神經痛，疼痛常從患者臀部開始，沿著大腿後側、小腿外側或前外側，至足背和足趾。常因咳嗽、打噴嚏、排便、彎腰直腿抬高等動作加重疼痛，或產生觸電樣的放射痛。如果雙側坐骨神經受壓，可出現雙下肢疼痛。

中醫中沒有此病名，而是把該症統歸於「腰痛」範疇。認為本症多為外受傷損，內有虧虛或感受風寒溼邪等所致，故辨其臨床症候分為氣滯血淤、風寒痺阻、溼熱痺阻、肝腎虧虛等型。

### 腰椎間盤突出症的治療

腰椎間盤突出的起因，一定是你曾經有外傷史，可能這外傷你已經忘記了，再加上用力不當，譬如當你搬重物時打了一個噴嚏。所以腰椎間盤突出只是舊傷的痕跡，敲膀胱經是最好的辦法，膀胱經敲通了，你的困擾就沒有了。

此外，刮痧法是治療腰間盤突出症的一個不錯方式，有補益肝腎、通經活絡，行氣活血的作用。主要取位於背部的腎俞、命門、環跳、腰俞；下肢部：風市、陽陵泉、承扶、委中、承山、懸鐘。

操作者將刮痧板與皮膚成45度角，由上而下或由內而外的順序刮拭腰骶部和下肢穴位，以疏通病變部位的血脈。力度要以患者感受舒適為度，對選擇的刮痧部位反覆刮拭。在上述穴位刮痧治療7次後，腰痛症狀基本消失，10次後痊癒。

患有此病的患者在臥床休息時，要注意選擇硬板床，尤其是在發病初期和治療期間，關節韌帶比較鬆弛、炎症較重，如果沒充分休息可能加重病情。

# 腰椎間盤突出的治療

治療腰椎間盤突出的方法一是敲膀胱經，二是用刮痧之法，下面就用圖說明刮痧的背部和下肢部穴位，刮痧10次後就可痊癒。

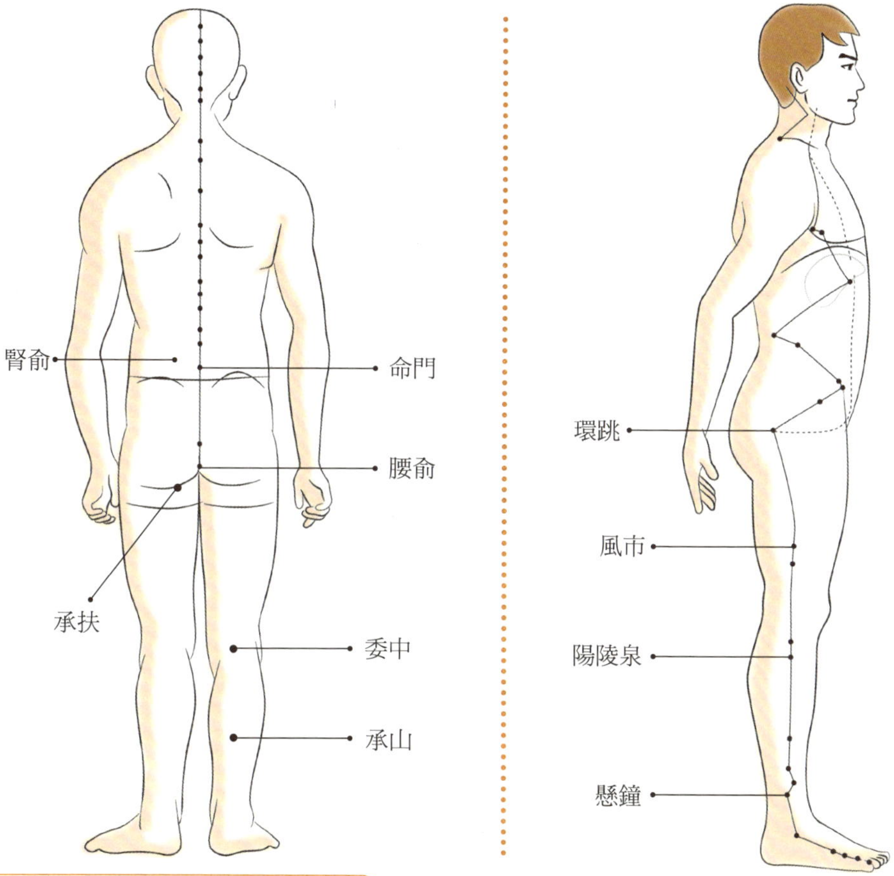


## 腰椎間盤突出的預防

### 睡眠姿勢

人的一生中大多數時間是在睡眠中度過的，所以長期睡眠姿勢不良也可導致腰腿痛的發生。一般而言，睡姿應使頭頸保持自然仰伸位最為理想，最好平臥於木板床。

### 站立體位

長時間站立工作者，應儘量避免在一個固定的體位下持續工作。應適當使雙臂上伸和做蹲體動作，這樣可使腰部骨關節及肌肉得到調節，消除疲勞，延長腰肌耐力。

### 坐位

長時間坐位工作者除要注意坐姿和經常活動腿外，自坐位起立時，應先將上身前傾，兩足向後，使上身力量分布在兩足，然後起立。

### 彎腰體位

對彎腰工作多、負重大的搬動工，應儘量避免兩膝伸直彎腰位拾抬重物，並儘量採取屈膝、髖關節的方法達到上述目的。

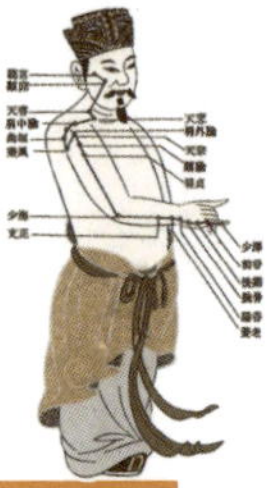

## 膝關節疼痛

# 敲肝經和腎經為根本之法



膝關節疼痛是很常見的疾病。在日常生活中，多數關節疼痛並不是由外傷所引起。關節長時間受涼和巨大的溫差是導致關節疼痛的主要原因。

### 膝關節疼痛的原因

尤其在秋天，冷暖交替之際，低溫或巨大的溫差會導致肌肉和血管收縮，引起關節疼痛。如果遇到這種情況，首先要盡可能地保暖，可以採用熱敷的辦法；其次就是降低運動量，讓關節得到休息。如果以上方法不能使膝關節疼痛好轉，就要去醫院就診，明確病因。

有的人左腳膝關節內側疼痛，疑是痛風。最後疼得連走路都很困難，其實，這是年老肝腎陰虛造成的。是因為睡覺時習慣側睡，右腳壓著左腳，長期以往形成的。所以，首先要改變睡覺習慣，經常敲打肝經和腎經，即可痊癒。

### 膝關節疼痛的按摩治療

具體的按摩方法是，先解決痛的問題，在痛的地方反覆做按摩，沿著大腿來回捏，越捏越鬆軟，當膝蓋附近都變軟時就不痛了。剛開始時，如果覺得太痛，就把四根手指放在痛的地方，然後閉上眼睛，靜心想手指按的地方，時間稍長一點，一定就沒有那麼痛了。然後就是敲肝經和腎經，因為肝主筋，腎主骨，這兩條經是治療膝關節痛的根本。調理兩個月就好了。

膝關節疼痛患者常因疼痛而不願參加體育鍛鍊，殊不知，越是這樣，越會造成症狀加重，立即行動進行正確的鍛鍊，才是根本的解決之道。以下三個步驟，可最大限度地使膝關節得到強度適中的鍛鍊，有助於保持雙膝的健康，緩解關節疼痛。

第一步：背部挺直坐在地板上，右腿伸向前方，左膝彎曲，足部放平；右腿儘量伸直，並用力向下壓，保持10秒鐘後放鬆。

第二步：與第一步姿勢相同，挑起腳尖，抬高右腿達15公厘左右，保持6秒鐘，放下右腿。

第三步：坐在椅子上，雙腳平放在地上，向前伸直右腿，抬起右腳，直到大腿與地面平行，保持6秒鐘後，再放下右腿。以上動作分兩組完成，每組完成10次，每週做3～5次。

# 膝關節疼痛的原因及療法

**原因**

關節長時間受涼和巨大的溫差，是導致關節疼痛的主要原因。
秋天，冷暖交替之際，低溫或巨大的溫差會導致肌肉和血管收縮，引起關節疼痛。

**預防**

首先要盡可能地保暖，可以採用熱敷的辦法。其次要降低運動量，讓關節得到休息。

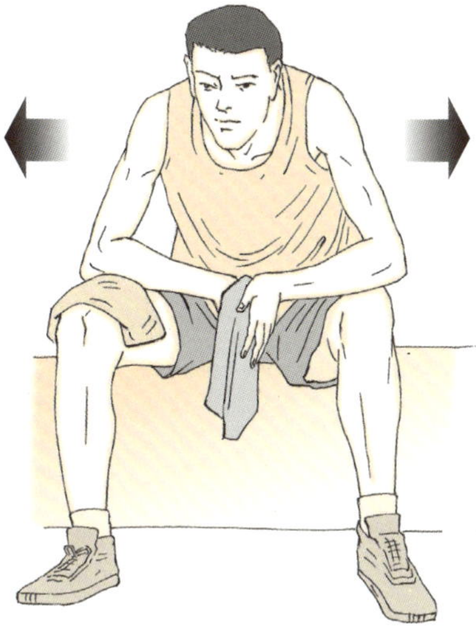

**經絡按摩法**

首先在疼痛處做反覆的按摩，沿著大腿來回地捏，當膝蓋附近都變軟時就不痛了。然後就是敲足厥陰肝經和足少陽腎經，因為肝主筋，腎主骨，這兩條經是治療膝關節痛的根本。照上面的步驟，調理兩個月就會痊癒。

## 老年人的膝關節保健

**適當休息**

膝關節疼痛可靠的治療方法是適當休息，特別是有病關節要安靜。有的人認為參加運動可以減輕疼痛，其實不然，老年膝關節痛越運動越加重，這一點應引起老年病人的注意。

**避免過於勞累**

平時應注意避免過於勞累，過度負重。因為人的膝關節承受能力是有限度的，特別是老年人，要避免久坐、久站和過多地下蹲或爬樓梯。

**適量的體育活動**

中老年人可根據自己的身體條件參加適量的體育活動。如散步、慢跑、打太極拳等，可預防骨骼脫鈣現象，但一定要講究科學護膝。

**多吃含鈣的食品**

如貝殼類、海產品、蛋類、動物骨骼、豆類、奶類，其中牛奶含鈣量高，可多選用，以預防膝關節骨質疏鬆。

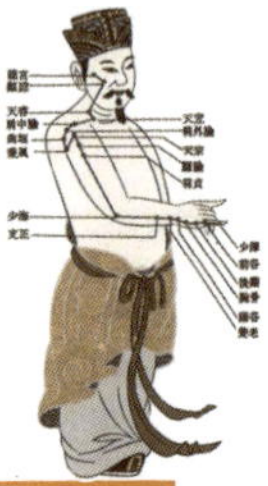



## 高血壓

# 敲膽經和腎經可降壓

高血壓是常見的心血管疾病，又是冠心病、心腦血管疾病等造成人類死亡的主要致病因素。高血壓在中醫學中屬於眩暈、頭痛的範疇。

---

### 高血壓的患病原因

高血壓是當今世界的流行病，具有患病率高、致殘率高、死亡率高和自我知曉率低、合理用藥率低、有效控制率低的「三高三低」特點。

高血壓是心腦血管疾病的罪魁禍首，得了高血壓以後，可能會引起腦梗死或腦出血、心絞痛、心肌梗死或一系列的心臟疾患。更有甚者，還可以侵犯腎臟，使得病人的腎臟出現腎功能不全，乃至病人幾乎完全喪失排尿能力。得了高血壓，就要立即治療，降低、控制自己的血壓才會防止上述疾病的發生。

### 高血壓的經絡治療方法

治療高血壓的特效穴位有百會穴與湧泉穴。百會穴是人體督脈經絡上的重要穴道之一，是治療多種疾病的首選穴，而湧泉穴更是常見大穴。下面介紹一下高血壓的經絡治療：

一、**推頭**：用兩手大小魚際按住頭部兩側揉動，由太陽穴揉到風池穴，然後改用兩手拇指揉風池穴，以達到酸脹感為度。

二、**乾梳頭**：取坐式，十指從前關髮際梳至後髮際，次數不限，至少10遍。

三、**抹前額**：取坐式，雙手食指彎曲，用食指側面從兩眉間「印堂」穴沿眉外抹到「太陽」穴外，至少10遍。

四、**按揉上肢**：用右手從左戾部按揉至左手背，從上而下按揉大腿兩側肌肉，向小腿推按，重複4次。同樣的方法，按揉右腿4次。

五、**揉腹**：將掌心放在肚臍上，另一手掌要按壓，先順時針緩慢地按揉腹部3分鐘，然後逆時針揉腹3分鐘。以腹部暖熱微鳴為佳。

六、**按腰**：兩掌手指併攏按腰背脊柱兩側，從上往下壓至臀部尾骨處，每次20遍。

七、**按摩湧泉穴**：晚上睡前端坐，用兩手拇指分別按摩兩足底中心的湧泉穴，或用左足跟搓右足的湧泉穴，用右足跟搓左足的湧泉穴，各按摩100次，只能搓向足趾，不可回搓。

# 高血壓症狀

高血壓具有患病率高、致殘率高、死亡率高和自我知曉率低、合理用藥率低、有效控制率低的「三高三低」特點。是當今世界上的流行病，而六大危險信號說明你有可能患上高血壓。

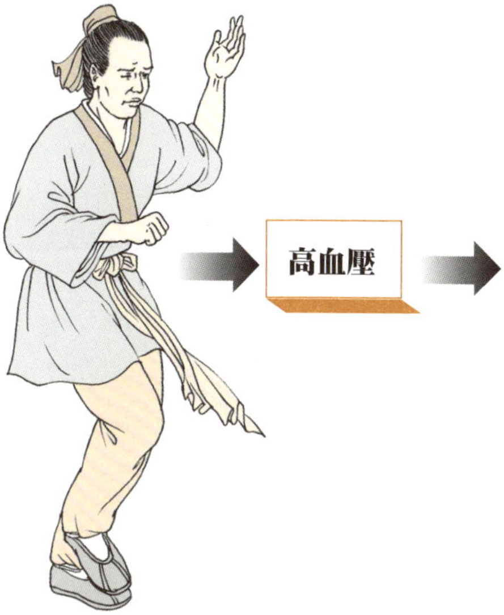


頭疼：若經常感到頭痛，而且很劇烈，同時又噁心作嘔，是向惡性高血壓轉化的信號。

眩暈：在突然下蹲或起立時發作時發生，女性患者出現較多。

耳鳴：雙耳耳鳴，持續時間較長。

心悸氣短：高血壓會導致心肌肥厚、心臟擴大、心肌梗死、心功能不全，這些都是導致心悸氣短的症狀。

失眠：多為入睡困難、早醒、睡眠不踏實、易做噩夢、易驚醒。

肢體麻木：常見手指、腳趾麻木或皮膚如蟻行感，手指不靈活。

## 高血壓病的經絡治療

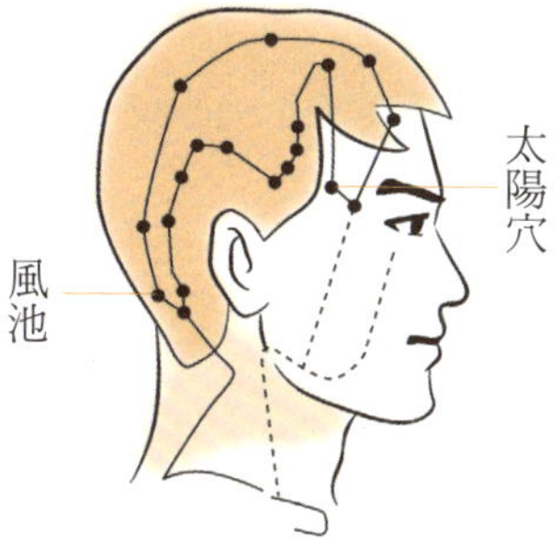


**尋穴**

太陽穴在顳部，當眉梢與目外眥之間，向後約1橫指凹陷處；風池穴在頸部，當枕骨之下，與風府相平，胸鎖乳突肌與斜方肌上端之間的凹陷處。

**方法**

用兩手大小魚際按住頭部兩側揉動，由太陽穴揉到風池穴，然後改用兩手拇指揉風池穴，以達到酸脹感為度。

**尋穴**

湧泉穴在足底部，蜷足時足前部凹陷處，約當足底第2和3趾趾縫紋頭端與足跟中點連線的前1/3與後2/3交點處。

**方法**

在晚上睡覺之前，用兩手拇指分別按摩兩足底中心的湧泉穴；或者用左足跟搓右足的湧泉穴，用右足跟搓左足的湧泉穴，各按摩100次，按摩時只能搓向足趾的方向，不可回搓。

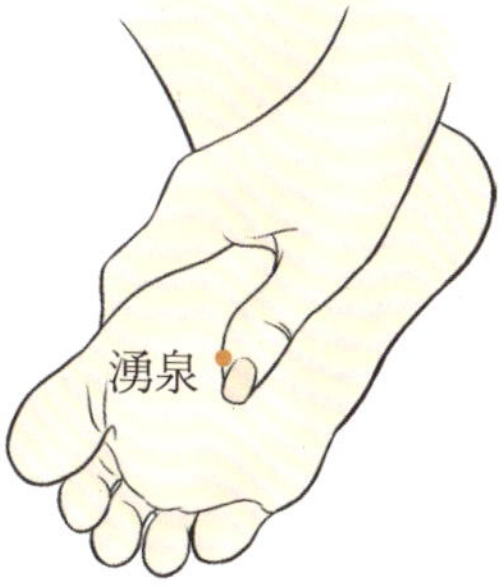

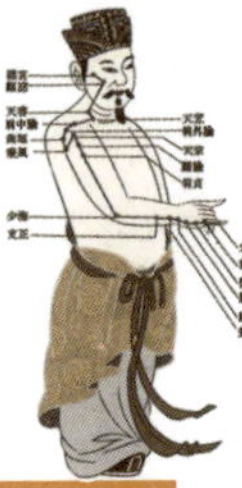



## 心臟病
# 敲心包經來恢復

心臟病是心臟疾病的總稱，包括風溼性心臟病、先天性心臟病、高血壓性心臟病、冠心病、心肌炎等。手部按摩是防治心臟病有效的輔助方法。

### 心臟病的類別

心臟病有很多種，其中包括先天性心臟病、後天性心臟病、風溼性心臟病、肺性心臟病、心肌病等。

很多人得到心臟病，就靠吃一些昂貴的西藥來治療，到了嚴重得連藥物也無法維持生命時，就要動手術，手術價格不菲，而且手術後，生活品質也會大大的下降。實際上西醫能治療的病，敲經絡都能治療，而且敲經絡擅長治「未病」，如果把敲經絡的方法對廣大民眾進行定期宣傳，保健的結果一定會讓全世界驚訝。

### 心臟病的按摩治療

敲心包經對心臟病患者有意想不到的療效，不花一分錢就能使患者的心臟自動恢復正常。有的人可能會問，治療心臟病為什麼不敲心經？這裡需要說明一下，心經是主宰心的功能，中醫認為，心是最高的思維中樞，負責管理神志方面的疾病，譬如健忘、神經衰弱、失眠、精神錯亂等。而心包經是代心受邪，就是說心臟本身的疾病由心包經來負責。所以說敲心包經可以預防和治療一切心臟方面的毛病，尤其是對於治療心包積水有奇效。北京大學的一位女教授，經常感到胸悶、氣急、四肢無力，很長時間得不到解決，經核磁共振檢查後確診為心包積水。經過半小時的敲心包經治療後再做核磁共振檢查，透過計算，減少積水30%。還有一位癌症病人，心包積水嚴重，結果透過敲心包經治療去掉了26%的積水。敲心包經可以去掉心包的積水，同理，敲肺經可以去掉肺的積水，治療肺氣腫；敲肝經可以去掉肝臟的積水，治療肝腹水。用敲經絡的方法清除臟腑的積水，比吃西藥還快，可以立即得到回饋資訊。

敲經絡，是透過疏通人體各臟腑的通道來治療，沒有任何副作用，不像吃進去的西藥透過肝腎代謝，損害肝腎。就像清潔環境，今天沒做徹底，明天可以繼續，它沒有任何錯誤，沒有任何傷害。既是保健，同時是養生，又是治療，一舉多得。

# 心臟病的類型

心臟病是心臟疾病的總稱，包括風溼性心臟病、先天性心臟病、高血壓性心臟病、冠心病、心肌炎等。臨床實驗顯示，手部按摩是防治心臟病有效的輔助方法。

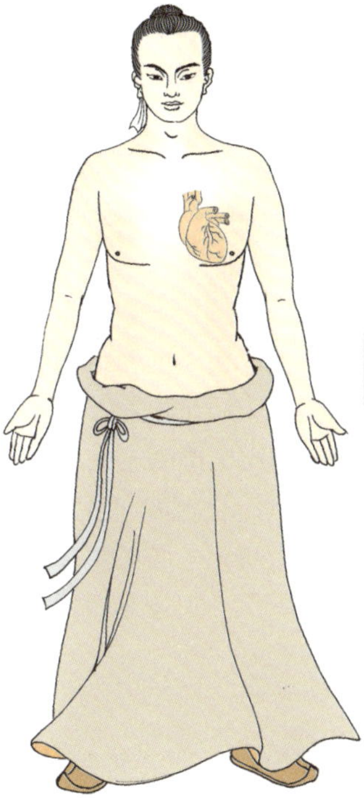

**先天性心臟病**：多為遺傳或是母親在懷孕早期的疾病或與服用的藥物有關。

**後天性心臟病**：多為抽菸及糖尿病，高血壓等導致血管硬化狹窄，使血流受阻，易使心肌缺氧而受損。

**風溼性心臟病**：慢性風溼性心臟病主要在風溼熱感染後，心臟瓣膜逐漸病變所導致的異常。

**肺性心臟病**：因慢性支氣管炎，肺氣腫等導致肺動脈高血壓症，使得右心室肥大或衰竭。

**心肌病**：新陳代謝或荷爾蒙異常的心肌變化等，有時酗酒，藥物亦導致心肌變化。

**心臟腫瘤**：大多為良性腫瘤，以黏液瘤為最常見，原發性心臟惡性腫瘤很少見。

**血管病變**：包括高血壓引起的動脈瘤，以及其他免疫機能異常引起的血管病變等。

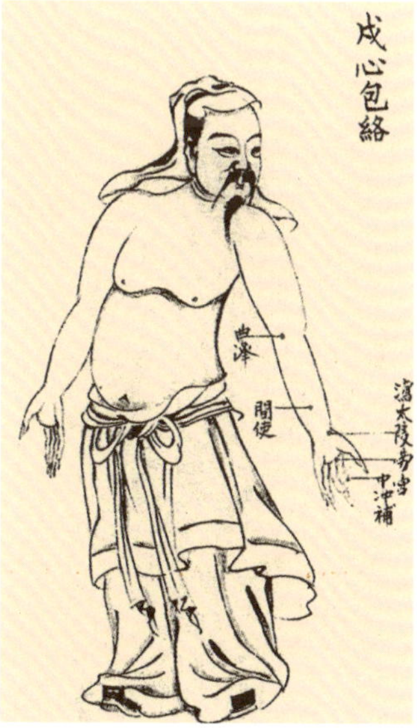


## 心臟病的經絡治療

**經絡治療**

預防和治療心臟病可以敲手厥陰心包經，因為心包經的作用是代心受邪，就是說心臟本身的疾病由心包經負責，所以說敲心包經可以預防和治療一切心臟方面的毛病，尤其是對於治療心包積水有奇效。

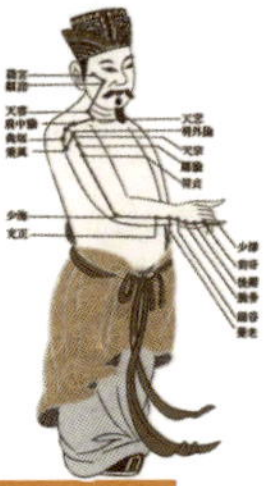



## 腸胃病

# 按揉胃經

我們常見的一些胃腸病，包括胃潰瘍、消化不良、腹脹腹瀉、便祕等，由於胃腸功能失常所導致的一些病症。

### 胃腸病的患病原因

胃腸病是一種常見的多發性疾病，隨著生活節奏加快，飲食、七情勞累、脾胃失和，胃納食減退而導致胃病患者越來越多。如飲食不當、不潔可直接損傷脾胃氣機，使脾胃氣機阻滯而發病。情緒波動可導致肝鬱氣滯，橫逆克犯脾胃，導致胃腸疾病。外感寒邪，凝聚於中焦、使中焦脾胃功能受阻而發病等，均足以證明脾胃病的發生、發展的具體原因。

胃腸病早期的表現是上腹飽脹、消化不良、食後腹痛、墜脹、人體消瘦等症狀。如不及時治療，就會導致人體營養不良，免疫力、抵抗力下降。臨床上查出胃病患者一般有多種胃病，如中慢性胃炎、淺表性胃炎、萎縮性胃炎、胃潰瘍、十二指腸潰瘍、結腸炎、便祕，如果治療不當，久治不癒會導致胃出血、穿孔，嚴重者甚至會發生癌變。

### 胃腸病的經絡按摩治療

若自身胃腸不好，可嘗試經常按摩胃經，因為胃經是調節胃腸功能的經脈，重點按摩小腿部分，特別是幾個重點穴位，如足三里，循經推按，然後在足三里點按3分鐘，可收良效。上巨虛是大腸的下合穴，下巨虛是小腸的下合穴，數穴同用，能調理腸胃，祛風辟邪。

如果已經得病，首先按揉足陽明胃經。在循經按揉時從腹部到小腿進行推捋、按揉，反覆操作，先疏通胃經的經氣，使氣血貫通，再重點點揉穴位，尤其是足三里點揉2～3分鐘，再順著胃經在腹部循行路線按揉。

接著摩腹。摩腹就是用手掌在腹部進行反覆的環形摩挲，力量要輕，一般的方向應該是順時針方向。飯後一個小時左右開始操作，起碼要摩腹15分鐘左右。而且這個很方便，不管是走路或者坐著看電視都不影響。

當然還有很重要的一個方面就是要飲食合理，要少吃多餐，少吃油膩煎炸的食品和一些難消化的食品。本來有胃腸潰瘍，胃腸就很弱了，再暴飲暴食，對胃腸道來說無疑是雪上加霜。

# 胃腸病的取穴按摩

胃腸病是一種常見的多發性疾病，下面就列出治療胃腸病的常用經絡穴位，如果經常按摩這些穴位，就一定能調理好腸胃。

## 足三里

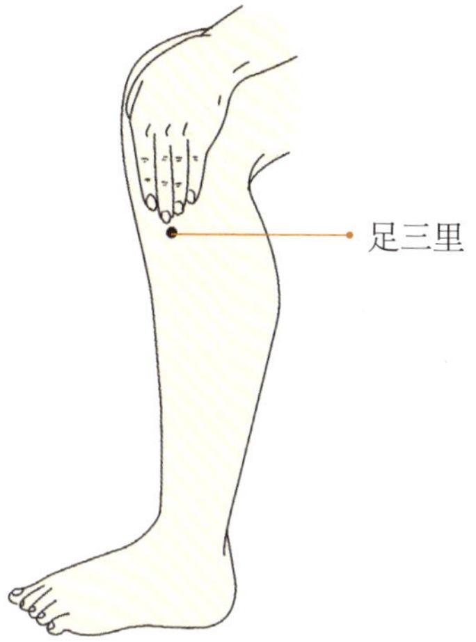


正坐，本人手按膝蓋，食指撫於脛骨，其中指尖處為足三里，此為重要保健穴之一，對治療胃腸病很有療效。

## 上巨虛和下巨虛

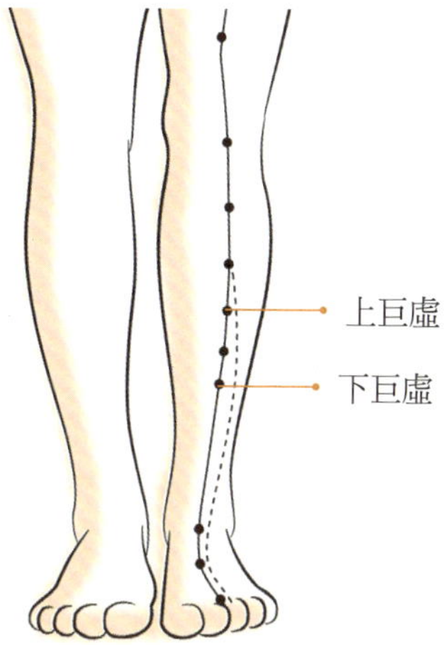


下巨虛於足三里下6寸取穴，是小腸的下合穴，上巨虛在足三里與下巨虛連線的中點取穴，是大腸的下合穴，數穴同用，能調理腸胃，祛風辟邪。

### 摩腹養生法

先搓熱雙手，然後雙手相重疊，置於腹部，用掌心繞臍沿順時針方向由小到大轉摩36周，再逆時針方向由大到小繞臍轉摩36周。此種摩法能增加胃腸蠕動，理氣消滯，增強消化功能和防治胃腸疾病。

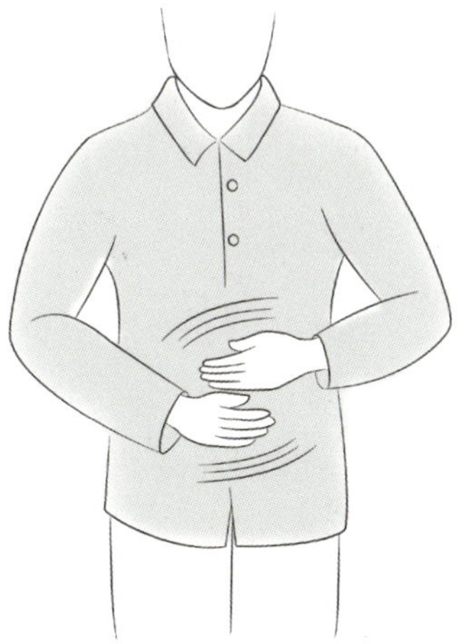

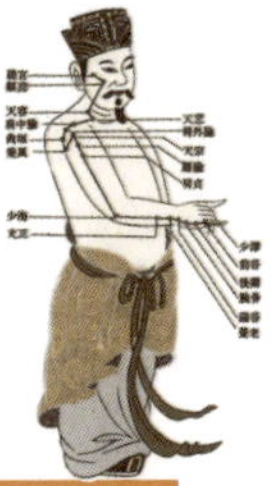

## 肥胖症

# 按髀關、伏兔、梁丘穴

肥胖，是指人體外在體型特徵表現，它與人體的體質及有關疾病的性質息息相關。中醫對人體體型自古以來就十分重視，文獻記載頗多。

### 患上肥胖症的原因

當今社會，肥胖已成為世界四大醫學社會問題之一，是人類健康長壽的大敵。中醫認為患上肥胖症的原因很多，並不僅是因為喜歡吃油膩的飲食。過40歲後，人體的各種機能下降，脾胃轉運不靈，水溼運化不利，再加運動減少，飲食不節，所以易生肥胖之症。有些人情緒失調，損傷臟腑，怒氣傷肝，肝失之疏泄，憂思傷脾，脾難以運化水溼及水穀精微，亦多肥胖之人。也有因工作環境所致，久坐，久臥，缺少勞作調養，使氣機不暢，運化失調，精微轉為脂肪則可發肥胖之症。

體質因素：人生而有剛有柔，有弱有強，有人因遺傳某種疾病變得肥胖就與飲食等因素無關。

疾病因素：肥胖本身就是一種疾病，它可以是獨立的疾病，亦可作為其他疾病的誘因。

總之，肥胖主要是因為人體正氣的虛衰，以脾胃機能失調、陽氣虛損為本，涉及肝腎功能失調，在此基礎上產生痰濁、水溼、氣滯血瘀的一個症候群，中醫治療肥胖多從益氣健脾、化痰利溼著手。

### 肥胖症的經絡治療

肥胖可以引發多種疾病，如高血壓、冠心病、心絞痛、腦血管疾病、糖尿病、高脂血症、高尿酸血症、女性月經不調等。還能增加罹癌概率。

用經絡治療肥胖症，可選主穴為足三里、中脘。若肥胖原因為痰溼阻滯，診斷要點為嗜睡，易疲倦，口淡無味，女子月經少或閉經，男子陽痿，舌胖有齒痕，脈沉緩或滑，可配以脾俞、胃俞、陰陵泉、豐隆諸穴進行治療；若肥胖原因為胃火熾盛，診斷要點為胃納亢進，消穀多饑，面赤聲揚，舌質赤，苔膩，脈滑數，則配以天樞、合谷、曲池諸穴進行治療，可收良好效果。

其他療法：可取髀關、伏兔、梁丘、足三里等穴，做針灸按摩，增加人身血氣，增強脾胃的運化能力，以免在體內留下大量垃圾，變成脂肪。

# 肥胖症的按摩治療

肥胖症可以引發許多種疾病，所以要特別注意，下面選出經絡中的幾個穴位，如果經常按摩這些穴位，定會使你遠離肥胖，身體越來越好。

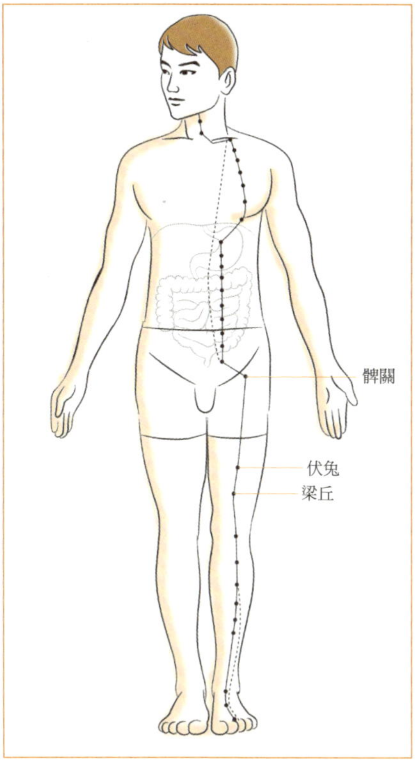


**髀關**
屬足陽明胃經。在大腿前面，當髂前上棘與髕底外側端的連線上，屈股時，平會陰，居縫匠肌外側凹陷處。

**伏兔**
在大腿前面，當髂前上棘與髕底外側端的連線上，髕底上6寸。或術者以手腕橫紋抵患者膝蓋上緣，當中指到達處即為此穴。

**梁丘**
屈膝，在髂前上棘與髕骨外上緣連線上，髕骨外上緣上3寸。梁丘穴，為足陽明胃經郄穴，《會元針灸學》：梁丘者，是膝梁上起肉如丘，故名。主治急性胃痛。

## 兒童肥胖症的保健

**限制飲食** ➡ 限制飲食既要達到減肥目的，又要保證小兒正常生長發育，因此，開始時不宜操之過急，只要求控制體重增長，使其體重下降至超過該身長計算的平均標準體重的10%即可。

**增加運動** ➡ 肥胖兒童應每日堅持運動，養成習慣。可先從小運動量活動開始，而後逐步增加運動量與活動時間。應避免劇烈運動，以防增加食慾。

**行為治療** ➡ 教會患兒及父母行為管理方法。年長兒童應學會自我監測，記錄每日體重、活動、攝食及環境影響因素等情況，並定期總結。

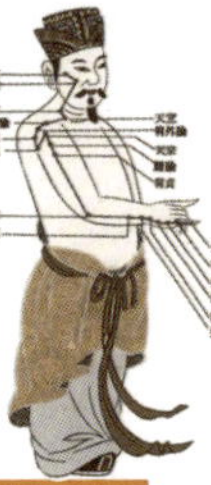

## 中風後遺症

# 按摩胃經和大腸經是首選



中風偏癱留下的最常見的後果就是病人會產生「三偏」、言語障礙、吞嚥障礙、認知障礙、日常活動能力障礙以及大小便障礙。

---

### 中風後遺症的症狀

很多中風患者在病情穩定後都會回家進行療養，吃些常用的疏經通絡、活血化瘀的藥物。這種情況下，如果家人能夠掌握一些操作簡單的保健方法進行日常護理，對患者的恢復是很有好處的。

首先在飲食上，要以清淡為主，味道不能太鹹、太膩，肥肉等油膩的食物不是完全不能沾，但是一定要少吃；瘦肉、魚肉還是可以適量攝取，才能夠有良好且均衡的飲食。蔬菜肯定是不能缺的，最好多吃些粗纖維的青菜，因為長久臥床或不能站起活動的病人很容易導致便祕，這對他們是不好的。

### 中風後遺症的經絡治療

可以進行一些簡單有效的推拿經絡和穴位點揉，這也是對肢體的一個刺激，可防止由於長期不鍛鍊導致的患側肢體肌肉廢用性萎縮。首先是陽經，首選當然是陽明經，足陽明胃經和手陽明大腸經，也就是常說的「治痿獨取陽明」，疏通陽經的經氣，然後點揉一些重要的穴位：太衝、豐隆、足三里、梁丘、合谷、手三里、曲池、肩井；然後再點一些其他經和陰經中較重要的穴位，如風池、三陰交、陰陵泉、血海，每穴每次按揉1分鐘即可。持續這種刺激，可逐漸恢復受損肢體器官的功能。

還有一個方面就是進行摩腹，順時針進行，加之點揉天樞、足三里等穴位，促進胃腸功能的好轉。病人胃腸功能好了，就能夠很好地消化吸收食物，這就是中醫講的中焦脾胃功能好了，氣血生化功能好了，就能夠向四肢輸送氣血了，還可以減少有害物質和不能吸收的物質在體內的堆積。

除此之外，還要經常和病人進行語言交流，以說明他們恢復語言功能，這同時也是對他們情緒的一種安慰。

還有一項必不可少的護理工作就是活動病人的患側肢體，使他們的肌肉能夠被動運動，避免日後更多不便。然後再慢慢進行其他的功能恢復鍛鍊。

# 中風後遺症的治療

人如果中風後，需要長時間來自我調整，下面列出治療中風後遺症的一些常見穴位，中風後經常按摩這些穴位，就會使你遠離中風後遺症。

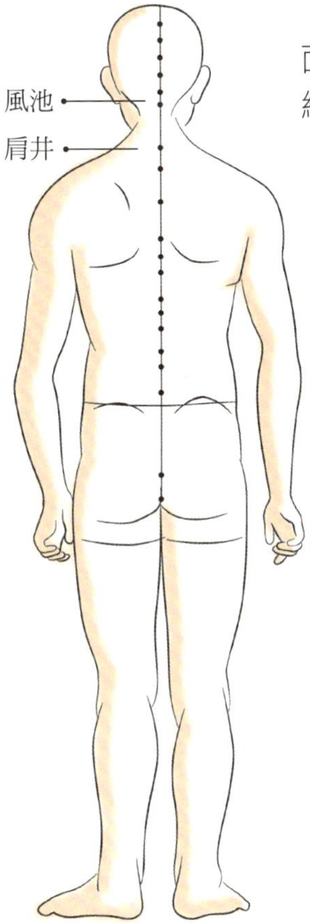


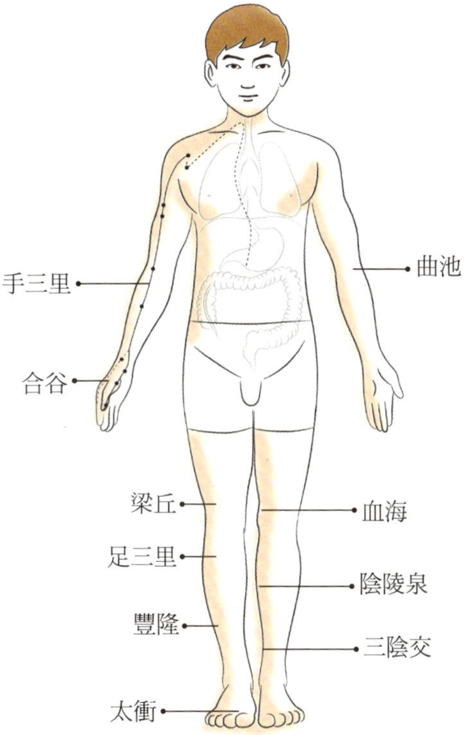


## 中風後遺症的預防

1. 每週吃五次或五次以上胡蘿蔔的人，比每個月只吃一次或不到一次胡蘿蔔的人，要少68%罹患中風的危險！多吃蔬菜和水果，每天至少吃五種或更多，其中一定要有胡蘿蔔才行。
2. 每週至少吃三次魚，尤其是富含Omega3脂肪的魚。
3. 控制鹽的攝取量。即使鹽不會使你的血壓上升，它也可能對腦部組織有害，引起微弱的中風。
4. 不妨考慮喝茶，尤其是喝綠茶。

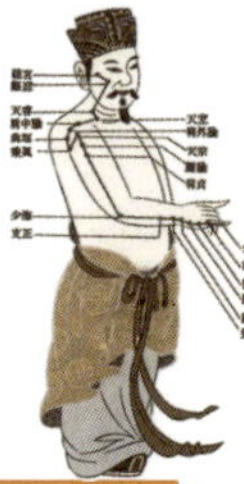



### 憂鬱症

# 揉極泉、崑崙、膻中、天池穴

當你感到悲傷和空虛、對各種活動提不起興趣、沒有食慾，體重減輕、失眠或嗜睡；容易疲勞；無法集中注意力；有死亡或自殺的念頭。就要注意了，因為這是憂鬱症的先兆。

---

## 產生憂鬱症的原因

憂鬱症是精神科自殺率最高的疾病。憂鬱症發病率很高，幾乎每10個成年人中就有2個憂鬱症患者，因此它被稱為精神病學中的感冒。

在當今社會，人們學習、生活的壓力逐漸加重，一些性格內向、內心脆弱的人常常因為某種心理社會因素，如夫妻爭吵、工作困難、人際關係緊張等而誘發一種持久的心境低落狀態，並常伴有焦慮、軀體不適感和睡眠障礙。

中醫稱之為鬱症。有人說：「鬱症多緣於志慮不伸，而氣先受病。」可見思想情緒不正常是一個重要的致病因素。中醫對鬱症首先辨明虛實，然後分別選用不同的方法進行治療。

鬱症的實症常見有肝氣鬱結、氣鬱化火和痰氣鬱結數種。鬱症的虛症通常可分為久鬱傷神和陰虛火旺兩大類。

## 憂鬱症的經絡療法

中醫有「心主喜」之說，憂鬱即為「心不喜」。當人體心血夠的時候，當人體心臟搏動有力的時候，人是不會憂鬱的。人體心血夠不夠與人體的總血流量多少有關，讓人體的總血流量上升不是中醫的強項，至於心臟的搏動力大小還與心肌的強弱有關，與心臟的負荷有關。心肌的強弱我們可以用藥，也可以用運動(前提是在有血的狀態下)來解決，心臟的負荷可以來自心臟內部，也可以來自外部。實際上就是堆積在心臟內與心臟外的脂肪，尤其是堆在心臟外的脂肪。所有心脈沉而細的人就是心包有積水，所有經常心包積水的人，當水分吸收，其他堆下的廢物就是堆砌在心臟外的脂肪，當脂肪越堆越厚時，心臟的搏動力也就越來越低下。當人體的血上升時，用指壓或拔罐來疏通心包經的經絡就能有效地治療憂鬱症。

中醫治療，宜取用可疏肝理氣、清心提神的經穴，如極泉、崑崙、天池、膻中等進行按壓，同時儘量避免單獨一個人待著，多參加社交活動。

# 憂鬱症的症狀

憂鬱症被認為是除心臟疾病外，對人群威脅最大的疾病，並被世界衛生組織列為21世紀三種重大疾病和預防重點之一。

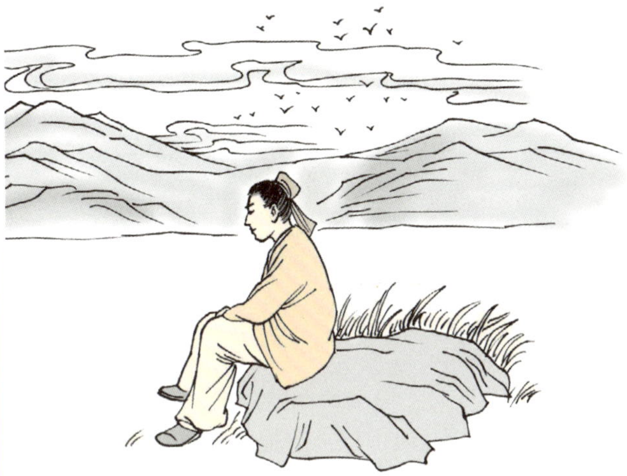

**憂鬱症的表現**

食慾減退或增加、體重明顯減輕或增加、失眠或嗜睡。

憂鬱、心情沮喪、易流淚、悲傷、激動易怒。

青少年功課突然退步，並且坐立不安、動作遲緩、講話聲音單調或變得沉默不語。

患有妄想症，並出現幻聽，常被誤診為精神分裂症。

## 憂鬱症的經絡療法

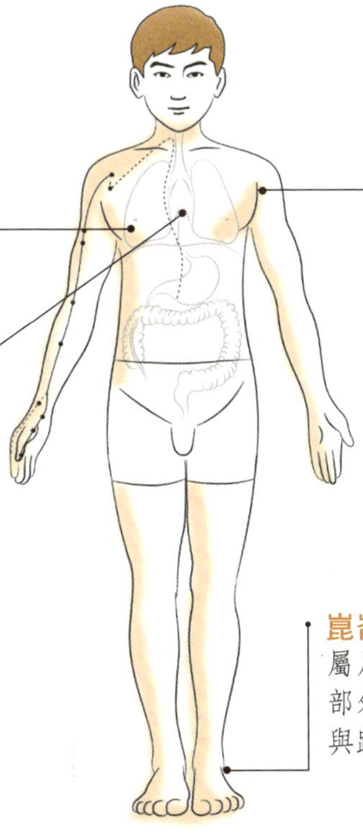

**天池**

屬手厥陰心包經，在胸部，當第4肋間隙，乳頭外1寸，前正中線旁開5寸。

**極泉**

屬手少陰心經，在腋窩頂點，腋動脈博動處。

**膻中**

屬任脈，在胸部，當前正中線上，平第4肋間，兩乳頭連線的中點。

**崑崙**

屬足太陽膀胱經，在足部外踝後方，當外踝尖與跟腱之間凹陷處。

經常按揉以上重要穴位，就可疏肝理氣，清心提神，這樣就可以有效緩解憂鬱症。

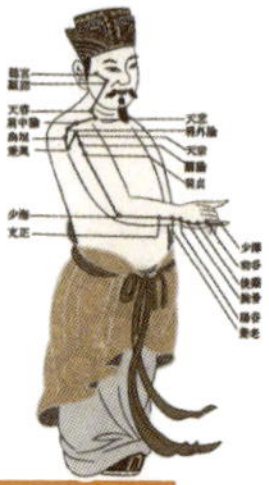

## 乳腺增生

# 刮痧膈俞、太衝穴



乳腺增生是女性最常見的乳房疾病，其發病率占乳腺疾病的首位。據調查有70%～80%的女性都有不同程度的乳腺增生，多見於25～45歲的女性。

### 乳腺增生的病因

近年來乳腺增生已成為城市女性的主要殺手。一旦患上乳腺增生症，除了疼痛、腫塊外，患者在情緒上必有煩躁、易怒、恐懼等，生理上有功能下降，如性慾淡漠，月經紊亂，體力下降，尿頻等，在病理上多伴有婦科病，子宮內膜異位症等。

乳腺增生症是由於女性內分泌失調，也就是雌激素絕對或相對增高，孕激素絕對或相對降低所造成的乳腺結構紊亂，既不是腫瘤，也不是炎症。

主要臨床特徵表現為，乳房腫塊和乳房疼痛，一般與月經前期加重，行經後減輕。由於乳腺增生病重的一小部位以後有可能發展成為乳腺癌的可能性，所以有人認為乳腺增生是乳腺癌的「癌前病變」。

在中醫中，乳腺增生屬於「乳癖」範疇，「乳癖」是形容氣機不暢，在乳房出現脹滿疼痛，病情時緩時劇，疼痛時輕時重。

### 乳腺增生的經絡療法

乳腺增生，如發生在左邊要舒泄肝氣，敲肝經為主；發生在右邊要為脾解鬱，敲脾經為主。無論左右，關鍵是不要生氣。一定要調節自己的情緒，要開心。敲肝經還可以改變情緒，一敲肝經，體內的怒氣就煙消雲散。同時經常壓背上的膈俞穴與腳背上的太衝穴，幫助寬胸開膈。

也可以運用刮痧療法治療此症，主要取項背部的大椎、身柱、膈俞、肝俞、肩井、天宗；胸腹部：膻中、乳根、屋翳；下肢的足三里、血海、豐隆、太衝、行間、足臨泣、俠溪、三陰交。操作者手持刮痧板，與皮膚成45度角，由上而下或由內而外順序刮拭，以背部俞穴為主，來疏通經絡氣血。力度以瀉法為主，對選擇的刮痧部位反覆刮拭，直至刮拭處痧疹為止。

除了經絡按摩外，患者還應該注意保持心情舒暢，合理安排生活，病期要注意適當休息，適當加強體育鍛鍊，避免過度疲勞。保持乳房清潔，經常用溫水清洗，注意乳房腫塊的變化。

# 乳腺增生的取穴按摩

乳腺增生是女性常見病之一，下面提供一些經絡上的特效穴位，可以對這些穴位進行刮痧治療，經常按摩這些穴位，也可以發揮預防的作用。

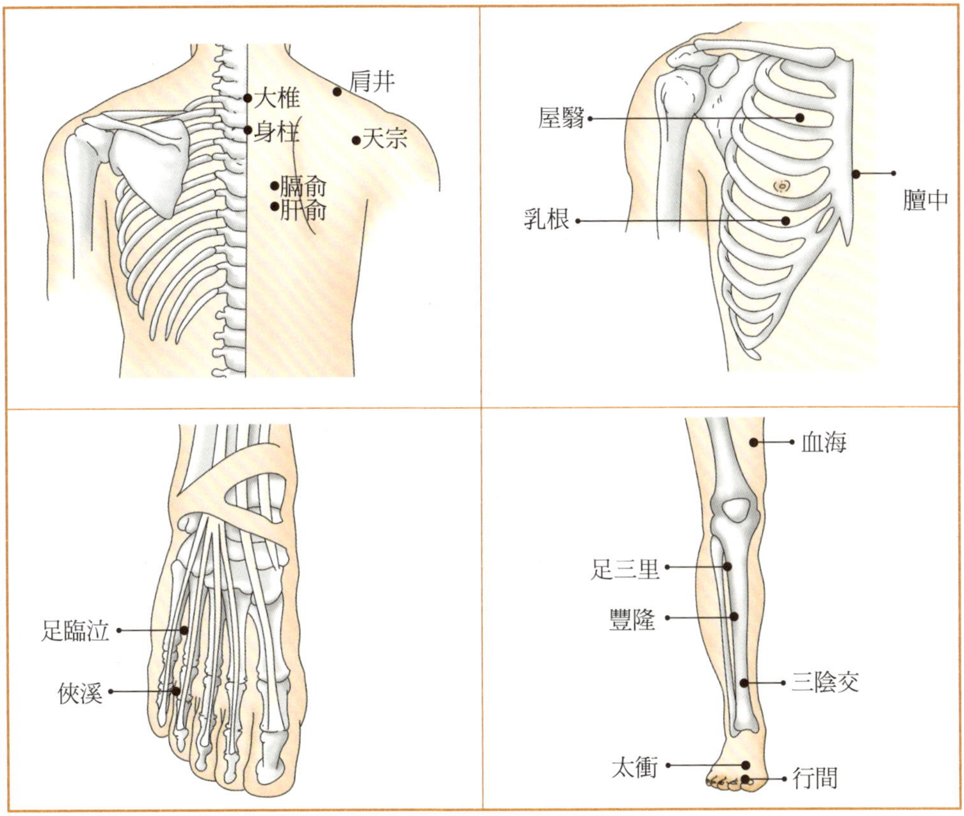


## 乳腺增生的自我檢查

**自檢步驟**

- 視：面對鏡子雙手下垂，仔細觀察乳房兩邊是否大小對稱，有無不正常突起，皮膚及乳頭是否有凹陷或溼疹。
- 觸：左手上提至頭部後側，用右手檢查左乳，以手指之指腹輕壓乳房，感覺是否有硬塊，由乳頭開始做環狀順時針方向檢查，逐漸向外約三四圈，至全部乳房檢查完為止，用同樣方法檢查右乳房。
- 臥：平躺下來，右肩下放一個枕頭，將右手彎曲至頭下，重複「觸」的方法，檢查右邊乳房。
- 擰：除了乳房，亦須檢查腋下有無淋巴腫大，最後再以大拇指和食指壓擰乳頭，注意有無異常分泌物。

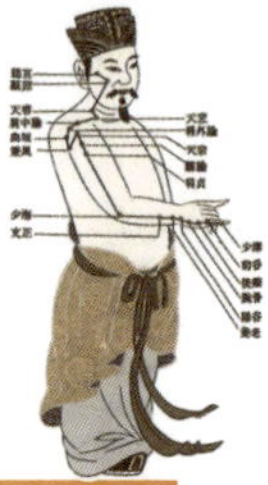



## 腎區隱痛

# 敲腎經和膀胱經

醫院就診的患者當中，很多人問到關於腎痛的問題。腎痛是指腰部腎區疼痛的一種不適症狀，多種原因可以導致腎痛。

---

### 腎痛的原因

第一，感染導致的腎痛。由於感染而引起的腎痛，一般確診後可應用足量的抗生素，例如：青黴素、羧酸青黴素、先鋒黴素，早期常能治療，確診之後早期引流，能使全身症狀減輕，減少病人消耗，腎痛引流不暢，腎臟破壞嚴重，必要時行腎切除術，併發腎周圍膿腫，應行腎周圍切開引流，腎痛擴創引流術。

第二，勞累引起的腎痛。很多患者的腎痛都表現為腰部的疼痛，引起腰痛最常見的是腎絞痛、腰肌勞損、腰椎骨質增生，胃炎也會牽涉到腰痛。此時患者應注意休息，減少劇烈運動，進行恢復性的治療和療養。

第三，腎結石、腎囊腫等腎臟類疾病。腎痛，最常見的原因是得腎結石。其次是腎囊腫和各種類型的腎炎。如果腎痛患者檢查出有問題的話，則要抓緊時間進行系統化的治療，因為腎臟具有很強的代償能力，所以在腎臟病初期往往沒有任何症狀，或僅僅表現為腰痛或腎痛，很容易被大家忽視，導致患者到了終末期嚴重時才想到去治療，而此時已經錯過了治療的最佳時機。

### 腎痛的經絡按摩

腎區隱隱作痛的人每天早起第一次小便必定有泡泡，這是腎有積水造成的。腎經有積水，所以大腿根部也會痛，只要每天敲腎經和膀胱經就能解決。

中醫認為，腰眼居「帶脈」，為腎臟所在部位，腎喜溫惡寒，常按摩腰眼能溫煦腎陽、暢達氣血，不僅可以疏通帶脈和強壯腰脊，而且還能固精益腎。和懶人操不同，搓腰眼要講規矩，先要找準位置，腰眼位於第三腰椎棘突下旁開3.5寸的凹陷處。按摩時，雙手對搓發熱，緊按腰眼處，稍停片刻，然後用力向下搓到尾閭部位(長強穴)。每次做50～100遍，每天早晚各做一次。搓後雙手輕握拳，用拳眼或拳背旋轉按摩腰眼處，每次5分鐘左右。而人體在腳心上的反射區較多，搓腳有乾搓和溼搓兩種，常搓腳心能發揮補腦益腎、活血通絡的效果。

# 防治腎區隱痛的方法

## 腎區保健按摩法

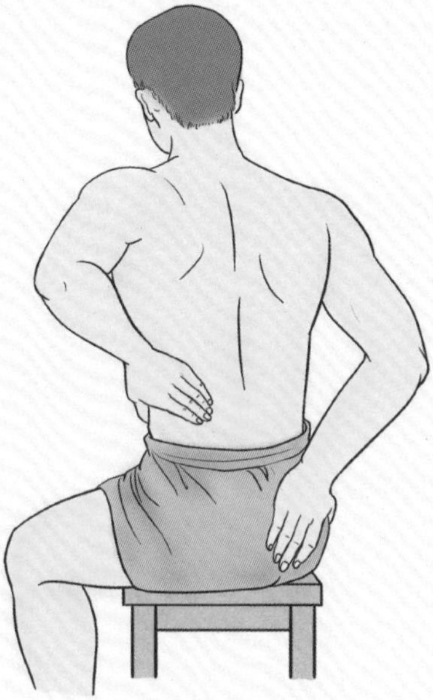

方法一：按摩時，雙手對搓發熱，緊按腰眼處，稍停片刻，然後用力向下搓到尾閭部位(長強穴)。

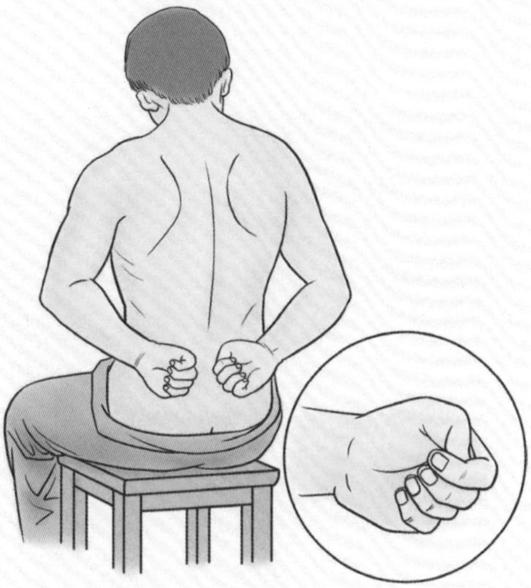

方法二：搓後雙手輕握拳，用拳眼或拳背旋轉按摩腰眼處。

### 男士護腎七注意

1. 多喝水。每天要1.5～2升水。
2. 少吃鹽。做菜保持清淡的口味即可。
3. 蛋白質攝入量與自身體重掛鉤，每天以體重每公斤1.1克為宜。
4. 慎用藥物。尤其是磺胺類藥、利尿劑、健黴素、鏈黴素、多粘黴素、止痛藥。
5. 預防前列腺增生，同樣是保護您的「腎」的途徑。
6. 生活規律、睡眠充足、不過勞、冷暖適度。
7. 一旦伴有「眼瞼浮腫」「腰痛」「腰酸」「尿急」「尿痛」「尿頻」「不明原因發熱」中兩種以上症狀同時出現，應該儘快到醫院確診。

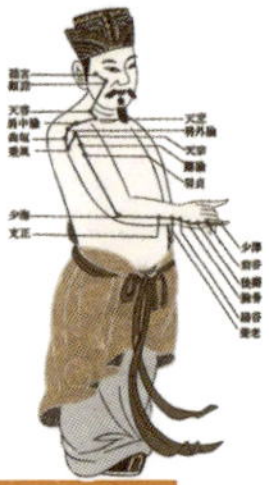



## 痛經

# 按壓關元、足三里穴

痛經是女性經期前後或行經期間出現下腹劇烈疼痛、腰酸、甚至噁心、嘔吐的現象，它是婦女的常見病。痛經給女性帶來許多煩惱，嚴重的會直接影響正常工作和生活。

---

### 痛經的原因

月經期間發生劇烈的肚子痛，月經過後自然消失的現象，叫做痛經。多數痛經出現在月經時，部分人發生在月經前幾天。月經來潮後腹痛加重，月經後一切正常。腹痛的特點與月經的關係十分密切，不來月經就不發生腹痛。因此，與月經無關的腹痛，不是痛經。痛經可分為原發性痛經和繼發性痛經兩種。原發性痛經是指從有月經開始就發生的腹痛，繼發性痛經則是指行經數年或十幾年才出現的經期腹痛，兩種痛經的原因不同。原發性痛經的原因為子宮口狹小、子宮發育不良或經血中帶有大片的子宮內膜，後一種情況叫做膜樣痛經。有時經血中含有血塊，也能引起小肚子痛。繼發性痛經的原因，多數是疾病造成的，例如子宮內膜異位、盆腔炎、盆腔充血等。

中醫認為經水出諸腎，意思是月經病和腎功能有直接關係，也和脾、肝、氣血、衝脈、任脈、子宮相關。例如：有些人的痛經主要是腎氣虧虛、氣血不足，加上各方面的壓力，令肝氣鬱結，以致氣血運行不順，造成痛經。因此，調經治療大法以補腎、健脾、疏肝、調理氣血為主。

### 痛經的經絡治療

中醫亦稱經行腹痛，分五種症型：氣滯血瘀、寒溼凝滯、溼熱瘀阻、氣血虛弱、肝腎虧損。中醫治療多採用活血化瘀、溫經止痛法加以治療。

一、痛經實症：經行不暢，少腹疼痛，經色紫而夾有血塊，下血塊後痛即緩解。取中極、地機、三陰交諸穴，毫針刺用瀉法，酌量用灸。

二、痛經虛症：腹痛多在經淨後，痛勢綿綿不休，少腹柔軟喜按，經量減少，每伴腰酸肢倦、頭暈、心悸、脈細弱、舌淡。取命門、腎俞、關元、足三里、大赫諸穴，毫針刺用補法，並灸。

還可試試貼穴療法，取關元穴、三陰交穴，用半張傷溼止痛膏分別貼於以上二穴，並用拇、食指按壓，每天3～5次，藥膏3～5天更換1次。

# 痛經的治療和保健

痛經有實症和虛症之分，痛經實症可以針刺中極、地機、三陰交諸穴，痛經虛症可以針刺命門、腎俞、關元、足三里、大赫穴，下面就用圖示出這些穴的部位，以備痛經時使用。

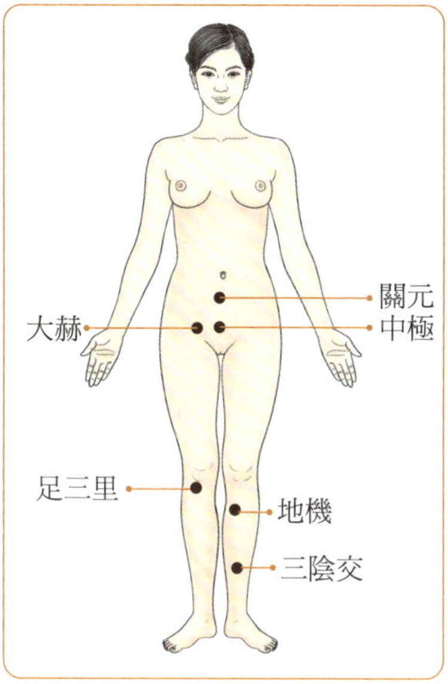


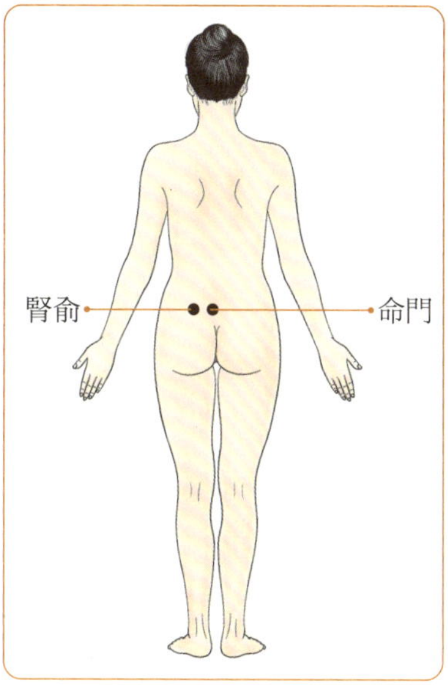


## 痛經的四種症狀和治法

### 經行腹痛

| | 氣滯血瘀型 | 寒溼凝滯型 | 氣血虛弱型 | 溼熱下注型 |
|---|---|---|---|---|
| 症狀 | 經前一兩天或月經期小腹脹痛，伴有胸脅乳房脹，或經量少，或經行不暢，經色紫黯有塊，血塊排出後痛減，經淨疼痛消失，舌紫黯或有瘀點。 | 經前數日或經期小腹冷痛，得熱痛減，按之痛甚，經量少，經色黯黑有塊，或畏冷身疼，舌苔白膩。 | 經後一兩天或經期小腹隱隱作痛，或小腹及陰部空墜，喜揉按，月經量少，色淡質薄，或神疲乏力，或面色不華，或納少便溏，舌淡。 | 經前小腹疼痛，有灼熱感，或伴腰骶疼痛；平時小腹時痛，經來疼痛加劇。低熱起伏，經色黯紅，質稠有塊，帶下黃稠，小便短黃，舌紅、苔黃而膩。 |
| 治法 | 理氣化瘀止痛 | 溫經散寒除溼，化瘀止痛 | 益氣補血止痛 | 清熱除溼，化瘀止痛 |

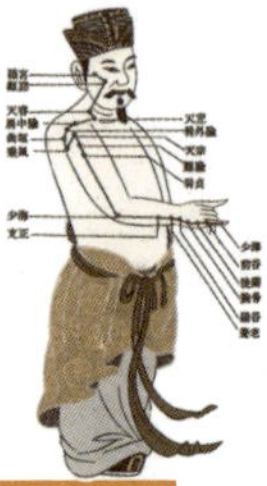



## 月經不調
# 敲肝經與壓太衝

月經不調是婦科常見病。表現為月經週期或出血量的異常，或是月經前、經期時的腹痛及全身症狀。

### 月經不調的症狀

病因可能是器質性病變或是功能失常。許多全身性疾病如血液病、高血壓病、肝病、內分泌病、流產、宮外孕、葡萄胎、生殖道感染、腫瘤（如卵巢腫瘤、子宮肌瘤）等均可引起月經失調。

月經正常來潮是成熟女性身體健康的重要標誌。許多婦女發生月經失調後，只是從子宮發育不全、急慢性盆腔炎、子宮肌瘤等婦科疾病去考慮，而忽視了在子宮之外去找原因。豈不知，許多不良習慣因素也可能導致月經失調。月經過多和過少都屬月經不調。月經不調會導致缺鐵性貧血，為婦科常見病。如果控制月經週期的激素發生紊亂，及子宮腫瘤、盆腔感染或子宮內膜異位等疾病以及子宮內避孕器具裝置不當也會導致月經不調的情況。

### 月經不調的經絡療法

中醫認為，月經不斷提前，乳房脹痛，動不動就發怒，是因為體內血比以前虛，肝火比以前旺所造成的。月經越提前失血越多，對女性的身體是非常不利的，因此要做的是涼血，清肝熱，平怒氣，所以要敲肝經。先敲大腿的內側面中間那條線，大腿內側面朝上，握拳從大腿根部慢慢地敲，敲到痛得厲害的地方，輕一點，多敲幾下，因為那是穴位所在，用意念一直想那一點，那一點就一定沒有原來那麼痛了，可以一直做到不痛。一直敲到小腿，然後再要做的是按壓腳背上的太衝穴，在大腳趾與次趾的中間，腳背骨的下面，可以壓，很痛的，也可以用意念去想這一點，那麼體內的怒氣就會下降。

先取仰臥位，以右手魚際先揉按腹部的氣海穴約1分鐘，再以右手拇指指腹羅紋面依次點按雙側下肢的三陰交穴，每穴點按1分鐘，最後以一手手掌按摩小腹部約1分鐘。

再改取俯臥位，先以兩手手掌在腰骶部上下往返反覆按摩2分鐘，再以雙手拇指指端依次點按腎俞、命門、八髎等穴各30分鐘，以有酸脹感為度，最後再以雙手五指同時提拿雙側腎俞穴各3次。

# 月經不調的調理辦法

摩擦小腹是最簡單的調理月經的方法，摩擦產生的熱度透到血液中去，能夠溫經通絡，促進血液循環。

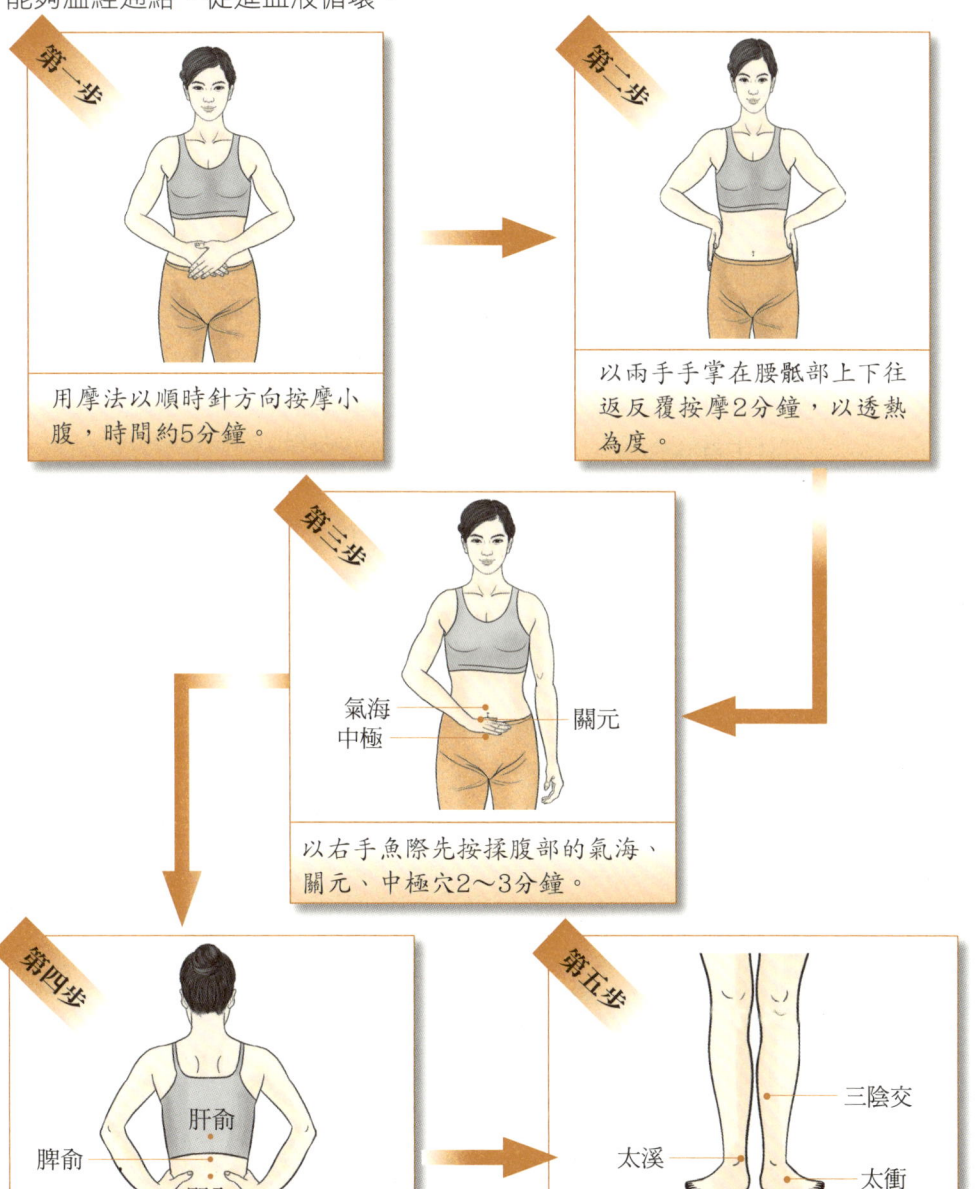

第一步

用摩法以順時針方向按摩小腹，時間約5分鐘。

第二步

以兩手手掌在腰骶部上下往返反覆按摩2分鐘，以透熱為度。

第三步

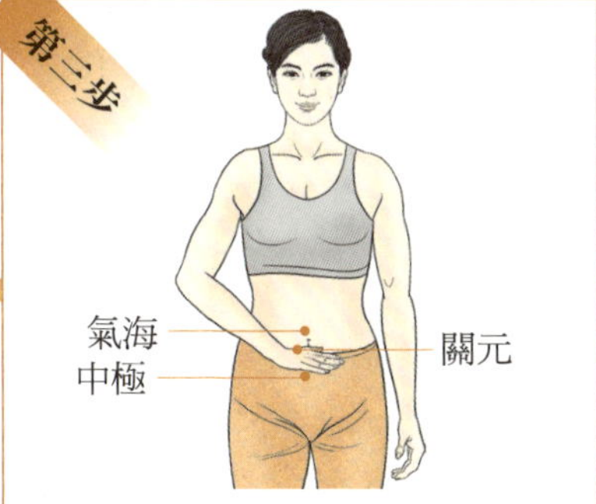


以右手魚際先按揉腹部的氣海、關元、中極穴2～3分鐘。

第四步

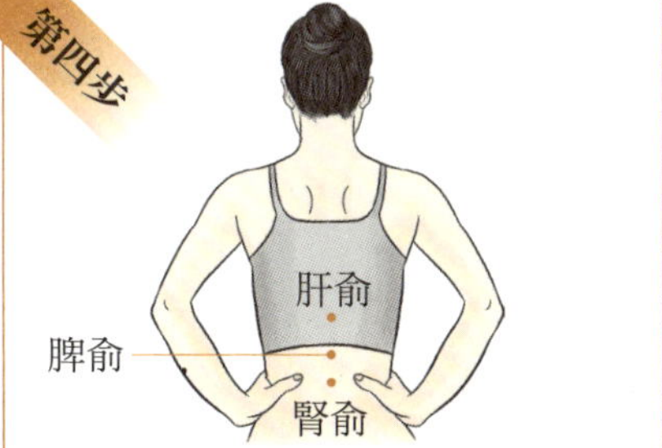


用雙手拇指指端按揉脾俞、肝俞、腎俞等穴，每穴3～5分鐘。

第五步

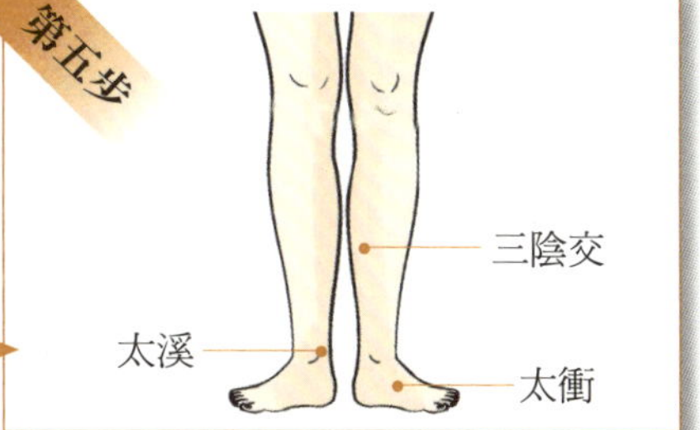


再以右手拇指指腹依次按揉雙側下肢的三陰交、太衝、太溪等穴，每穴約1分鐘，以酸脹為度。

## 陽痿

# 敲打腎經和膀胱經

陽痿即陰莖痿弱不舉，或臨房舉而不堅，夫妻不能進行性交的病症，是男性性功能障礙常見病之一。

### 陽痿的取穴按摩

下面我們根據陽痿的類型選取經穴進行治療：

1.命門火衰型：取穴腎俞、腰陽關、命門、關元、會陰；採用點按法、摩法、揉搓法，每穴1分鐘，以溫補下元，固攝精氣，補益腎陽之效。

2.心脾兩虛型：取穴心俞、脾俞、關元、氣海、足三里；採用點按法、揉法，均用補法，每穴1分鐘，以調和營血、補中益氣。

3.驚恐傷腎型：取穴腎俞、內關、大陵、少府、神門、太衝、太溪；採用點按法、揉法、一指托天法，每穴1分鐘，以寧心安神定志，滋補腎陽。

4.溼熱下注型：取穴大腸俞、膀胱俞、膽俞、天樞、中極、關元、豐隆、足三里；採用點按法、揉法、提拿法，每穴1分鐘，以通調臟腑，瀉熱除溼，健脾養胃。

5.淤血阻竅型：取穴內關、合谷、後溪、膻中、氣海、足三里、三陰交、太衝；病人取坐位或仰臥位，採用點、按、揉、捏、掐等法，益氣活血，行瘀疏肝。

### 陽痿的按摩治療

治療此病可在平時注意多敲打按摩腎經和膀胱經，使其經絡通暢。此外，還有一個特效穴可供使用，那就是地神穴，此穴位於手腕橫線上0.5～1間分，大拇指根部處，每天按摩數次，持續治療15天左右即有收效。

在肚臍正後方，脊椎的突起處，有一個穴位稱為命門，它是主宰生命泉源及活力的穴道，此穴對於增強男性的精力非常有效，按摩時，要用拇指有韻律地壓揉，或是把子掌合起，利用體重壓迫。此種刺激，也會影響從腰部延伸出來的神經，對於因腰部疲勞而精力減退的原因，也有治療效用。要用覺得既痛且舒服的力道按摩，如果過度用力會有反效果。

由於腰為腎之府，可按摩擊打腰部，促進經絡疏通，稱為「擦精門」，具有健腎壯腰益精的作用。雙手掌放於同側腰部，從上向下往返摩擦，約2分鐘，以深部微熱，或雙手握拳，用雙手背平面交替擊打腰部，力度適中，每例擊打100次左右為宜。

# 陽痿經絡的按摩治療

男性陽痿主要分為命門火衰型、心脾兩虛型、驚恐傷腎型、溼熱下注型和淤血阻竅型，下面列出這些類型的特定經穴，可以經常點按，就可以治癒。

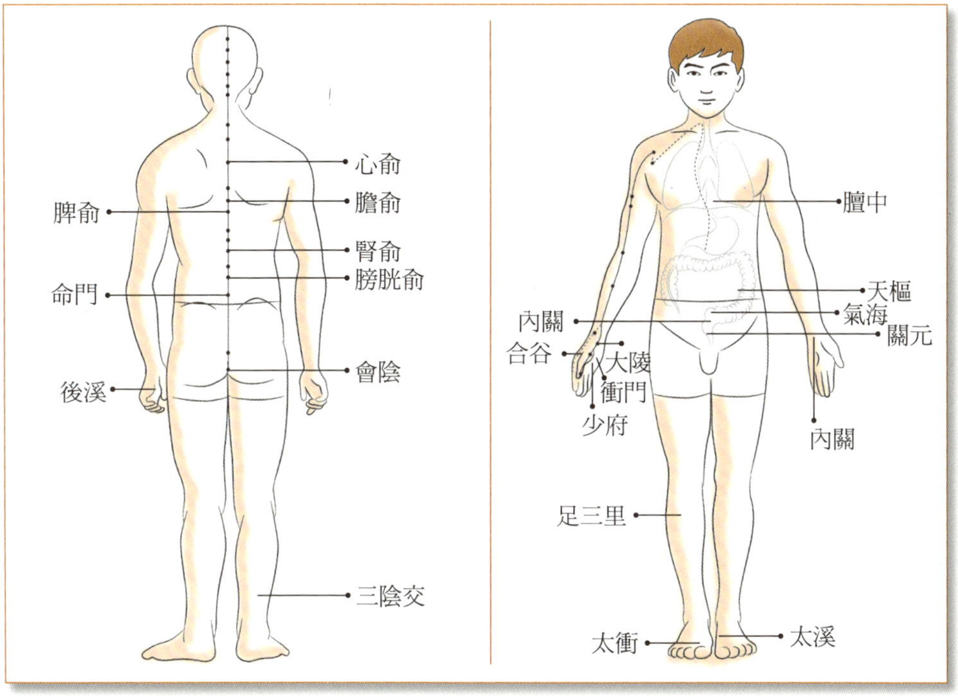


## 如何預防陽痿

| | |
|---|---|
| **消除心理因素** | 要對性知識有充分的了解，夫妻雙方要增加感情交流，消除不和諧因素，默契配合。 |
| **節房事** | 長期房事過度，沉浸於色情，是導致陽痿的原因之一。 |
| **飲食調養** | 多吃壯陽食物，如羊肉、核桃、山藥、銀杏、凍豆腐等。 |
| **提高身體素質** | 應積極運動鍛鍊，增強體質，並且注意休息，防止過勞。 |

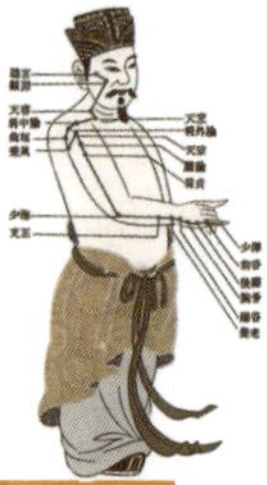



## 便祕

# 揉搓支溝、關元、天樞穴

便祕是指大便祕結不通，排便時間或排便間隔時間延長為臨床特徵的一種病症。主要是大便次數減少，間隔時間延長，或正常但糞質乾燥，排出困難。

---

### 便祕的患病原因

便祕是一個常見多發病，是指大便祕結不通，排便間隔時間延長，或雖有便意而排出困難的一種病症。多由體內大腸積熱、氣滯、寒凝或陰陽氣血虧虛，使大腸的傳導功能失調所致。人體陽虛氣弱，大腸推動無力，或陰虛血少，大腸燥結，以及實熱壅結，氣滯不行是便祕的病因。

中醫將便祕分為熱祕、氣祕、虛祕、冷祕等幾種：

1. 熱祕：多伴有面赤身熱、口臭、口瘡、尿黃、苔黃燥；
2. 氣祕：多為習慣性便祕，大便祕結、欲解不得、胸脅滿悶、腹脹、食少等；
3. 虛祕：表現為排便無力，雖數日不解，但是沒有明顯不適，形體消瘦，面色無華，精神倦怠，腰膝酸軟等；
4. 冷祕：表現為大便艱澀，小便清長，四肢不溫，怕冷喜暖等。老年人便祕多見於後兩種。

### 便祕的按摩治療

治療便祕的方法，用力撐五指，感到中指和食指間脹痛，脹痛部位是第二二間穴，該穴利於通便，伸五指這裡出現脹痛，反映便祕症狀。按壓第二二間穴能促進通便，在按壓揉搓該穴時，加揉食指的大腸穴和手腕的神門穴。只要揉到好處，頑固的便祕也能很快治癒。或者取穴：天樞、足三里、支溝、關元、照海。以肚臍為中心，天樞穴為左右角，以右手掌由右下腹往上按揉，經右天樞穴橫向肚臍，經左天樞穴而下，以順時針方向按揉。亦能緩解便祕。

中老年人習慣性便祕，可取牙籤5根用膠布捆緊，使其尖部呈梅花狀，點壓食指上節橫紋中點的大腸穴、食指中節橫紋中點的小腸穴，並可與中指中節橫紋中點的三焦穴、小指上節橫紋中點的腎穴、無名指中節橫紋中點的肝穴相搭配，雙手交替治療。每次3～5分鐘，每日2次連續2～3天。一般按壓兩天即可感覺腸蠕動增強，第三天即可見大便排出。為鞏固療效，防止便祕，可持續每日點按各穴，連續數日。

# 便祕的經絡療法及預防

## 按摩治療便祕方法

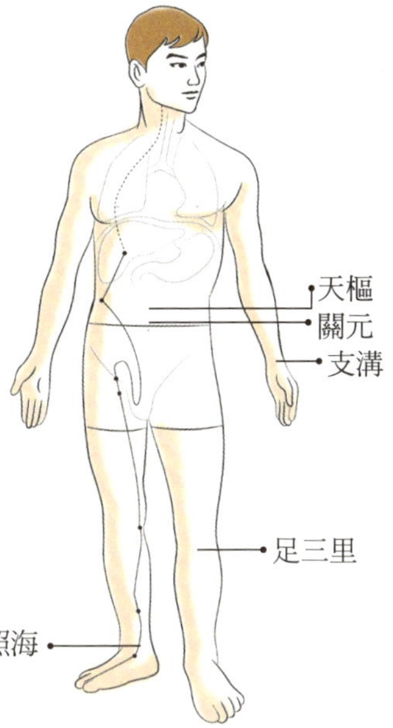


### 按摩治療便祕方法

1. 用力撐五指，按壓腹部第二二間穴，能促進通便，在按壓揉搓該穴的同時，加揉食指的大腸穴和手腕的神門穴。只要揉到好處，即使是頑固的便祕，也能很快治癒。
2. 取天樞、足三里、支溝、關元、照海五穴，以肚臍為中心，天樞穴為左右角，以右手掌由右下腹往上按柔，經右天樞穴橫向肚臍，經左天樞穴而下，以順時針方向按揉。此法亦能緩解便祕症狀。

## 便祕的預防七法

1. 飲食中必須有適量的纖維素。
2. 每天要吃一定量的蔬菜與水果，早晚空腹吃一個蘋果，或每餐前吃香蕉1～3份。
3. 主食不要過於精細，要適當吃些粗糧。
4. 晨起空腹飲一杯淡鹽水或蜂蜜水，配合腹部按摩或轉腰，讓水在腸胃震動，加強通便作用，全天都應多飲涼開水以助潤腸通便。
5. 進行適當的體力活動，加強體育鍛鍊，如仰臥屈腿、深蹲起立、騎自行車等都能加強腹部運動，促進胃腸蠕動有助於促進排便。
6. 每晚睡前按摩腹部養成定時排便的習慣。
7. 保持心情舒暢生活要有規律。

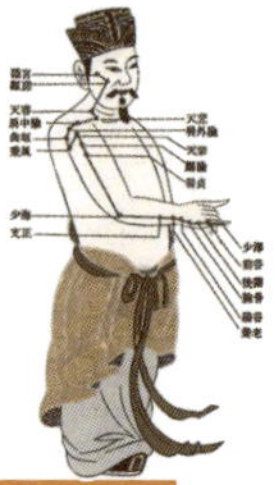



## 焦慮

# 按揉大腳趾最有效

焦慮已成為現代人普遍的「心病」，有人甚至說當代就是一個「焦慮的年代」。下面介紹治療焦慮最好的方法。

---

### 焦慮產生的原因

焦慮實際上是人們預感到不利情景出現而產生的一種擔憂、緊張、不安、恐懼、不愉快等的綜合情緒體驗，焦慮會影響人的正常的思維。如果焦慮狀態發展下去，還會對心臟、胃腸等內臟產生不良的影響，引起胃潰瘍、高血壓、心臟病呼吸加深加快、肌張力降低、皮膚蒼白、失眠、尿頻、腹瀉等。

焦慮症還可派生出罪惡感和無用感，不是做錯事，做壞事的犯罪，而是「罪由心生」，為自己杜撰和假想許多「罪行」，又覺得自己無用，對人對事常抱疑慮態度，判定別人不信任自己，常因失望而生憤怒，並遷怒於人，即心理學所稱的「敵意」。無用感是罪惡感的變種，罪惡感將厭惡外化；無用感則將厭惡內化(指向自己的內心)認為自己一無是處，自卑、羞怯、內疚、自責，認為自己的軀體、外觀、長相無可取之處，不可能讓人喜歡，即使工作有成績也認為是碰上好運。

### 經絡療法治療焦慮症

抑制焦慮的特效穴位是中指指尖的中衝穴和小指指甲旁內側的少衝穴，這兩個穴位分別是心經和心包經的起點。心經和心包經是控制心臟活動的經絡，經常對中衝穴、少衝穴進行刺激，配合敲心經為主，可以抑制焦慮，使心情安靜舒暢，使焦慮狀態安靜下來，此外，對手掌區域中的心穴、大陵、虎邊及陽溪等穴位進行按壓也能發揮相當好的效果。如果焦慮狀態較重，可以對以上穴位加大刺激量，每天敲心經15分鐘。另一方面，在焦慮發生時，對腳底的心包區進行按揉，可以馬上使情緒穩定下來。

性子急躁的人容易發生焦慮，在這種人身上往往能見到肝經的異常壓痛。除了敲肝經之外，按揉大腳趾也非常有效。肝經起於大腳趾，通至間腦，大腳趾跟間腦的聯繫非常密切。性子急躁的人間腦易產生興奮，也就容易引起焦慮。抑制間腦興奮，使腦能量循環恢復正常，是治療焦慮的關鍵，因此可以經常對大腳趾進行按揉。

# 焦慮的取穴按摩

現在工作和生活中的壓力時常會讓人們產生焦慮感，下面介紹經絡上的一些特殊穴位，透過按揉這些穴位，能夠使人很快遠離焦慮的困擾。

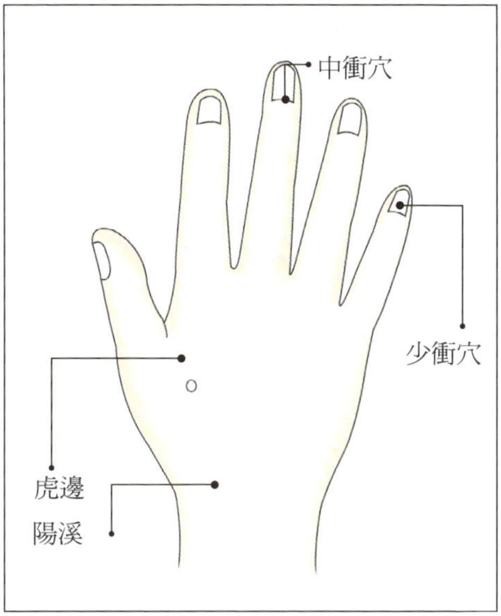


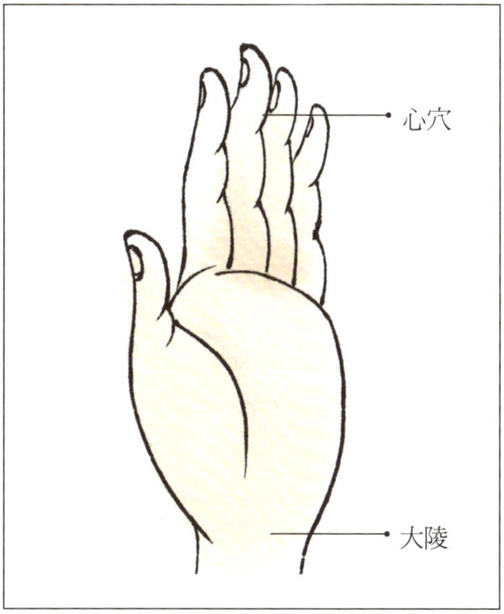


## 治療焦慮的其他方法

焦慮，是人們預感到不利情景出現而產生的一種擔憂、緊張、不安、恐懼、不愉快等的綜合情緒體驗。面對焦慮，可以採取以下幾種策略：

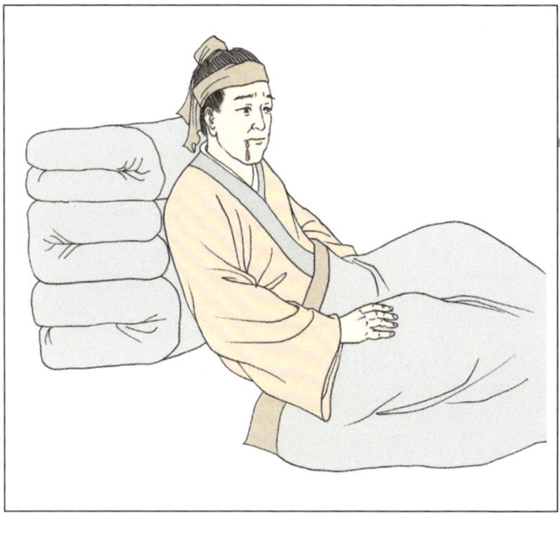

**深呼吸和放鬆技術：**長期處於焦慮狀態時，會出現心慌、呼吸加快、肌肉緊張、頭部不適、四肢發抖等不適反應，透過深呼吸和放鬆技術，可以減輕這些不適反應。

**挑戰憂慮思維：**透過減少憂慮性思維的負面作用，來阻止焦慮不斷升級。

**逐級暴露法：**面對使自己害怕的目標或情景，應按自身的實際情況，先識別引發害怕的情景，把每個情景分解成可達到的若干小目標，然後循序漸進，以求達到最終適應這個情景的目標。

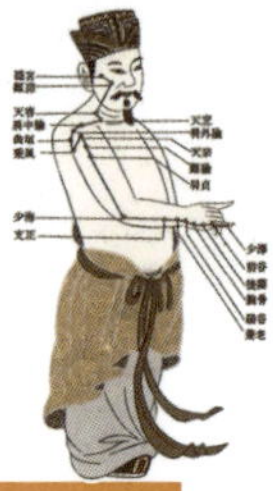



失眠

# 按摩神闕、湧泉最管用

睡眠不足是對人體健康的一種潛在威脅。失眠的人長期處於睡眠不足狀態，嚴重引起感知方面變化，脾氣變得暴躁、性格改變，也會誘發高血壓等。

## 失眠的原因

失眠是指入眠困難、早醒或醒後難入睡，嚴重者徹夜難眠，使人心煩意亂，疲乏無力，甚至頭痛多夢，記憶力減退等症狀，使人苦不堪言。

失眠中醫稱為「不寐」，多因七情所傷，思慮太過或飽受驚恐，或稟賦不足、年邁體虛所致，病機為氣血、陰陽失和，臟腑功能失調，以致心神被擾，神不守舍而不得寐。主要表現：入睡困難；不能熟睡；早醒、醒後無法再入睡；頻頻從噩夢中驚醒，自感整夜都在做噩夢；睡過之後精力沒有恢復，不解乏。會引起疲勞感、不安、全身不適、無精打采、反應遲緩、頭痛、記憶力不集中，影響很多，嚴重者可能導致精神分裂。失眠患者應著重調治臟腑及氣血陰陽，如補益心肺、滋陰降火、疏肝養血、益氣鎮驚、化痰清熱等。

## 失眠的經絡治療

**一、仰臥揉腹：**每晚入睡前，仰臥床上，意守丹田(肚臍)，先用右手按順時針方向繞臍稍加用力揉腹120次；再換左手逆時針方向同樣繞臍揉120次。由於揉腹能使胃腸蠕動，特別是年歲大的人，消化功能減弱，胃腸道的氣體會成倍增加，常把大腸膨得脹脹的。一經揉腹，大腸受到刺激，就把氣體變成屁擠出來，這樣便安然入睡。

**二、踏豆按摩：**用綠豆500克，置鐵鍋中文火炒熱倒入臉盆，並將雙腳洗淨擦乾，借盆中綠豆餘溫，用雙腳踩踏綠豆，邊踩邊踩，每天睡前一小時開始踩踏，每次30分鐘左右。

**三、拍打湧泉穴：**每晚睡前洗腳後端坐床上，先用右手掌拍打左腳湧泉穴120次，再用左手掌拍打右腳湧泉穴120次，每次力度均以感到微微脹痛為宜，即可驅除失眠，安然入睡。

**四、臥位氣功法：**取右側臥位，枕頭適中，全身輕鬆自然，雙目閉合，舌尖頂上齶，意守丹田。由鼻孔慢慢吸氣，使整個腹部膨脹，再從鼻孔徐徐呼出，至全腹收縮。連續堅持兩周，一般失眠即癒。

# 失眠的原因與治療方法

失眠是困擾人們的惡疾，下面詳細介紹其原因、治療法則，並推薦四種經絡按摩法，透過這些簡單有效的方法，很快會使你的睡眠品質得到改善。

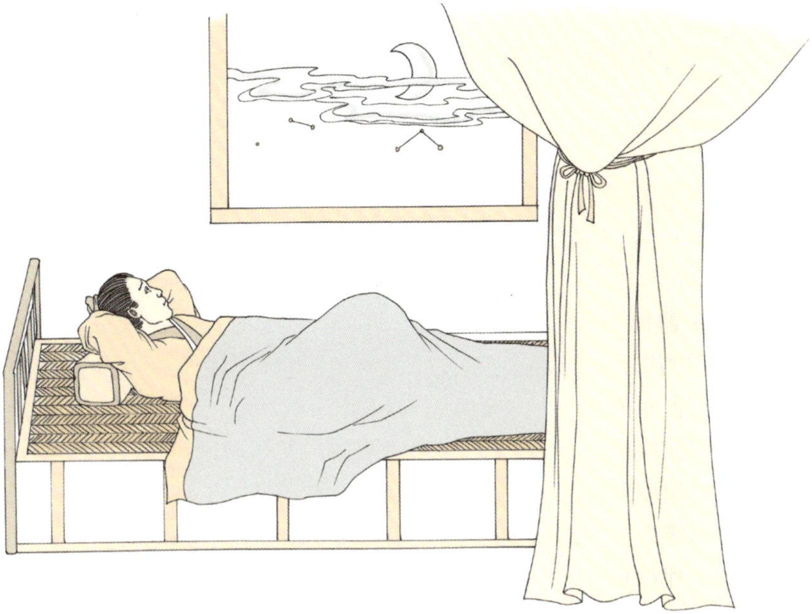

**失眠的原因**

如果邪氣滯留於五臟六腑，就會限制衛氣，僅在陽分中運行，就導致陽氣偏勝，使陽蹻脈氣充盛，衛氣不得入通於陰分，導致陰虛，所以人就不能閉目養神。

**治療法則**

應採取補其不足，瀉其有餘的方法，以求虛實，協調陰陽之氣，暢通通路，進而使厥逆的邪氣被消除，以便能安然入睡。

**經絡按摩法**

**仰臥揉腹：**每晚入睡前，仰臥床上，意守丹田(肚臍)，先用右手按順時針方向繞臍稍加用力揉腹120次；再換用左手逆時針方向同樣繞臍揉120次。

**踏豆按摩：**用綠豆500克，置鐵鍋中文火炒熱，倒入臉盆中，同時將雙腳洗淨擦乾，藉盆中綠豆餘溫，用雙腳揉踏綠豆，邊踩邊揉。

**拍打湧泉穴：**每晚睡前洗腳後，端坐床上，先用右手掌拍打左腳湧泉穴120次，再用左手掌拍打右腳湧泉穴120次。

**臥位氣功法：**取右側臥位，枕頭適中，全身輕鬆自然，雙目閉合，舌尖頂上齶，意守丹田。

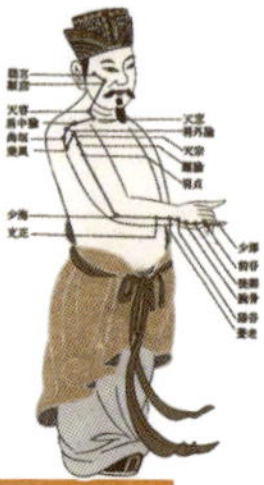



### 膽結石

# 敲肝經與肺經

說起膽結石，是膽道系統中最常見的疾病，包括膽囊結石、膽總管結石和肝內膽管結石，發病往往與膽汁瘀積、膽固醇代謝失調或膽道感染等有關。

## 膽結石的患病原因

膽石症可反覆發作，有時可持續數十年。膽囊結石可無症狀或間斷性右上腹悶重鈍痛感。當結石阻塞膽囊管時即發生疼痛並向右肩放射。常伴有噁心、嘔吐、發熱。可誘發急性膽囊炎。

膽總管結石除有上述症狀外，還因結石阻塞膽總管而發生黃疸、疼痛、寒顫和發熱，並可發生化膿性膽管炎，還可併發急性胰腺炎。肝細胞嚴重損害時可影響凝血因數的製造，可有出血傾向，甚至發生纖維性變導致膽汁性肝硬變。膽道造影可見膽總管增粗或透亮區在中醫中，膽結石屬於中醫的「脅痛」、「結胸」、「黃疸」範疇。認為膽附於肝，與肝臟向表裡，肝與膽在經絡上聯繫密切。肝性條達，主疏泄。膽汁是藉肝之餘氣，溢入於膽，積聚而成，膽的功能為通降下行為順，凡是情緒不暢，寒溫不適，飲食不潔、過食油膩、蟲積等均可導致肝膽氣滯，影響肝的疏泄功能和膽的通降，使膽汁排泄不暢。日積月累，久經煎熬，聚結成石。

## 膽結石的經絡療法

不吃早餐的人容易得膽結石，這是因為早上膽汁濃度最高，如果不吃早餐，膽汁就分泌不出去，當膽汁濃度升高到一定程度就造成結晶析出，所以早餐一定要吃。另一種情況是當膽囊裡有細胞脫落物或蟲卵時，膽汁就凝聚在上面形成膽結石。膽結石是用不著開刀的，一旦膽汁疏泄通道暢通，膽結石就自己化掉了。膽結石雖然是石頭，但本身是不會痛的，只有肺熱或肝臟有積水，壓迫到膽結石時，才會有痛感。你不用為結石去煩惱，只要按照敲經絡的方法，問題就能迎刃而解。現在只是要解決痛的問題，它有兩個可能：一是肺，二是肝。同時敲肝經和肺經，哪條經絡痛，那就著重敲哪條。只要把那個臟器的經絡敲通，不僅膽結石不會痛了，其他的不舒服也解決了。而肺的風寒不斷被趕出去，或肝臟的能力不斷提升，正是膽汁通道在疏泄的表現。

# 膽結石的病因與治療

膽道系統常見的疾病就是膽結石，引起膽結石的原因很多，主要有喜靜少動、體質肥胖、多次妊娠、餐後零食、肝硬化者和遺傳因素，下面對這些原因作詳細的表述。

**引起膽結石的病因**

| 喜靜少動 | 體質肥胖 | 多次妊娠 | 餐後零食 | 肝硬化者 | 遺傳因素 |
|---|---|---|---|---|---|
| 容易造成膽汁瘀積，膽固醇結晶析出，為形成膽結石創造了條件。 | 高膽固醇的飲品或零食，直接後果就是肥胖，是患膽結石的重要基礎。 | 膽道功能容易出現紊亂，造成平滑肌收縮乏力，使膽囊內膽汁滯留。 | 妨礙膽汁酸的重吸收，致膽汁中膽固醇與膽汁酸比例失調。 | 肝硬化病膽囊收縮功能低下、膽囊排空不暢、膽道靜脈曲張。 | 膽結石在膽固醇膽高症的患者近親中更經常產生。 |

## 膽結石的經絡療法

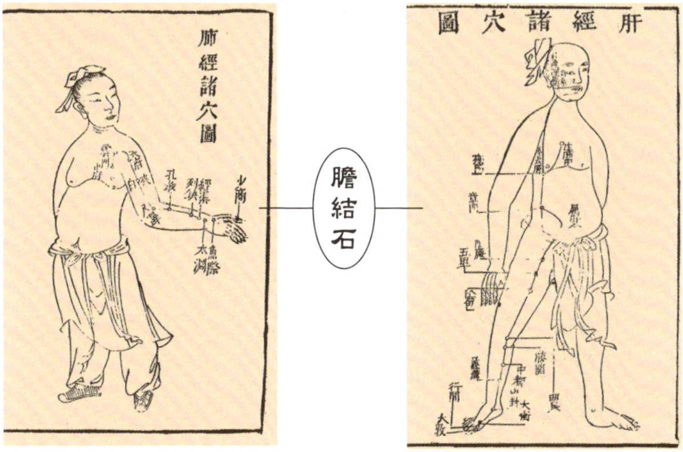


膽結石的產生一般來說與肺和肝有關係，也就是與手太陰肺經和足厥陰肝經有關係，所以可以同時敲肝經和肺經，哪條經絡痛，那就著重敲哪條，只要把那個臟器的經絡敲通，不僅膽結石會消除，而且其他疾病也可能會化解。

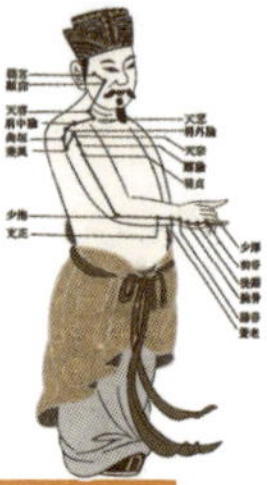



## 足癬

# 敲胃經和腎經

足癬是一種極常見的真菌感染性皮膚病。成人中70%-80%的人有腳氣，只是輕重不同而已。常在夏季加重，冬季減輕。

---

### 足癬的產生原因

足癬就是我們俗稱的腳氣，又稱香港腳，常在夏季發作，冬季好轉。發病原因是由於表皮鮮菌、毛癬菌或足趾毛癬菌侵犯腳趾，紅色毛癬菌抵抗力強，不易控制，與衛氣津液相結合，聚而不散，導致皮膚乾燥溼潤所致。足癬是引起角質層厚、皮脂缺乏、汗腺豐富、出汗較多、足部潮溼，利於黴菌生長繁殖而起，使用公共浴池、公用拖鞋、腳盆、毛巾時也易相互感染。

足癬的症狀是在趾間、足緣、足底出現米粒大小，深在性水皰，疏散或成群分布，皰壁較厚，內容清澈，不易破裂。數日後乾燥脫屑，相互融合形成多房性水皰，撕去皰壁，可見蜂窩狀基底及鮮紅色糜爛面，劇烈瘙癢。

（1）糜爛性：表現為局部表皮角質層浸軟發白。由於走動時不斷摩擦表皮脫落，露出鮮紅色糜爛面；嚴重者趾縫間、趾腹與足底交界處皮膚均可累及，瘙癢劇烈，多發於3、4、5趾縫間。常見於多汗者。

（2）鱗屑角化型：症狀是足底、足緣、足跟部皮膚腳趾增厚、粗糙、脫屑，鱗屑成片狀或小點狀，反覆脫落。常因搔抓引起繼發性感染，併發膿包瘡、淋巴管炎、淋巴結炎、蜂窩組織炎、丹毒、敗血症等疾患。

### 足癬的經絡治療

為什麼會有足癬？是因為腳上有小水泡，當小水泡破了，裡面會有黏黏的漿水出來，而這漿水裡有少量的蛋白，細菌就趁機在此「生兒育女」了。要使細菌無法生存下去，光滅菌是不行的，小水泡才是問題的癥結，如果沒有細菌的生存條件，你請它來它也不會來。

腳上為什麼會有小水泡？這是因為某一條經絡不通暢，經絡裡的積液帶不出去，形成水泡。通往腳上的經絡有六條，而經常有問題的，是胃經與腎經。腳趾是以胃為主，腳跟是以腎為主，當胃與腎的情況改善了，也就是它們的經絡保持較通暢的狀態，腳上的小水泡也就沒有了，細菌沒有了生存條件，它們就無法繁殖，也就不會產生足癬。所以敲胃經和腎經就能解決足癬問題。

# 足癬的按摩治療與保健

足癬就是我們平時所說的腳氣，中醫認為，是由於身體的某一條經絡不暢通了，才產生了腳氣，腳氣多生於腳趾或足跟，所以，敲胃經和腎經是治癒腳氣的妙方。

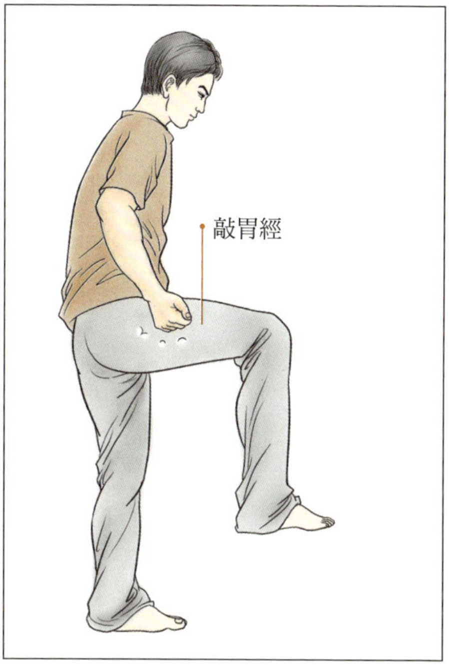


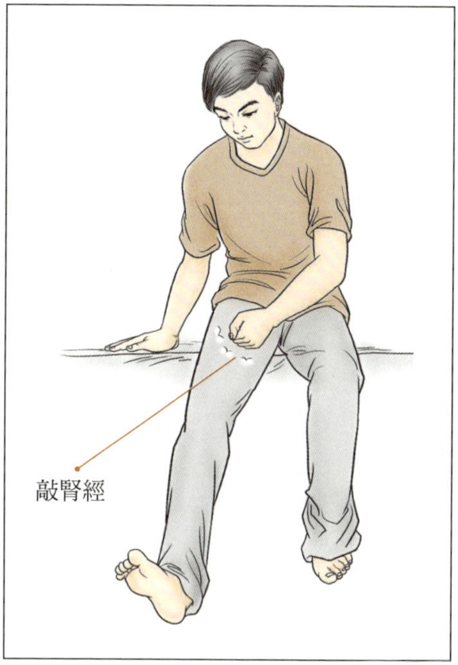


通往腳上的經絡有六條，而經常有問題的，是胃經與腎經。腳趾是以胃為主，腳跟是以腎為主，當胃與腎的情況改善了，也就是它們的經絡保持較通暢的狀態，腳上的小水泡也就沒有了，細菌沒有生存條件，就無法繁殖，也就不會產生足癬。所以敲胃經和腎經就能解決足癬問題。

## 足癬的預防

**足癬的預防**

1. **保持腳的清潔與乾燥：**沐浴時用肥皂將腳清洗乾淨後擦乾。白天上班穿易吸汗的純棉或棉毛混紡的襪子，儘量穿通風透氣性能好的鞋。勤洗腳，勤洗鞋襪，保持鞋內的通風乾燥。
2. **感染源的處理：**患病期間，棉襪穿後用熱水煮沸15分鐘後再清洗，鞋墊要換新，不要抓搔患處皮膚，接觸後一定要把手洗乾淨，避免傳染手或身體其他部位。
3. **防交叉感染：**不與他人共用鞋襪、拖鞋、浴巾、面盆、腳盆等；浴室地面保持清潔乾淨，不使用公共拖鞋。

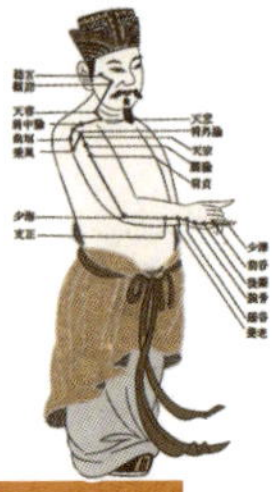



# 第二章

# 經絡養生：讓全身通起來

## 相信自己
## 自己的身體自己做主

現代人一有些小病就要吃藥，雖然在短時間內治好了病，但卻為身體埋下了隱患，其實每個人生來就自帶藥囊，只要有方法，就會發揮強大戰鬥力。

---

### 相信人體的自愈能力

自癒力，身體的自然癒合能力，是指依靠身體自身的免疫系統，清除病原微生物的能力，是每個人身體內都有的自身完備的調控體系。自癒力有天生和後天之分，前者在每個人的成長過程中都可以遇到。至於後天的自癒力，是指接觸到各種病原微生物，進而對這種病原產生的免疫力，或者經過不斷訓練而產生的能力。

自癒力包括很多因素，免疫力是其中一個。在人體正常的機能受到外來病菌的干擾時，免疫系統就會產生一系列反應，包括吞噬病毒、產生抗體等。最常見的發燒、腹瀉等病症是免疫細胞抗擊病毒的反應過程。

所以，人生病，當藥物和治療只能發揮一定程度的作用時，更重要的應該靠人體自身的自癒力來戰勝疾病。

### 每個人都是自己的健康管理師

不論大病小災，疾病的發生就好像被人觸動了某個開關，運行了某個程式；而疾病的癒合好轉則像身體內運行的另一套自救的程式。疾病的發生與痊癒，在於這個程式能否正常啟動，像電源開關一樣簡單，因此古人稱之為「病機」。

可以把疾病發生的原因比作電腦感染的病毒，平時可能潛伏在體內任一地方，當環境條件成熟觸發這個病毒的發作程式時，就體現出各種症狀。

我們的身體有自己的處理程式，有些程式看似凶險，但運行的結果都是為身體好，人們要學會觀察身體，幫助它儘早完成任務，而不是去製造障礙。

# 人體天生的自癒能力

人們在生病後總是按著西醫的方式，用吃藥、輸液等方式來治病，其實中醫認為我們自身就有一個醫生，那就是經絡系統，所以應該用這個天生的自癒系統來預防和治療疾病。

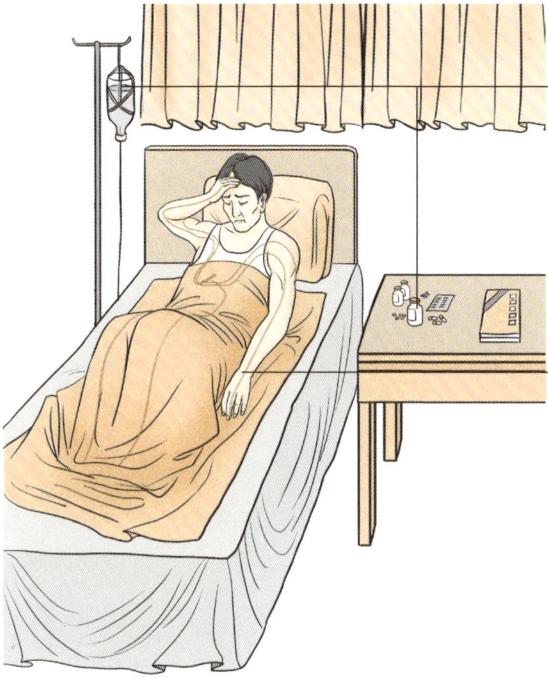

## 藥物不能根除疾病

人們在生病後多是採用吃藥、打針和輸液等西醫方式，西醫是治標不治本，是藥三分毒，雖然短時間病能好轉，但有許多副作用，所以不能一直都靠這些方式來治病。

## 啟動經絡自癒系統

其實在人生病後，身體會啟動免疫系統，這時的經絡系統就會運轉起來，搬運各種能量來抵抗外來的病毒，如果經絡通暢，那肯定就會把疾病趕出體外。

## 預防疾病的經絡

人體的經絡系統只要是通暢的，身體就會健康，一旦經絡體系堵塞，就會生病。所以要在平時時常按摩保健經絡體系，只有這樣，才能防患於未然，使身體遠離疾病，保持健康狀態。

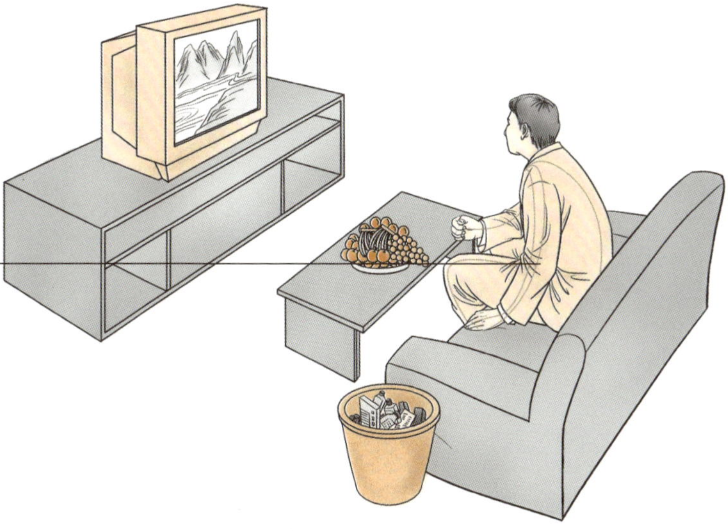

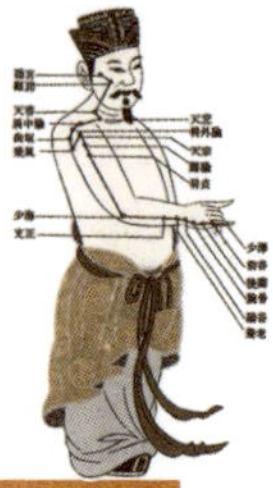

## 敲打經絡

# 最簡單的保健法



我們只要察看一下是哪條經的鈴鐺在響，就可以知道是哪個臟腑器官出了問題。這在中醫裡有句術語，叫「諸病於內，必形於外」。

### 隨時隨地的簡單保健法

經絡治病沒有特殊的要求，只要有心都可以做，其中一個很簡單的方法就是按揉穴位。人體一些容易接觸的穴位都是比較常用的穴位，如太陽穴、人中穴、迎香穴、風池穴等。然後就是推捋經絡，有時間可以好好地坐下來，然後在手上、腳上推推經絡，或者讓家人捶捶背等，推捋經絡對推拿的手法、時間都沒有要求，任何人都可以給自己放鬆放鬆。還可以敲揉經絡。如果找不到準確的經絡位置，可以在經絡經過的大概部位敲揉，當作放鬆身體。但也不是說沒找到準確的經絡位置敲揉就對治病沒有用處，當人在敲揉某個部位的時候，這個地方的氣血就會較為活躍，促進氣血的運輸，也就等於活絡了經脈。

### 敲打經絡的注意事項

在敲打經絡時，只需要作用一個部位，就可以同時活絡整條經脈，進而相應的身體部位也跟著受益。常常敲打經絡可以活動到身體整個經絡系統，增強其活性。簡單易行的敲打經絡法，也有幾條需要注意的地方：

一、對症治療。每一條經絡和穴位的按摩都會對相應的人體的部位產生刺激效果，按摩不同的經絡和穴位可以有針對性地治療不同的疾病，如果沒有確定是何種病症就盲目地採取按摩，不僅不能對症治療，而且可能會產生反效果。

二、按摩的力度。按摩有重力度和輕力度之分，對於不同的病症、不同的患者治療時所採取的力道是不一樣的。

三、要注意患者的姿勢，不要讓患者處於一種肌肉緊張的狀態，這樣會讓按摩達不到預期的效果。

四、對皮膚的保護。按摩時可加上一些潤滑的物品，如清水、生薑汁等。

# 敲打經絡的方法及注意事項

敲打經絡可以防病、治病，但是敲打經絡不是隨意地敲打，不但要知道哪種病的經絡位置，還有許多注意事項，下面列表加以說明。

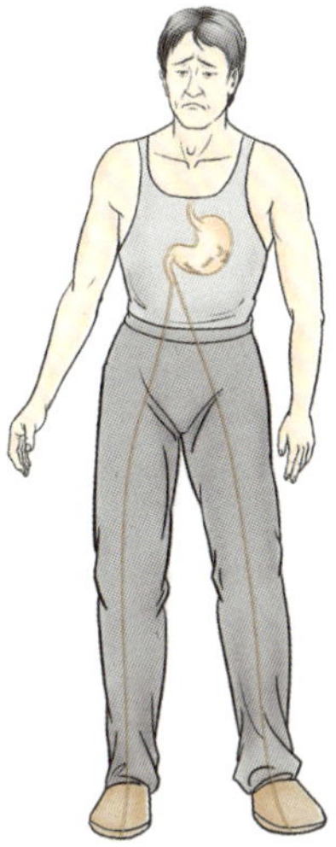

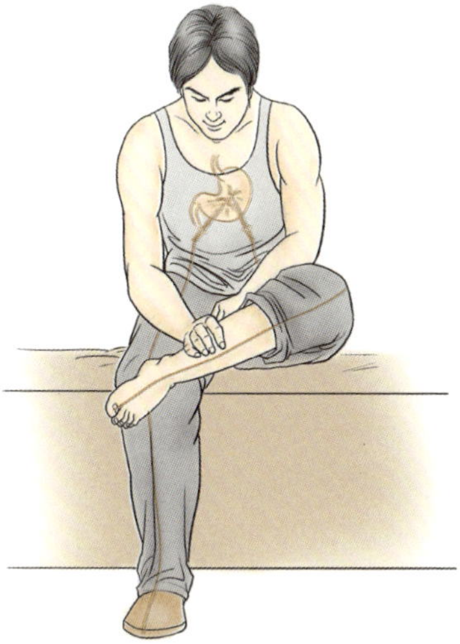

**敲打經絡的方法：**敲打經絡主要有點揉穴位、推捋經絡和敲揉經絡三種，但首先要了解是哪種病，應該敲哪條經絡和穴位，如圖中所示的胃經，如果不是胃經所治的病，敲胃經是沒用的，但是如果是胃經的病，方法不對也是不行的。

**敲打經絡的注意事項**

1. 心包經一般為補，夏天心火旺的時候可以逆敲，瀉心火。
2. 實症為補，虛症為瀉。如治小兒近視，為虛症，肝開竅於目，應該瀉法敲肝經。便祕應該瀉法敲大腸經。感冒要瀉法敲肺經。
3. 腎經任何時候只能補，不能瀉。對照上表，應該由下往上敲或者疏通。
4. 一些深入肌膚的穴位，即使補法也要用力按。如足三里，風池，崑崙。
5. 膽經多從上往下敲，用補法。但在大腿部肌肉發達，補法也得用力，主要是環跳、風市、中瀆、膝陽關等穴位要用一定的力度敲擊。過了膝蓋，從陽陵泉開始往下手法要略輕。
6. 膀胱經的俞穴，如肝俞、胃俞等穴位，俞為通道，而人的後背最易受寒堵塞，需要一定的力度按揉，打通通道。
7. 敲打經絡時，一是力度的輕重，輕快短為補，重慢長為瀉；二是敲擊的方向，順敲為補，逆敲為瀉。

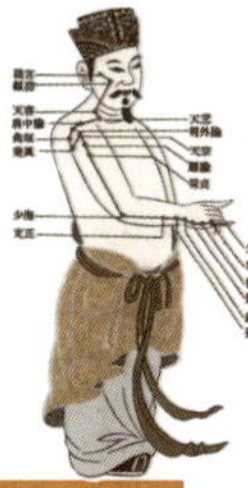

## 穴道療法

# 揭開穴道的神祕面紗



事實上，環顧四周，我們的身邊不乏借針灸、指壓等治好病，或使病情好轉的例子。此外，因自己親身體驗它的效果，而熱衷於此療法的人也不少。

---

### 穴道療法的療效

中國的醫學，自古以來便以獨特的思維方式來解釋穴道療法的效果。穴道就位於能量流動的通路上。這種通稱為「經絡」，穴道的正確稱法應是「經穴」。內臟若有異常，就會反映在位於異常的內臟經絡上，更進一步地會反映在能量不順的經穴上。因此，透過刺激穴道，使能量的流動順暢，而達到治病的效果，這就是穴道治療的目的了。

但遺憾的是，無論聽過多少這類的說明，身為現代人的我們，仍然無法總結出該療法為何有效。聽到這些不明原由的氣血等名詞時，反而覺得十分不科學，甚至懷疑穴道的療效。這也許因為此療法是中國醫學的神祕之一吧！

穴道療法對疾病治療的確有極高的效果，簡單地說，穴道療法之效能是藉刺激穴道而調整自律神經達到健體強身為目的的運動。中醫認為體內循環系統發生紊亂，就會生病，這就是能量紊亂的狀態，換句話說，就是自律神經失調的狀態。

### 穴道刺激三法

指壓法：在家庭中進行的穴道刺激，普遍使用的是指壓。指壓最主要是利用施力容易的大拇指，或食指、中指。利用指腹部分按壓是訣竅。因為可加重壓力，而且長時間按壓也不致疲倦。

按摩法：許多人認為按摩是一種搓揉身體的刺激方法。可是，真正的按摩，五指並用，有「捶」、「搓」、「揉」、「壓」等各種按摩法。其中，所謂「壓」的手法，就是上面所提到的指壓。

灸術：是利用艾草給予皮膚熱刺激。基本上，灸術是種補法，自古以來便被應用於慢性病的治療上。在家中進行灸術時，首先在手掌中放置艾草，並將它撚成細長狀。然後在尖端部分，2～3公分處摘下，製成大約是米粒一半大小的金字塔形灸。以少許的水弄溼皮膚，在穴道上放置上述的灸。

## 艾灸療法——艾條灸

在灸術中，有一個艾條灸，艾條灸又稱艾卷灸，是點燃艾條的一端進行灸療。根據艾卷點燃後與穴位是否接觸，可分為懸起灸和實按灸兩種。

| 分類 | 方法 | 適用 | 注意 |
| --- | --- | --- | --- |
| 懸起溫和灸 | 手持艾條中段，將下方一端點燃，然後吹滅明火。將此端懸置在穴位上方約3公分處，並放置5～15分鐘，直至局部皮膚發紅為止。 | 本法簡便易行，適用於灸法的各類疾病。 | 艾條與肌膚的具體距離，要根據患者的熱感情況進行調整。 |
| 懸起熨熱灸 | 將2～3條艾卷集成一束，點燃後吹滅明火，手持艾卷中段，懸置於患病部位的皮膚之上，再上下左右移動艾卷。 | 多用於風溼性關節炎、溼疹、肢體麻痺等病。 | 注意保持適當的距離，患者感到灼熱後再移動灸條。每次灸20分鐘左右。 |
| 懸起雀啄灸 | 手持點燃的艾卷懸置於穴位之上，一起一落地施灸。 | 適用於肢體方面的疾病，如小兒疾病或昏迷、抽搐等。 | 落下時不得接觸皮膚，以免灼傷。動作要輕、穩、迅速、準確，直到穴位處皮膚發紅為止。 |
| 實按灸 | 在穴位上鋪墊棉布數層，然後將藥物艾卷的一端點燃後吹熄明火，並迅速將端點對準穴位按下，使熱氣穿透布層達到膚肌深部。 | 多用於風溼性疾病、肢體癱瘓、急性腹痛等。 | 病症不同，可以添加不同的藥物在艾卷裡。 |

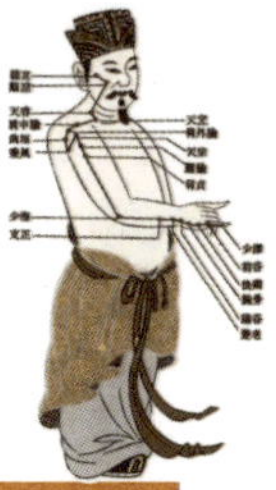

經絡刺激法

# 打通經絡的清道夫



經絡刺激法是透過刺激體表、經絡、穴位達到調整體內因素，調整神經的功能，調節體液平衡，促進新陳代謝，改善臟腑功能的一種美容按摩健身法。

## 經絡刺激的基本手法

按摩的手法指的是在按摩時，按摩者的手指、手掌、手腕、手肘與力道如何搭配，達到對患者的治療目的。手法熟練程度會影響治療效果的好壞。按摩時，要求持久、均匀、有力，以下介紹幾種常見的按摩手法：

**推法**：用手指或手掌緊貼肌膚，稍微向皮膚施加壓力，以平穩、均勻的力道和速度在皮膚上來回直線推動。拿法指的是用手指對一個部位進行一鬆一緊、一提一放的按摩方法。按法使用的是手指、手掌以及手肘在用力。

**捏法**：適合全身體表皮膚的按摩，經常用於頭部、面部、胸腹，以及重力捏四肢。揉法因用力深透、輕柔和緩、能在肌體的深處產生作用，因而被廣泛運用。對系統疾病和保健非常有用，對小孩捏脊也是一種常用的手法。

## 經絡按摩保健法

皺紋是皮膚老化的一種現象，原因是消化機能失調，神經緊張，雌激素下降以及毛細血管循環不暢所致。經絡按摩可有效地使肌膚恢復應有的彈性。

首先由上而下用手指或毛刷刺激胃經走向足部五次。由上而下用手指或毛刷刺激足部三陰經五次。由上而下用手指或毛刷刺激足部腎經和肝經十次。由肩周圍至手指指甲，用手掌或毛刷沿大腸經、三焦經、小腸經做開直刺激五次。沿督脈和肩胛骨之間由上而下至尾骶骨，用手掌或毛刷做經線刺激十次。

消除眼眶皺紋法：用食指按雙眼內眥睛明穴，每秒做強壓一次，共按五次。用食指垂直按壓眼眶下承泣穴，每秒按一次，共按五次。用食指按壓雙眼外眥角瞳子穴。每秒按一次，共按五次。

## 預防及消除雀斑生成

和妊娠有關的雀斑，多為茶褐色，左右對稱，可用按摩法治療。按摩膀胱經足跟外側，由上而下刺激五次。用拇指按壓足小趾趾甲處至陰穴，每秒按一次，共按五次。

# 經絡按摩的手法

按摩的手法指的是在按摩的過程當中，按摩者的手指、手掌、手腕、手肘如何搭配使用力道，來達到對患者的治療目的。

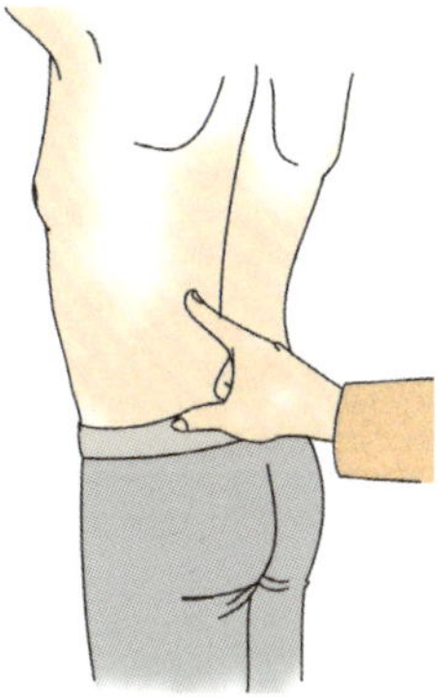

**推法**
推法要求用手指或手掌緊貼肌膚，在緊貼的時候稍微向皮膚施加壓力，以平穩、均匀的力道和速度在皮膚上做來回直線推動。

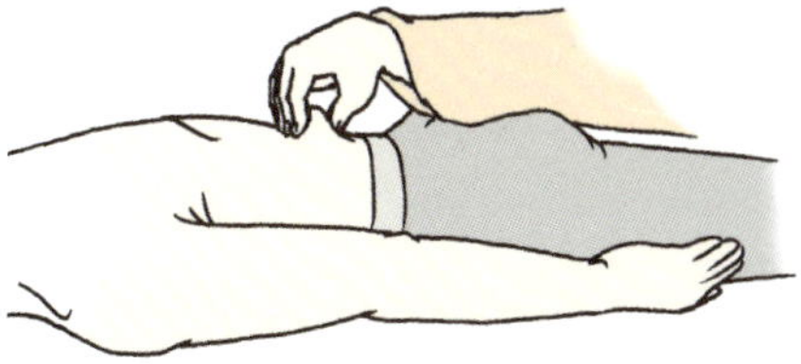

**拿法**
拿法指的是用手指對一個部位進行一鬆一緊、一提一放的按摩方法。按法使用的是手指、手掌以及手肘在用力。

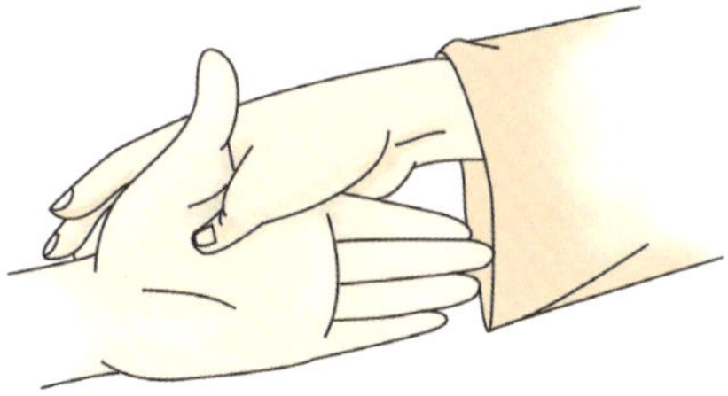

**捏法**
捏法適合全身體表皮膚的按摩，經常用於頭部、面部、胸腹，以及重力捏四肢。

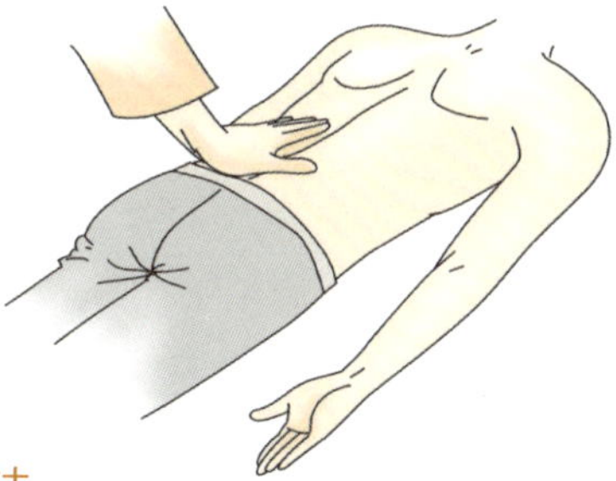

**揉法**
揉法因用力深透、輕柔和緩、能在身體的深處產生作用，因而被廣泛運用。對系統疾病和保健非常有用，對於小孩捏脊也是一種常用的手法。

## 四種按摩手法的作用

**推法的功用**
推法主要用於四肢和頸項的按摩，用於活血化淤、疏通經絡，可以有效地治療氣血不暢、健胃溫脾。

**拿法的功用**
拿法適用於面積較大而且肌肉厚實的部位，比如大小腿部位、腹部，可以有效地緩解痙攣、舒筋活血、緩解疲勞。

**捏法的功用**
捏法適合全身體表皮膚，經常用於頭部、面部、胸腹，以及重力捏四肢。

**揉法的功用**
揉法的功效有寬胸理氣、活血化淤、疏通經絡、止痛等。揉法因用力深透、輕柔和緩、能在身體的深處產生作用，因而被廣泛運用。

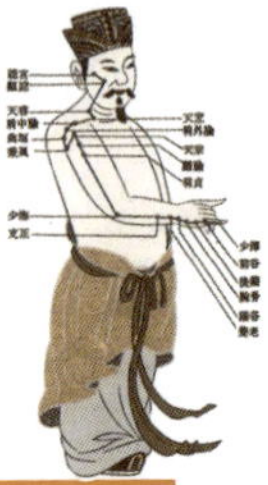



## 經絡保養

# 正確的時間做正確的事

經絡的保養其實很簡單，就是不違背人體的自然規律，在正確的時間做正確的事情。

### 保養經絡才能不生病

經絡保養包括兩方面的內容：精神保養和身體保養。對於身體保養我們都很熟悉，卻不熟精神保養。精神保養，強調的是一種精神、一種狀態。它不同於現代心理學意義上的心理調節、情緒調節。中醫的精神保養，強調的是恬淡虛無，這是一種減弱自我意識、無特別目的、無欲無求、安然內觀的狀態，就是無我、忘我。在這種狀態下，人的生命活動才是最自然、最健康的。

有的人體質很弱，常生病。是因為不注意保養自己的經絡，所有不良的生活習慣，尤其是熬夜，就像給經絡加上「電阻」，是導致經絡堵塞的原因。

### 經絡保養的正確時間

中醫學將人體氣血循環比作水流，用以闡明十二經脈氣血的流注過程。流注，從字面上看是流動轉注，比喻自然界江河湖海水流的匯合和往返不息。

流注於經脈的氣血有盛有衰，把每天分為十二時辰，一個時辰分配一經，除了在對應的時辰敲對應的經絡，晚上的時辰換在白天的對應時辰來敲，還要注意做正確的事情來保養經絡。如三焦經旺於21～23點，這時候須保持心境平靜，才能有利於三焦經的氣血流注。按照下面的時間表保養經絡，事半功倍。子時膽經最旺。養生學認為：「肝之餘氣，瀉於膽，聚而成精。膽為中正之官，五臟六腑取決於膽。氣以壯膽，邪不能侵。膽氣虛則怯，氣短，謀慮而不能決斷。」由此可見膽的重要性。有些人輕易切掉患者的膽，是不負責的表現。膽汁需要新陳代謝。人在子時前入睡，膽方能完成代謝。「膽有多清，腦有多清」。凡在子時前入睡者，晨醒後頭腦清晰，氣色紅潤。反之，子時前不睡者，氣色清白。特別是膽汁缺乏新陳代謝的氣而邊濃結晶，形成結石，猶如海水變濃晒成鹽。其中一部分人還會因此而「膽怯」膽經，這時要上床睡覺，利於骨髓造血。

# 經絡按摩的時間表

流注於經脈的氣血有盛有衰，把每天分為十二時辰，一個時辰分配一經，除了在對應的時辰敲對應的經，晚上的時辰換在白天的對應時辰來敲。

| 時間 | 時辰 | 臟腑 | 經絡 |
|---|---|---|---|
| 23 24 1 | 子時 | 膽 | 子時（23—1點）：膽經旺。膽決定生發之機，子時進食傷膽。子時入眠，益於膽代謝。 |
| 1 2 3 | 丑時 | 肝 | 丑時（1—3點）：肝經旺。肝主藏血，人的行動靠肝血支持，循環和代謝通常在丑時完成，丑時睡眠益於養肝。 |
| 3 4 5 | 寅時 | 肺 | 寅時（3—5點）：肺經旺。肝將藏血透過肺送往全身。寅時初發，是人從靜變動的轉化過程，宜深度睡眠。 |
| 5 6 7 | 卯時 | 大腸 | 卯時（5—7點）：大腸經旺。天亮意味著天門打開，五點人體排毒，代表地戶即肛門開，宜排泄。 |
| 7 8 9 | 辰時 | 胃經 | 辰時（7—9點）：胃經旺。辰時是消化的最佳時刻。脾經和胃經在運化，早晨吃多、吃好不發胖。 |
| 9 10 11 | 巳時 | 脾經 | 巳時（9—11點）：脾經旺。脾的消化、吸收和血質好，有利於吸收營養生血。脾主運化，脾統血。早餐在巳時開始運化。 |
| 11 12 13 | 午時 | 心經 | 午時（11—13點）：心經旺。有利用全身血液循環，心火生胃土有助消化。心氣推動血液運行，養氣，養筋。 |
| 13 14 15 | 未時 | 小腸 | 未時（13—15點）：小腸經旺。午餐精細，有助於吸收營養。此時小腸對一天的營養進行調整。 |
| 15 16 17 | 申時 | 膀胱 | 申時（15—17點）：膀胱經旺。有利瀉掉小腸下注的水液及周身的「火氣」。 |
| 17 18 19 | 酉時 | 腎 | 酉時（17—19點）：腎經旺。腎主藏精，人體經過申時瀉火排毒，腎在酉時進入貯藏營養的時段。 |
| 19 20 21 | 戌時 | 心包 | 戌時（19—21點）：心包經旺。可清除心臟周圍的外邪，以利入眠。 |
| 21 22 23 | 亥時 | 三焦 | 亥時（21—23點）：三焦經旺。三焦通百脈，人應進入睡眠，百脈休養生息。 |

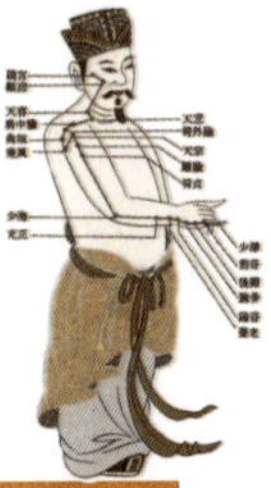



## 觀手知健康

# 簡單有效的手保健

雙手和臉部一樣，在美容地位上占有重要位置。而一雙美麗的雙手，不僅僅代表美，更代表健康。

---

### 雙手能反映人的健康

手部反射區按摩保健法是指在手部的反射區、全息穴、病理反應點及經穴與經外奇穴等部位上，進行手法按摩或借用按摩工具對這些部位加以刺激，以達到預防和治療疾病目的的一種方法。它是按摩療法的重要組成部分，淵源於中國傳統醫學，又汲取了現代醫學的營養，兼收並蓄形成獨立的體系。

人體的雙手分布有豐富的神經與血管系統，中醫學認為手部是手經經脈的起止交會點，分布有二十多個人體重要的經穴，還有更多的經外奇穴與有效刺激點，可治療多種疾病。生物全息理論的確立，更為手部按摩治病找到了現代科學的依據。全息理論認為：全身具有相對獨立的部分都是一個與整體相對應的反應點位元系統，手是一個相對獨立的部分，人體的每個臟腑器官均在手上有相應的反射區或投影點，內在臟腑器官的資訊就可以透過這些反射區反映出來，對這些反射區進行按摩等刺激，就能有效地調整臟腑器官的功能，充分發揮人體的生物功能，並達到治療疾病、養生保健、延年益壽的作用。

### 手部按摩的基本要點

手部按摩法是一種非常易學、方便使用的按摩治療法。在進行手部按摩的時候，因為是「手手接觸」，所以難免會出現誤差，甚至是失誤，所以要注意手部按摩法的幾個要點。

在按摩方式上，我們可以將它分為按、揉、搓、敲等形式，在按摩之前，按摩者雙手的拇指要彎曲成直角，然後力度均勻地在相應的部位進行下壓，此為刺激穴位的標準動作；透過拇指的按摩，可以有效地刺激心臟反射器官，進而得到預防和治療疾病的效果；以拇指轉動按摩，並用力均勻地下壓，這對刺激口腔、支氣管都有很大的好處。

# 雙手按摩診病圖

人體的雙手上分布著許多血管和神經，透過刺激相應的反射臟腑器官反射區，就能夠疏通經絡、平衡陰陽，調節臟腑，進而強身健體，袪除病邪。

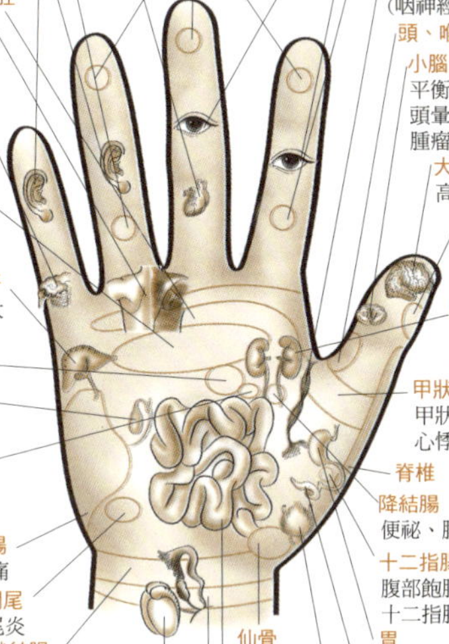


**手心反射區**

與人體31個器官有直接聯繫，按摩相應反射區能夠增強人體器官機能。

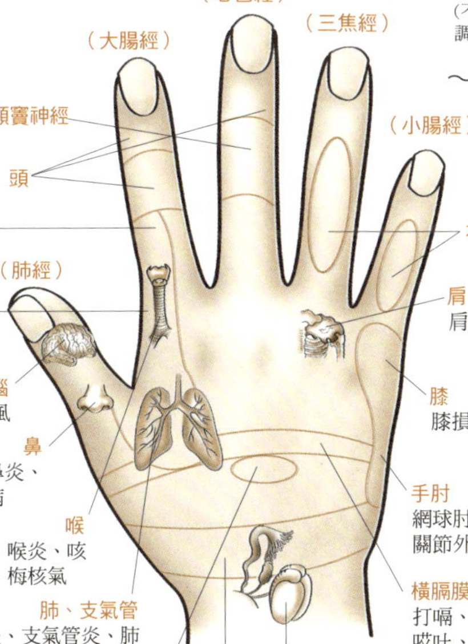


**手背反射區**

與人體20個器官有直接聯繫，按摩相應反射區能夠增強人體器官機能。

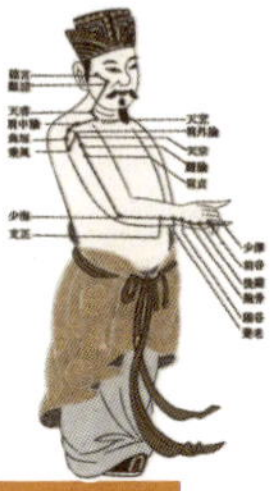

## 呵護你的雙腳
# 簡單有效的腳保健



「看人老不老，先看走和跑」，「樹老根先死，人老腳先衰」。保護好雙腳，對延緩老化有重要意義，故此中醫學家說：腳是人體第二心臟。

### 腳是人體的第二心臟

足部有與人體各器官相關的反射區或敏感點，任何器官有病變都能在相應的反射區和敏感點產生變化。如心臟缺氧時，足部心臟反射區會有觸痛，乳腺腫物可在反射區摸到結節，子宮切除後，在子宮反射區有空虛感等。

按摩足部某一反射區時，透過神經反射作用與相關器官或部位發生聯繫。該部位如果是肌肉組織可能會改變收縮功能；如果是心臟可能會調節心率和心肌收縮力；如果是腺體則會調節分泌功能；如果是消化道可能調節蠕動情況等。

足部按摩療法很重要的一部分是透過神經的反射機能，調節人體一系列的綜合反應。按摩可以使神經興奮，也可使神經抑制，故有雙向調節的作用。

所以，按摩足部反射區產生較為強烈的刺激，可以阻斷相應器官原有的病理衝動，並取而代之，引起一系列的神經體液調節，激發人體的潛能，調節身體的免疫力和抗病功能，調節體內某種失衡狀態，使身體向著接近正常水準的方向變化，從而起到保健治病的作用。

### 雙腳的保健按摩

每晚臨睡時只要用拳頭「咚咚」地敲擊腳底，就可以消除一天的疲勞。腳底與人體器官有密切的關係，透過敲擊對腳底給予適度的刺激，能促進自身血液循環，內臟功能增強，全身的精力也恢復了。

正確的腳底敲擊法，是以腳掌心為中心，有節奏地進行敲擊，以稍有疼痛感為度。可以盤腿坐在床上或椅子上，把一隻腳放在另一條腿的膝蓋上進行敲擊。每隻腳分別敲擊100次。但是不可用力過度，以免引起出血。

臨睡前泡腳，勝過天天吃補藥。經絡貫穿於全身的各個部位，形成一個遍布全身的網路。而手足是經絡主枝的頂梢，指趾井穴在治療臟腑病和經絡病方面有巨大的功效。我在長期的實驗過程中是親身體驗和深深感受到這一點，所以，建議大家每晚一定要用熱水泡腳半小時。

# 腳部的保健與養生



## 腳是第二個心臟

腳離心臟最遠，因此，腳部血液回到心臟不僅過程長，而且如果沒有足夠的壓力，就很難順暢地流回心臟。中醫理論有「百病從寒起，寒從腳下生」之說，並認為連接人體臟腑的十二個經脈有一半起止於腳，還有60多個穴位在腳上。足底有很多人體內臟器官的反射區，足底反射過程，是透過人體經絡完成的。

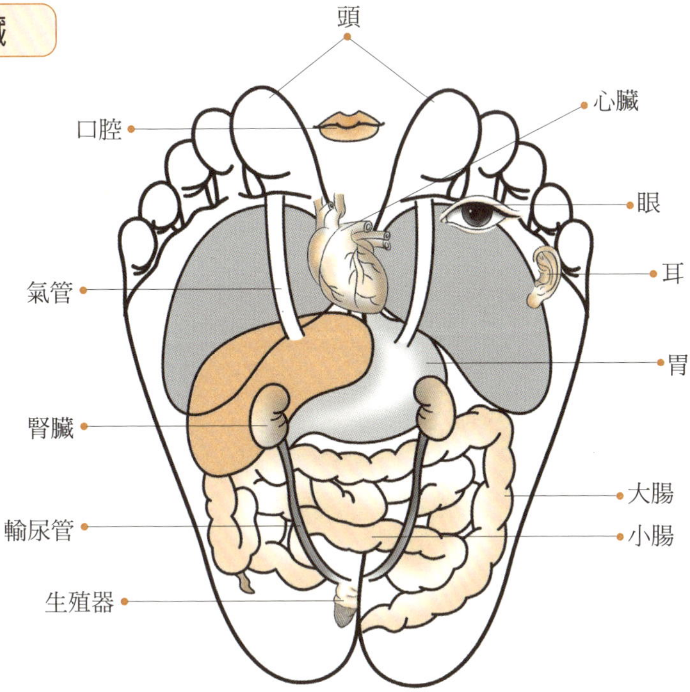


## 腳部的養生三法

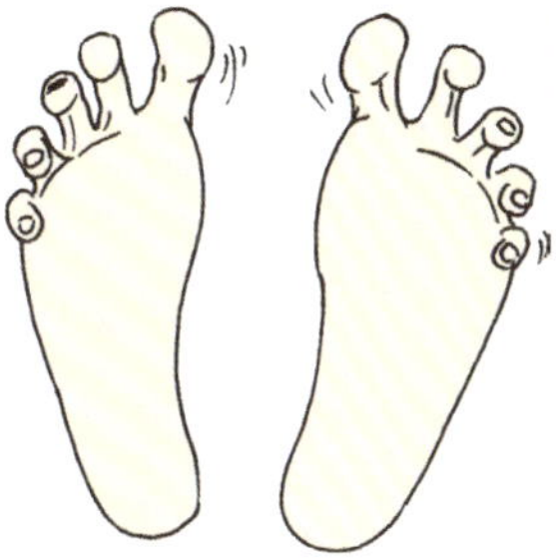

乾洗腳

雖然可以不用水，但洗腳或洗腳後更適合做這項運動。揉搓至雙腳發燙為止。

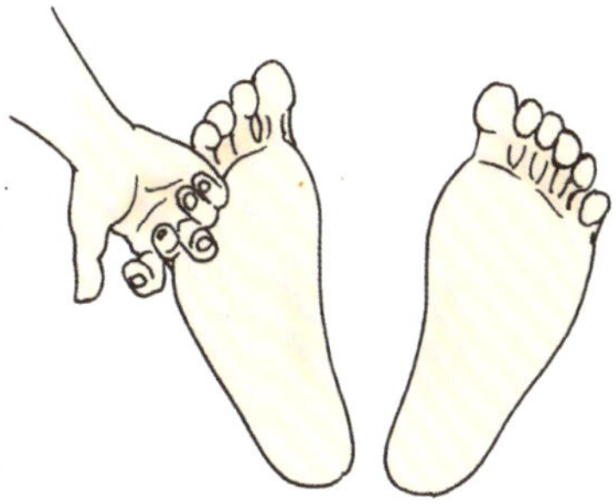

刮腳趾

像刮手指一樣刮腳趾，保健效果非常明顯。

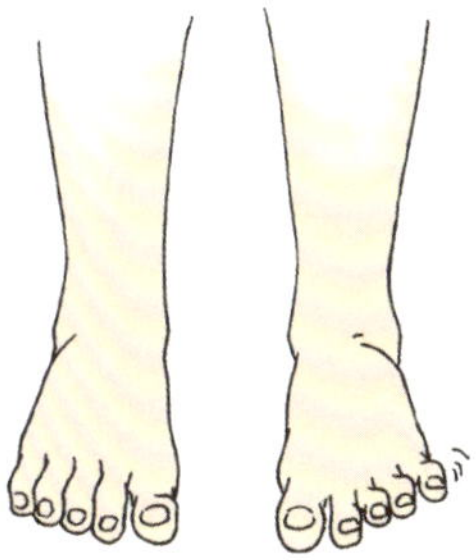

抓抬腳趾

十趾用力抓地，然後依次向上抬起。這項運動可以穿著鞋子進行，可能你永遠無法讓腳趾像手指一樣靈活，但身體卻會一天比一天健康。

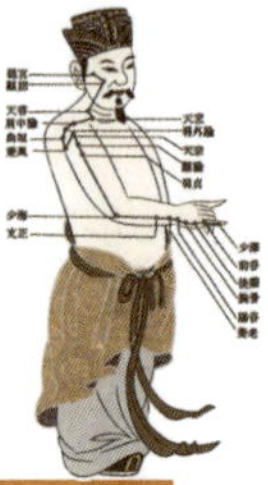



## 最健康的親子遊戲

# 為孩子推拿經絡

孩子的心靈是脆弱的，父母是孩子的支柱，父母的一言一行都對孩子的心理和精神產生重大影響。

---

### 父母是孩子最好的醫生

孩子生病了，所有的家長都會選擇上醫院，打針、吃藥，孩子不肯打針吃藥家長就跟著一起揪心。醫院去的次數多了，小孩就會變得害怕去醫院。

家長會推拿，天天給自己的孩子推拿一下，有許多的好處。首先，推拿可以活血，血液在孩子身體內運行得好，可以及時地將營養運輸到身體的各個器官、組織、系統，營養上跟上了，身體就好了，不用動不動就上醫院。其次，孩子處在對世界的探索階段，現在腦海中形成的印象可能會影響他們未來的一生。如果孩子開始害怕醫院，他們會產生一種醫院是不好地方的錯覺，以後即使生病了，也會變得不愛上醫院看病。再者，小孩處在一種生機蓬勃的快速發育階段，他們的身體器官還沒有完全發育成熟，如果時常給孩子進行推拿，就會強化他們組織器官的抵抗能力，讓寶貝更加健康地成長。

### 透過經絡推知孩子的健康

小孩子，特別是在3歲以下的孩子，他們的皮膚仍然很薄，將小孩抱起來，把他們的食指放在很明亮的光線下，家長可以觀察經絡的情況來判斷小孩子的生理情況。

在觀察的時候，家長可以一手捏著孩子食指的末端，一手從虎口的地方到食指側推拿幾次，這樣這裡的淺表靜脈就能顯現出來。這時認真觀察淺表靜脈，如果淺表靜脈比較沉，說明疾病處於人體較深的部位，要慢慢調理才可以；相反的，如果淺表靜脈比較虛浮，則屬於外病，而且大多數是感冒。如果靜脈中血液的顏色比較鮮豔，說明是外感的感冒；如果是顏色較深，說明是體內的熱症；如果靜脈中血液呈青色，顯示小孩常有驚風或者疼痛的狀況出現，應多加注意。

# 兒童經絡養生法

## 推拿經絡的手法

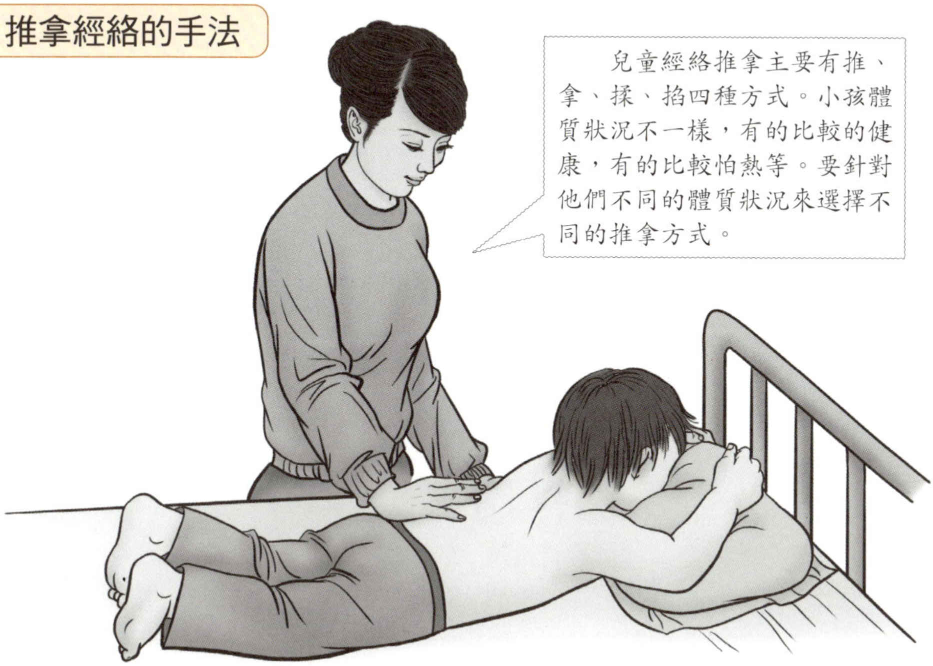
兒童經絡推拿主要有推、拿、揉、掐四種方式。小孩體質狀況不一樣，有的比較的健康，有的比較怕熱等。要針對他們不同的體質狀況來選擇不同的推拿方式。

## 兒童經絡按摩常用穴

1.無名指末節，即手指尖端的肺經；位於食指末節的肝經；在中指末節的心經；位於大指末節的脾經；處在小指末節的腎經；食指外側大腸經；小指外側的小腸經。

2.位於手臂內側中間，一條直線連接從手腕到手肘的天河水。

3.從眉尾和眼角的中點，向後大約一指寬的地方的太陽穴。

4.處在中指和無名指掌骨之間的位置，在手指與手掌連接處後面大約半寸的外勞宮穴。

5.從眉頭之間向上到髮際的地方，一條直線的天門穴。

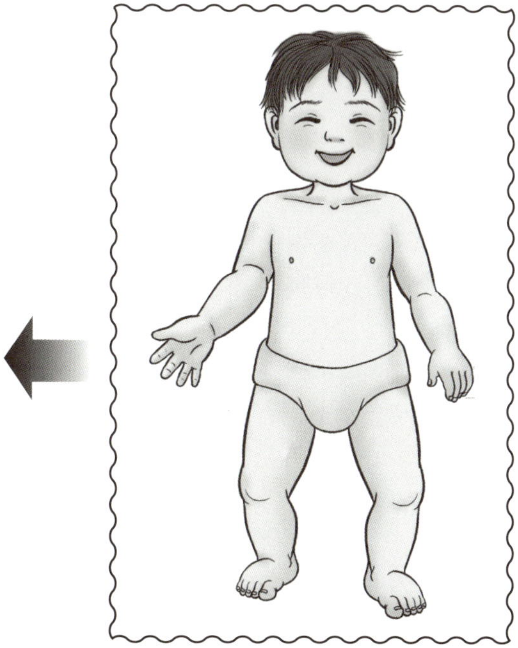

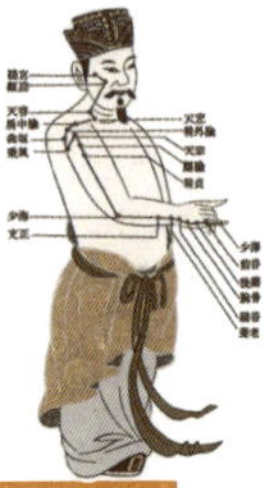



### 順應自然

# 四時中的經絡養生

四時順養就是按照大自然的節奏安排日常活動，根據四時的變化制定不同的養生方法，以達到預防疾病的目的。

## 春季重護肝

中醫認為人的五臟與四季有相對應的關係。春應於肝。春季是萬物復甦生長，陽氣生發的季節，這個季節人的四肢開始活躍，新陳代謝也日趨旺盛。而肝在五行中屬木，木在春天萌發枝葉，開花孕實，因此肝也性喜條達，不耐沉鬱，肝在功能上表現出象徵春天的發陳功能。因此人們應在春天積極地去培育肝的生理功能，與天地之氣對應。

春天飲食應遵從「春夏養陽」的原則，多吃些溫補陽氣的食物，增強肝和脾胃的功能。飲食上宜甜少酸，忌吃油膩、生冷、黏硬食物，以免傷及肝脾。在春天多按摩敲打肝經，使氣血運行暢通，肝臟得到保護。平時晚睡早起，起來之後多做戶外活動，穿著也儘量寬鬆，以吸取天地正氣和陽氣。

## 夏季重護心

夏天與五臟中的心對應，心臟在五行中屬火，所以在夏天保養好心臟是最關鍵的。在日常生活中，多注意按摩心經各腧穴，或敲打心經經絡，以保證心經暢通，氣血運行正常。

在起居上，夏季應晚些睡覺，早些起床，多從事室外活動。在炎熱的夏天，尤其要重視精神的調養，只有神氣充足，人體的機能才能旺盛而協調；因此，要保持胸懷開闊、樂觀愉快。

中醫養生與治病方面還有「冬病夏治」之說，對於那些每逢冬季發作的慢性疾病，如慢性支氣管炎、肺氣腫、支氣管炎、過敏性鼻炎、風溼痺症等，這時是最佳的治療時機。

## 長夏重養脾

中醫養生學上對四季的劃分與氣候學不同，除了春夏秋冬外，立秋至白露前的一段時期稱為「長夏」。長夏主溼，脾主長夏，故長夏需防溼養脾，因為此時人體犯病以脾胃病居多。

# 春夏季養生

## 春季養生法則

| | | |
|---|---|---|
| 精神調養 | 戒怒 | 要學會控制情緒，當怒從心頭起、將要和人吵架的時候，就要及時提醒自己，用理智的力量來控制自己的怒氣。 |
| | 疏泄不良情緒 | 把積聚、抑鬱在心中的不良情緒，透過適當的方式宣達、發洩出去，以儘快恢復心理平衡。 |
| | 保持精神愉快 | 要培養開朗的性格，就要使志生，保持精神愉快特別重要。 |
| 飲食調養 | 溫補陽氣的食物 | 李時珍《本草綱目》引《風土記》裡主張「以蔥、蒜、韭、蓼、蒿、芥等辛嫩之菜，雜和而食」，除了蓼、蒿等野菜現在較少食用外，蔥、蒜、韭是養陽的佳蔬良藥。 |
| | 多食甜，少食酸 | 當春天來臨時，人們要少吃點酸味的食品，而要多吃些甜味的飲食，這樣做的好處是能補益人體的脾胃之氣。 |

## 夏季養生要防溼

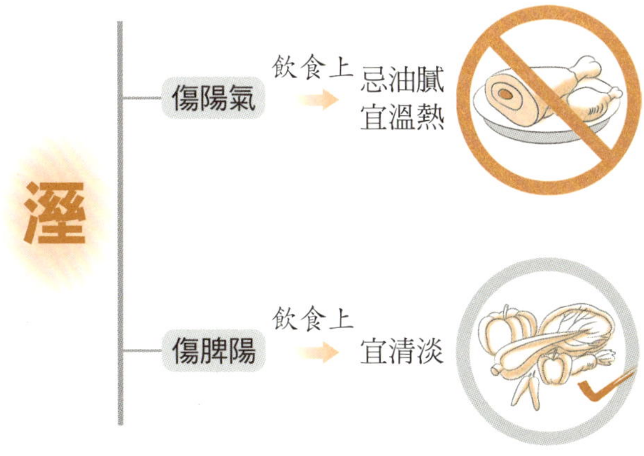


溼為陰邪，易傷陽氣，尤其是損傷脾胃陽氣。在盛夏是心與之相應，而在長夏，則是和人體五臟之一的脾臟相應。所以，長夏的溼邪最易侵犯脾胃的功能，導致消化吸收功能低下。因此長夏的飲食原則易清淡、少油膩，要以溫食為主，也就是說，長夏的飲食要稍熱一點，不要太寒涼；也不要吃得太多，但在次數上可稍多一些。這樣可幫助消化，增加食慾，增加體內熱量，進而有助於防止在高溫、高溼的時候，人們常有的消化液分泌減少、胃腸蠕動減弱的現象。

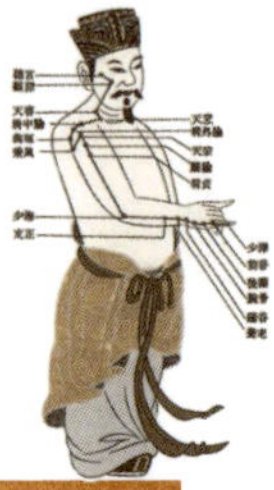



日常生活中，可以隨時進行經絡鍛鍊，比如鼻部按摩，中醫認為，肺開竅於鼻，鼻部按摩有利於提高鼻黏膜的耐寒力，按摩方法是將兩手拇指外側相互搓熱，沿鼻兩側按摩30次左右，再按摩迎香穴20次左右。除了鼻部按摩，秋季最好別急著用熱水洗臉，冷水洗臉有助於提高鼻黏膜抗寒能力，還可多做仰臥起坐，俯仰的姿勢可以疏通頸部及胸背部的經脈，促進血液循環，增進肺的生理機能。

## 秋季須潤肺

由於秋季氣候的作用，人體內肺氣相應旺盛。飲食方面，肺屬金，其味辛，過食辛味能使肺氣久盛，剋伐肝木：肝之味酸，多食酸能使肝氣健旺，不受邪侵。所以，秋季應減辛增酸以養肝氣．肝肺兩臟協調，人體就會安寧。這就是適應秋令的特點保養人體收斂之氣的方法，所謂「順之則安，逆之則傷肺，冬為飧泄，奉藏者少」。

人應早睡早起和雞的活動時間相仿，保持神志安寧，減緩秋季肅殺之氣對人體的影響；收斂神氣，適應秋季榮平的特徵，不使神思外馳，以保持肺氣的清肅功能。

## 冬季重補腎

冬季是人體陽氣潛藏的時候，人體的生理活動也有所收斂。所以，腎臟既要為維持冬季熱能支出而準備足夠的能量，又要為來年「春溫春生」儲備一定的能量，以提高身體的防疫功能和抗病能力，減少疾病的發生和發展。因此，冬季飲食調養應遵循「秋冬養陰」、「養腎防寒」的原則，飲食應以滋陰潛陽、增加熱量為主。

寒為六淫邪之一，故冬天應保暖避寒，起居宜早睡晚起，讓睡眠的時間長一點，這個時候可以養陰經，促進體力的恢復。最好是等到太陽出來以後再起床活動。在寒冷的冬季，防寒保暖是必不可少的，特別是老年人，一定要注意背部的保暖，因為背為陽腹為陰，後背有好多穴位，太陽經從走，如果寒風吹後背的話，吹散陽氣，對身體不好。

腎屬水，水生木，腎傷則肝木失其所生；肝主筋，當春令時，易發筋骨病，冬藏乃春生之根，冬天養藏之氣不足，則供給春天生發之氣就少了。

長夏的飲食要稍熱一點，不要太寒涼或是太油膩；不要暴飲暴食，少食多餐，以免傷及脾胃。中醫認為，溼邪最易損傷人體肌肉，且溼邪傷人往往從人體下部開始，因此，在長夏居室一定要做到通風、防潮、隔熱。

# 秋冬季養生



## 秋季要保養陰氣

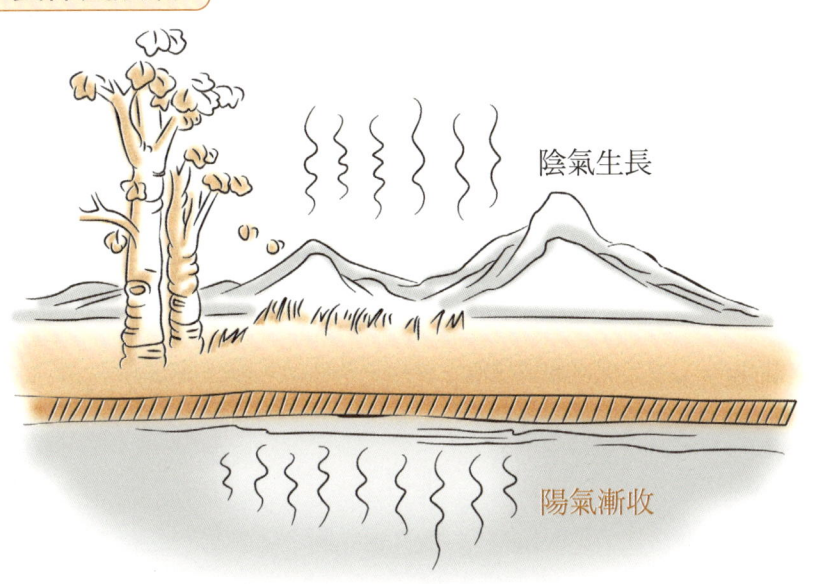

秋天由於陽氣漸收，而陰氣逐漸生長起來；萬物成熟，到了收穫之時。從秋季的氣候特點來看，由熱轉寒，即「陽消陰長」的過渡階段。人體的生理活動，隨「夏長」到「秋收」而相應改變。因此，秋季養生不能離開「收養」這一原則，也就是說，秋天養生一定要把保養體內的陰氣作為首要任務。正如《內經》裡說：「秋冬養陰。」

## 三種冬季養生原則

**三種養生原則**

1. **生活起居**：在生機潛伏、萬物閉藏的冬季裡，要養精蓄銳，使陽氣內藏。
2. **精神調養**：保持精神情緒的寧靜，避免煩擾妄動，使體內陽氣得以潛藏。
3. **飲食調養**：冬季天氣嚴寒，萬物伏藏，易感受寒邪，應少吃生冷瓜果食物，以免損傷脾胃的陽氣。

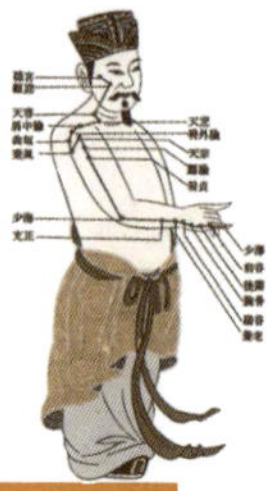



## 做最美的女人

# 經絡美容養顏法

經絡美容是以中醫經絡理論為依據，透過針灸、按摩等方法，達到美容目的的方法，由於不用吃藥打針，沒有副作用，簡單有效，是現在最流行的美容方法。

---

### 新型的美容養顏方

經絡美容，一般都是透過刺激穴位，達到治療作用。經絡為什麼能美容或治療一些疾病呢？簡單來說，根據經絡理論，經絡就像水管，要維持正常的功能必須具備兩個條件，第一是經絡要順暢，不能堵住；第二是經絡裡面的氣血要充足。只要保持以上兩個條件才能讓人身體舒服。針灸、耳穴、刮痧、按摩、拔罐等治療方法其實原理一樣，都是疏通經絡，保持經絡順暢，同時補養氣血，達到防病治病的目的。只是手段不同，側重點不同而已。

不管男人女人，愛美之心人皆有之，有道是：心平氣和，血清顏清，即美在其外，必健在其內，心氣足方能容光煥發，肝氣足方能睛明眼亮，脾氣足方能肌健膚活，肺氣足方能鼻巧膚細，腎氣足方能髮濃齒固。美是真實的、健康的，只有內臟平衡，氣血充盈，才能達到表裡如一，令人賞心悅目。

### 經絡指壓式美容法

下面介紹一個以經絡指壓的方式，來塑造和美化臀線的方法，也就是按摩膀胱經的「八髎」穴與膽經的「環跳」穴。

八髎穴位於背部腰椎以下尾骨以上的「薦穴」骨孔上，共有八個穴道。環跳穴則左右各一，各位於兩側臀部的正中間，這兩個穴道針對大而扁的臀部特別有效。由於穴位位於人體背部，所以需要另一人來協助指壓按摩，按摩時以指力緩緩下壓，停3秒後再放鬆，每一個穴位重複8次，特別要注意指壓的同時必須達到酸、麻、脹、痛、熱的感覺，才會達到效果。

若想改善臀部下垂的問題，可按揉「承扶」穴。此穴道兩邊各有一個，位置在兩片臀部臀線底端橫紋的正中央。按摩承扶不但有疏經活絡的作用，還能刺激臀大肌的收縮，指壓5分鐘後，就會有輕微抬高臀部的感覺，特別要注意的是指壓扶承時要分兩段出力，首先垂直壓到穴道點，接著指力往上勾起，才能充分達到效果。此穴道還可治療痔瘡、坐骨神經痛、便祕等疾病。

# 中藥美容的療效

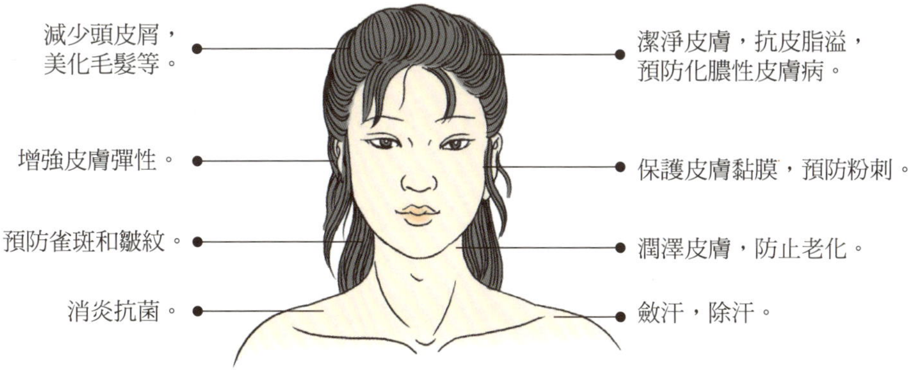


**經實驗證明，確實有美容療效的中草藥有30餘種：**當歸含豐富的微量元素，能營養皮膚，防止粗糙，擴張毛細血管，增強血循環；升麻、槐花和桔梗具有潤澤皮膚、治療過敏性皮炎和消炎的作用；枸杞子補氣血，抗衰老，從而護膚美容；山藥、蓮子、百合、紅棗能健脾養胃、止泄安神，使皮膚健美；桃仁、胡麻、熟地、大楓子、杏仁護膚潤膚；蘆薈祛斑防晒。

## 穴位美白

外塗法一般只收效於施藥的局部，穴位美白則能使全身肌膚收效，以下介紹的美白穴位按摩在早晚浴後進行，效果更好。

### 減退晒黑膚色指壓法

用食指及中指的第二節位在耳背的凹下位置按壓。每次按3秒，做5次。

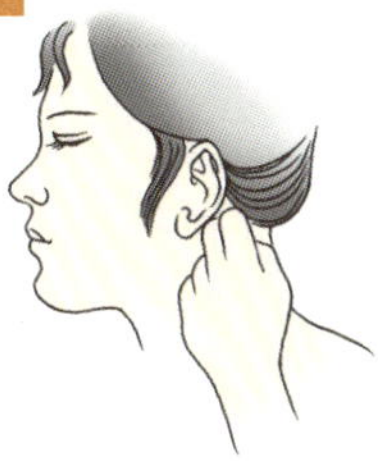

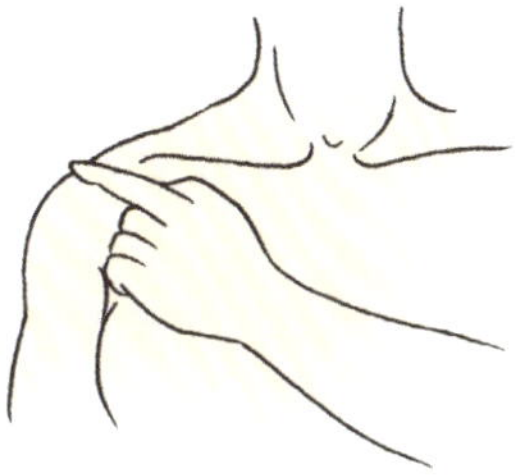

### 去斑點指壓法

用左手食指腹按右手肩與臂之間的凹點，按3秒停一秒。左右手交替做，重複6次。

### 減退天生深膚色指壓法

1. 用手掌或海綿沿小腿外側打圈，左右腳重複交替做，用力一點效果更好。

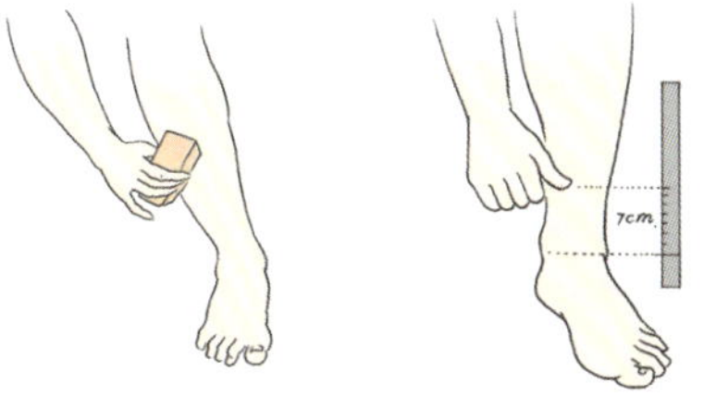


2. 在距離腳踝內側7公分位置，用大拇指按壓5秒。以上動作各重複6次。

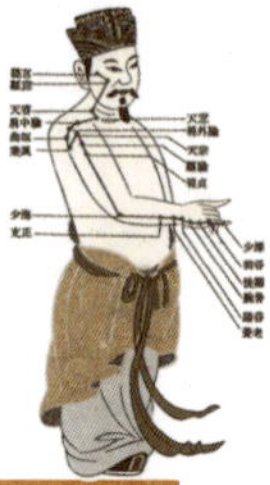

# 附錄一



# 《黃帝內經》論經絡

## 經脈

雷公問於黃帝曰：「禁脈之言，凡刺之理，經脈為始，營其所行，制其度量，內次五藏，外別六府，願盡聞其道。」

黃帝曰：「人始生，先成精，精成而腦髓生，骨為幹，脈為營，筋為剛，肉為牆，皮膚堅而毛髮長，穀入於胃，脈道以通，血氣乃行。」

雷公曰：「願卒聞經脈之始生。」

黃帝曰：「經脈者，所以能決死生，處百病，調虛實，不可不通。」

肺手太陰之脈，起於中焦，下絡大腸，還循胃口，上膈屬肺，從肺系橫出腋下，下循臑內，行少陰心主之前，下肘中，循臂內上骨下廉，入寸口，上魚，循魚際，出大指之端；其支者，從腕後直出次指內廉，出其端。

是動則病肺脹滿，膨脹而喘咳，缺盆中痛，甚則交兩手而瞀，此為臂厥。是主肺所生病者，咳上氣，喘渴，煩心，胸滿，臑臂內前廉痛厥，掌中熱。氣盛有餘，則肩背痛，風寒，汗出中風，小便數而欠。氣虛則肩背痛，寒，少氣不足以息，溺色變。

為此諸病，盛則瀉之，虛則補之，熱則疾之，寒則留之，陷下則灸之，不盛不虛，以經取之。盛者，寸口大三倍於人迎；虛者，則寸口反小於人迎也。

大腸手陽明之脈，起於大指次指之端，循指上廉，出合谷兩骨之間，上入兩筋之中，循臂上廉，入肘外廉，上臑外前廉，上肩，出髃骨之前廉，上出於柱骨之會上，下入缺盆，絡肺，下膈，屬大腸；其支者，從缺盆上頸，貫頰，入下齒中，還出挾口，交人中，左之右，右之左，上挾鼻孔。

是動則病齒痛，頸腫。是主津液所生病者，目黃，口乾，鼽衄，喉痺，肩前臑痛，大指次指痛不用。

氣有餘則當脈所過者熱腫，虛則寒栗不復。

為此諸病，盛則瀉之，虛則補之，熱則疾之，寒則留之，陷下則灸之，不盛不虛，以經取之。盛者，人迎大三倍於寸口；虛者，人迎反小於寸口也。

胃足陽明之脈，起於鼻之交頞中，旁納太陽之脈，下循鼻外，入上齒中，還出挾口環唇，下交承漿，卻循頤後下廉，出大迎，循頰車，上耳前，過客主人，循髮際，至額顱；其支者，從大迎前下人迎，循喉嚨，入缺盆，下膈，屬胃，絡脾；其直者，從缺盆下乳內廉，下挾臍，入氣衝中；其支者，起於胃口，下循腹裡，下至氣衝中而合，以下髀關，抵伏兔，下膝臏中，下循脛外廉，下足跗，入中指內間；其支者，下廉三寸而別，下入中趾外間；其支者，別跗上，入大趾間，出其端。

是動則病灑灑振寒，善呻，數欠，顏黑，病至則惡人與火，聞木聲則惕然而驚，心欲動，獨閉戶塞牖而處。甚則欲上高而歌，棄衣而走，賁向腹脹，是為骭厥。

是主血所生病者，狂瘧溫淫，汗出，鼽衄，口喎，唇胗，頸腫，喉痺，大腹水腫，膝臏腫痛，循膺乳、氣衝、股、伏兔、骭外廉、足跗上皆痛，中趾不用。

氣盛則身以前皆熱，其有餘於胃，則消穀善飢，溺色黃。氣不足則身以前皆寒栗，胃中寒則脹滿。為此諸病，盛則瀉之，虛則補之，熱則疾之，寒則留之，陷下則灸之，不盛不虛，以經取之。盛者，人迎大三倍於寸口，虛者，人迎反小於寸口也。

脾足太陰之脈，起於大趾之端，循趾內側白肉際，過核骨後，上內踝前廉，上踹內，循脛骨後，交出厥陰之前，上膝股內前廉，入腹，屬脾，絡胃，上膈，挾咽，連吞本，散舌下；其支者，復從胃，別上膈，注心中。

是動則病舌本強，食則嘔，胃脘痛，腹脹，善噫，得後與氣，則快然如衰，身體皆重。

是主脾所生病者，舌本痛，體不能動搖，食不下，煩心，心下急痛，溏瘕泄，水閉，黃疸，不能臥，強立，股膝內腫厥，足大趾不用。

為此諸病，盛則瀉之，虛則補之，熱則疾之，寒則留之，陷下則灸之，不盛不虛，以經取之。盛者，寸口大三倍於人迎；虛者，寸口反小於人迎也。

心手少陰之脈，起於心中，出屬心系，下膈，絡小腸；其支者，從心系，上挾咽，繫目系；其直者，復從心系卻上肺，下出腋下，下循臑內後廉，行太陰心主之後，下肘內，循臂內後廉，抵掌後銳骨之端，入掌內後廉；循小指之內，出其端。

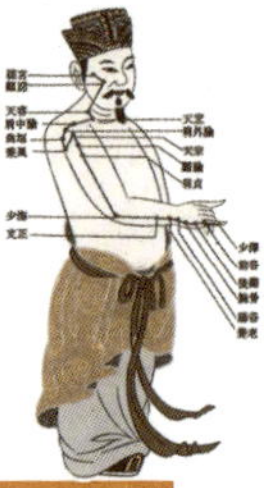



是動則病嗌乾，心痛，渴而欲飲，是為臂厥。

是主心所生病者，目黃，脅痛，臑臂內後廉痛厥，掌中熱痛。

為此諸病，盛則瀉之，虛則補之，熱則疾之，寒則留之，陷下則灸之，不盛不虛，以經取之。盛者，寸口大再倍於人迎；虛者，寸口反小於人迎也。

小腸手太陽之脈，起於小指之端，循手外側，上腕，出踝中，直上循臂骨下廉，出肘內側兩筋之間，上循臑外後廉，出肩解，繞肩胛，交肩上，入缺盆，絡心，循咽，下膈，抵胃，屬小腸；其支者，從缺盆循頸上頰，至目銳眥，卻入耳中；其支者，別頰上䪼，抵鼻，至目內眥，斜絡於顴。

是動則病嗌痛，頷腫，不可以顧，肩似拔，臑似折。

是主液所生病者，耳聾、目黃，頰腫，頸、頷、肩、臑、肘、臂外後廉痛。

為此諸病，盛則瀉之，虛則補之，熱則疾之，寒則留之，陷下則灸之，不盛不虛，以經取之。盛者，人迎大再倍於寸口；虛者，人迎反小於寸口也。

膀胱足太陽之脈，起於目內眥，上額，交巔；其支者，從巔至耳上角；其直者，從巔入絡腦，還出別下項，循肩髆內，挾脊，抵腰中，入循膂，絡腎，屬膀胱；其支者，從腰中下挾脊，貫臀；入膕中；其支者，從髆內左右，別下貫胛，挾脊內，過髀樞，循髀外，從後廉，下合膕中，以下貫踹內，出外踝之後，循京骨，至小趾外側。

是動則病衝頭痛，目似脫，項如拔，脊痛，腰似折，髀不可以曲，膕如結，踹如裂，是為踝厥。

是主筋所生病者，痔瘧，狂癲疾，頭囟項痛，目黃、淚出，鼽衄，項、背、腰、尻、膕踹、腳皆痛，小趾不用。

為此諸病，盛則瀉之，虛則補之，熱則疾之，寒則留之，陷下則灸之，不盛不虛，以經取之。盛者，人迎大再倍於寸口；虛者，人迎反小於寸口也。

腎足少陰之脈，起於小趾之下，邪走足心，出於然谷之下，循內踝之後，別入跟中，以上踹內，出膕內廉，上股內後廉，貫脊，屬腎，絡膀胱；其直者，從腎上貫肝膈，入肺中，循喉嚨，挾舌本；其支者，從肺出絡心，注胸中。

是動則病飢不欲食，面如漆柴，咳唾則有血，喝喝而喘，坐而欲起，目䀮䀮如無所見，心如懸若飢狀，氣不足則善恐，心惕惕如人將捕之，是為骨厥。

是主腎所生病者，口熱，舌乾，咽腫，上氣，嗌乾及痛，煩心，心痛，黃疸，腸澼，脊股內後廉痛，痿厥，嗜臥，足下熱而痛。

為此諸病，盛則瀉之，虛則補之，熱則疾之，寒則留之，陷下則灸之，不盛不虛，以經取之。灸則強食生肉，緩帶披髮，大杖重履而步。盛者，寸口大再倍於人迎；虛者，寸口反小於人迎也。

心主手厥陰心包絡之脈，起於胸中，出屬心包絡，下膈，歷絡三焦；其支者，循胸出脅，下腋三寸，上抵腋下，循臑內，行太陰、少陰之間，入肘中，下臂，行兩筋之間，入掌中，循中指，出其端；其支者，別掌中，循小指次指，出其端。

是動則病手心熱，臂肘攣急，腋腫，甚則胸脅支滿，心中憺憺大動，面赤，目黃，喜笑不休。

是主脈所生病者，煩心，心痛，掌中熱。

為此諸病，盛則瀉之，虛則補之，熱則疾之，寒則留之，陷下則灸之，不盛不虛，以經取之。盛者，寸口大一倍於人迎；虛者，寸口反小於人迎也。

三焦手少陽之脈，起於小指次指之端，上出兩指之間，循手錶腕，出臂外兩骨之間，上貫肘，循臑外，上肩，而交出足少陽之後，入缺盆，布膻中，散落心包，下膈，循屬三焦；其支者，從膻中上出缺盆，上項，繫耳後直上，出耳上角，以屈下頰至䪼，其支者，從耳後入耳中，出走耳前，過客主人前，交頰，至目銳眥。

是動則病耳聾渾渾焞焞，嗌腫，喉痺。是主氣所生病者，汗出，目銳眥痛，頰痛，耳後、肩、臑、肘、臂外皆痛，小指次指不用。

為此諸病，盛則瀉之，虛則補之，熱則疾之，寒則留之，陷下則灸之，不盛不虛，以經取之。盛者，人迎大一倍於寸口；虛者，人迎反小於寸口也。

膽足少陽之脈，起於目銳眥，上抵頭角，下耳後，循頸行手少陽之前，至肩上卻交出手少陽之後，入缺盆；其支者，從耳後入耳中，出走耳前，至目銳眥後；其支者，別銳眥，下大迎，合於手少陽，抵於䪼下，加頰車，下頸，合缺盆，以下胸中，貫膈，絡肝，屬膽，循脅裡，出氣衝，繞毛際，橫入髀厭中；其直者，從缺盆下腋，循胸，過季脅，下合髀厭中，以下循髀陽，出膝外廉，下外輔骨之前，直下抵絕骨之端，下出外踝之前，循足跗上，入小趾次趾之間；其支者，別跗上，人大趾之間，循大趾歧骨內，出其端，還貫爪甲，出三毛。

是動則病口苦，善太息，心脅痛，不能轉側，甚則面微有塵，體無膏澤，足外反熱，是為陽厥。

是主骨所生病者，頭痛，頷痛，目銳眥痛，缺盆中腫痛，腋下腫，馬刀俠癭，汗出振寒，瘧，胸、脅、肋、髀、膝外至脛、絕骨、外踝前及諸節皆痛，小趾次趾不用。

為此諸病，盛則瀉之，虛則補之，熱則疾之，寒則留之，陷下則灸之，不盛不虛，以經取之。盛者，人迎大一倍於寸口；虛者，人迎反小於寸口也。

肝足厥陰之脈，起於大趾叢毛之際，上循足跗上廉；去內踝一寸，上踝八寸，交出太陰之後，上膕內廉，循股陰，入毛中，過陰器，抵小腹，挾胃，屬肝，絡膽，上貫膈，布脅肋，循喉嚨之後，上入頏顙，連目系，上出額，與督脈會於巔；其支者，從目系下頰裡，環唇內；其支者，復從肝，別貫膈，上注肺。

是動則病腰痛不可以俛仰，丈癀疝，婦人少腹腫，甚則嗌乾，面塵，脫色。

是主肝所生病者，胸滿，嘔逆，飧泄，狐疝，遺溺，閉癃。

為此諸病，盛則瀉之，虛則補之，熱則疾之，寒則留之，陷下則灸之，不盛不虛，以經取之。盛者，寸口大一倍於人迎；虛者，寸口反小於人迎也。

手太陰氣絕，則皮毛焦，太陰者，行氣溫於皮毛者也，故氣不榮，則皮毛焦，皮毛焦則津液去皮節；津液去皮節者，則爪枯毛折，毛折者則毛先死。丙篤丁死，火勝金也。

手少陰氣絕，則脈不通，少陰者，心脈也；心者，脈之合也。脈不通，則血不流；血不流，則髮色不澤，故其面黑如漆柴者，血先死，壬篤癸死，水勝火也。

足太陰氣絕者，則脈不榮肌肉，唇舌者，肌肉之本也，脈不榮，則肌肉軟；肌肉軟，則舌萎人中滿；人中滿，則唇反；唇反者，肉先死。甲篤乙死，木勝土也。

足少陰氣絕，則骨枯，少陰者，冬脈也，伏行而濡骨髓者也，故骨不濡，則肉不能著骨也，骨肉不相親，則肉軟卻；肉軟卻，故齒長而垢，髮無澤；髮無澤者，骨先死。戊篤己死，土勝水也。

足厥陰氣絕，則筋絕。厥陰者，肝脈也，肝者，筋之合也，筋者，聚於陰器，而脈絡於舌本也，故脈弗榮，則筋急；筋急則引舌於卵，故唇青，舌卷卵縮，則筋先死。庚篤辛死，金勝木也。

五陰氣俱絕，則目系轉，轉則目運；目運者，為志先死；志先死，則遠一日半死矣。六陽氣絕，則陰與陽相離，離則腠理發洩，絕汗乃出，故旦占夕死，夕占旦死。

經脈十二者，伏行分肉之間，深而不見；其常見者，足太陰過於外踝之上，無所隱故也。諸脈之浮而常見者，皆絡脈也。六經絡，手陽明少陽之大絡，起於五指間，上合肘中。飲酒者，衛氣先行皮膚，先充絡脈，絡脈先盛。故衛氣已平，營氣乃滿，而經脈大盛。脈之卒然動者，皆邪氣居之，留於本末，不動則熱，不堅則陷且空，不與眾同，是以知其何脈之動也。

雷公曰：「何以知經脈之與絡脈異也？」

黃帝曰：「經脈者，常不可見也，其虛實也，以氣口知之。脈之見者，皆絡脈也」。

雷公曰：「細子無以明其然也。」

黃帝曰：「諸絡脈皆不能經大節之間，必行絕道而出入，復合於皮中，其會皆見於外。故諸刺絡脈者，必刺其結上甚血者。雖無結，急取之，以瀉其邪而出其血。留之發為痺也。凡診絡脈，脈色青則寒且痛；赤則有熱。胃中寒，手魚之絡多青矣；胃中有熱，魚際絡赤。其暴黑者，留久痺也。其有赤、有黑、有青者，寒熱氣也。其青短者，少氣也。凡刺寒熱者，皆多血絡，必間日而一取之，血盡而止，乃調其虛實。其小而短者，少氣，甚者，瀉之則悶，悶甚則僕，不得言，悶則急坐之也。」

手太陰之別，名曰列缺，起於腕上分間，並太陰之經，直入掌中，散入於魚際。其病實則手銳掌熱；虛則欠數，小便遺數。取之去腕寸半。別走陽明也。

手少陰之別，名曰通里，去腕一寸半，別而上行，循經入於心中，繫舌本，屬目系。其實則支膈，虛則不能言。取之掌後一寸，別走太陽也。

手心主之別，名曰內關。去腕二寸，出於兩筋之間，循經以上，繫於心包絡。心系實則心痛，虛則為頭痛。取之兩筋間也。

手太陽之別，名曰支正。上腕五寸，內注少陰；其別者，上走肘，絡肩髃。實則節弛肘廢；虛則生疣，小者如指痂疥，取之所別也。

手陽明之別，名曰偏歷。去腕三寸，別入太陰；其別者，上循臂，乘肩髃，上曲頰傷齒；其別者，入耳，合於宗脈。實則齲聾；虛則齒寒痺隔。取之所別也。

手少陽之別，名曰外關。去腕二寸，外繞臂，注胸中，合心主。病實則肘攣，虛則不收，取之所別也。

足太陽之別，名曰飛陽，去踝七寸，別走少陰。實則鼽窒，頭背痛；虛

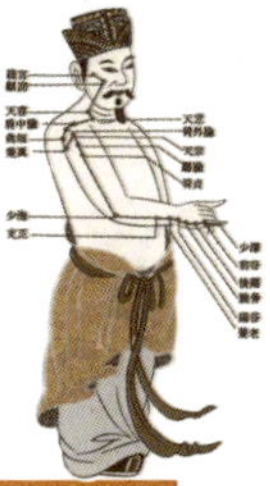



則鼽衄。取之所別也。

足少陽之別，名曰光明，去踝五寸，別走厥陰，下絡足跗。實則厥，虛則痿躄，坐不能起。取之所別也。

足陽明之別，名曰豐隆，去踝八寸，別走太陰；其別者，循脛骨外廉，上絡頭項，合諸經之氣，下絡喉嗌。其病氣逆則喉痺瘁瘖。實則狂巔，虛則足不收，脛枯。取之所別也。

足太陰之別，名曰公孫。去本節之後一寸，別走陽明；其別者，入絡腸胃。厥氣上逆則霍亂，實則腸中切痛；虛則鼓脹。取之所別也。

足少陰之別，名曰大鐘，當踝後繞跟，別走太陽；其別者，並經上走於心包下，外貫腰脊。其病氣逆則煩悶，實則閉癃，虛則腰痛。取之所別者也。

足厥陰之別，名曰蠡溝，去內踝五寸，別走少陽；其別者，循脛上睪，結於莖。其病氣逆則睪腫卒疝。實則挺長，虛則暴癢。取之所別也。

任脈之別，名曰尾翳，下鳩尾，散於腹。實則腹皮痛，虛則癢搔。取之所別也。

督脈之別，名曰長強，挾膂上項，散頭上，下當肩胛左右，別走太陽，入貫膂。實則脊強，虛則頭重，高搖之，挾脊之有過者。取之所別也。

脾之大絡，名曰大包。出淵腋下三寸，布胸脅。實則身盡痛，虛則百節盡皆縱。此脈若罷絡之血者，皆取之脾之大絡脈也。

凡此十五絡者，實則必見，虛則必下。視之不見，求之上下。人經不同，絡脈亦所別也。

## 經別

黃帝問於岐伯曰：「餘聞人之合於天道也，內有五臟，以應五音、五色、五時、五味、五位也；外有六府，以應六律。六律建陰陽諸經而合之十二月、十二辰、十二節、十二經水、十二時、十二經脈者，此五臟六腑之所以應天道。夫十二經脈者，人之所以生，病之所以成，人之所以治，病之所以起，學之所始，工之所止也。粗之所易，上之所難也。請問其離合，出入柰何？」

岐伯稽首再拜曰：「明乎哉問也！此粗之所過，上之所息也，請卒言之。」

足太陽之正，別入於膕中，其一道下尻五寸，別入於肛，屬於膀胱，散之腎，循膂，當心入散；直者，從膂上出於項，復屬於太陽，此為一經也。

足少陰之正，至膕中，別走太陽而合，上至腎，當十四椎，出屬帶脈；直者，繫舌本，復出於項，合於太陽，此為一合。成以諸陰之別，皆為正也。

足少陽之正，繞髀入毛際，合於厥陰；別者入季脅之間，循胸裡屬膽，散之上肝，貫心以上挾咽，出頤頷中，散於面，繫目系，合少陽於外眥也。

足厥陰之正，別跗上，上至毛際，合於少陽，與別俱行，此為二合也。

足陽明之正，上至髀，入於腹裡，屬胃，散之脾，上通於心，上循咽出於口，上頞䪼，還繫目系，合於陽明也。

足太陰之正，上至髀，合於陽明，與別俱行，上結於咽，貫舌中，此為三合也。手太陽之正，指地，別於肩解，入腋走心，繫小腸也。

手少陰之正，別入於淵腋兩筋之間，屬於心，上走喉嚨，出於面，合目內眥，此為四合也。

手少陽之正，指天，別於巔，入缺盆，下走三焦，散於胸中也。

手心主之正，別下淵液三寸，入胸中，別屬三焦，出循喉嚨，出耳後，合少陽完骨之下，此為五合也。

手陽明之正，從手循膺乳，別於肩髃，入柱骨，下走大腸，屬於肺，上循喉嚨，出缺盆，合於陽明也。

手太陰之正，別入淵液少陰之前，入走肺，散之大腸，上出缺盆，循喉嚨，復合陽明，此六合也。

## 經水

黃帝問於岐伯曰：「經脈十二者，外合於十二經水，而內屬於五臟六腑。夫十二經水者，其有大小、深淺、廣狹、遠近各不同；五臟六腑之高下、大小、受穀之多少亦不等，相應奈何？夫經水者，受水而行之；五臟者，合神氣魂魄而藏之；六腑者，受穀而行之，受氣而揚之；經脈者，受血而營之。合而以治，奈何？刺之深淺，灸之壯數，可得聞乎？」岐伯答曰：「善哉問也！天至高，不可度；地至廣，不可量，此之謂也。且夫人生於天地之間，六合之內，此天之高，地之廣也，非人力之所能度量而至也。若夫八尺之士，皮肉在此，外可度量切循而得之，其死可解剖而視之。其臟之堅脆，腑之大小，穀之多少，脈之長短，血之清濁，氣之多少，十二經之多血少氣，與其少血多氣，與其皆多血氣，與其皆少血氣，皆有大數。其治以針艾，各調其經氣，固其常有合乎。」

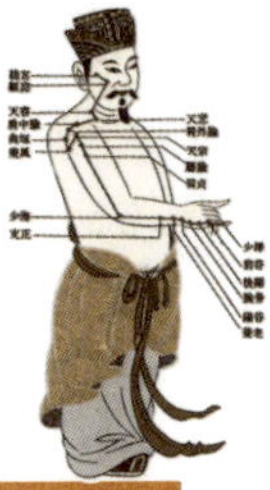



黃帝曰：「餘聞之，快於耳，不解於心，願卒聞之。」岐伯答曰：「此人之所以參天地而應陰陽也，不可不察。足太陽外合清水，內屬於膀胱，而通水道焉。足少陽外合於渭水，內屬於膽。足陽明外合於海水，內屬於胃。足太陰外合於湖水，內屬於脾。足少陰外合於汝水，內屬於腎。足厥陰外合於澠水，內屬於肝。手太陽外合於淮水，內屬於小腸，而水道出焉。手少陽外合於漯水，內屬於三焦。手陽明外合於江水，內屬於大腸。手太陰外合於河水，內屬於肺。手少陰外合於濟水，內屬於心。手心主外合於漳水，內屬於心包。」

凡此五臟六腑十二經水者，外有源泉，而內有所稟，此皆內外相貫，如環無端，人經亦然。故天為陽，地為陰，腰以上為天，腰以下為地。故海以北者為陰，湖以北者為陰中之陰；漳以南者為陽，河以北至漳者為陽中之陰；漯以南至江者，為陽中之太陽，此一隅之陰陽也，所以人與天地相參也。

黃帝曰：「夫經水之應經脈也，其遠近淺深，水血之多少，各不同，合而以刺之奈何？」岐伯答曰：「足陽明，五臟六腑之海也，其脈大，血多氣盛，熱壯，刺此者不深弗散，不留不瀉也。足陽明刺深六分，留十呼。足太陽深五分，留七呼。足少陽深四分，留五呼。足太陰深三分，留四呼。足少陰深二分，留三呼。足厥陰深一分，留二呼。手之陰陽，其受氣之道近，其氣之來疾，其刺深者，皆無過二分，其留，皆無過一呼。其少長、大小、肥瘦，以心撩之，命曰法天之常，灸之亦然。灸而過此者，得惡火，則骨枯脈澀，刺而過此者，則脫氣。」

黃帝曰：「夫經脈之大小，血之多少，膚之厚薄，肉之堅脆，及膕之大小，可為量度乎？」岐伯答曰：「其可為度量者，取其中度也。不甚脫肉，而血氣不衰也。若夫度之人，消瘦而形肉脫者，惡可以度量刺乎。審、切、循、捫、按，視其寒溫盛衰而調之，是謂因適而為之真也。」

## 經筋

足太陽之筋，起於足小指，上結於踝，斜上結於膝，其下循足外側，結於踵，上循跟，結於膕；其別者，結於腨外，上膕中內廉，與膕中並上結於臀，上挾脊上項；其支者，別入結於舌本；其直者，結於枕骨，上頭，下顏，結於鼻；其支者，為目上網，下結於頄；其支者，從腋後外廉，結於肩髃，其支者，入腋下，上出缺盆，上結於完骨；其支者，出缺盆，邪上出於頄。其病小趾支跟腫痛，膕攣，脊反折，項筋急，肩不舉，腋支缺盆中紐痛，不可左右搖。治在燔針刦刺，以知為數，以痛為輸，名曰仲春痺也。

足少陽之筋，起於小指次指，上結外踝，上循脛外廉，結於膝外廉；其支者，別起外輔骨，上走髀，前者結於伏兔之上，後者，結於尻；其直者，上乘䏚季脅，上走腋前廉，系於膺乳，結於缺盆；直者，上出腋，貫缺盆，出太陽之前，循耳後，上額角，交巔上，下走頷，上結於頄；支者，結於目眥為外維。其病小指次指支轉筋，引膝外轉筋，膝不可屈伸，膕筋急，前引髀，後引尻，即上乘䏚季脅痛，上引缺盆、膺乳、頸維筋急。從左之右，右目不開，上過右角，並蹻脈而行，左絡於右，故傷左角，右足不用，命曰維筋相交。治在燔針刦刺，以知為數，以痛為輸，名曰孟春痺也。

足陽明之筋，起於中三指，結於跗上，邪外上加於輔骨，上結於膝外廉，直上結於髀樞，上循脅，屬脊；其直者，上循骭，結於膝；其支者，結於外輔骨，合少陽；其直者，上循伏兔，上結於髀，聚於陰器，上腹而布，至缺盆而結，上頸，上挾口，合於頄，下結於鼻，上合於太陽。太陽為目上綱，陽明為目下綱；其支者，從頰結於耳前。其病足中指支脛轉筋，腳跳堅，伏兔轉筋，髀前踵，㿗疝，腹筋急，引缺盆及頰，卒口僻；急者，目不合，熱則筋縱，目不開，頰筋有寒，則急，引頰移口，有熱則筋弛縱，緩不勝收，故僻。治之以馬膏，膏其急者；以白酒和桂，以塗其緩者，以桑鉤鉤之，即以生桑炭置之坎中，高下以坐等。以膏熨急頰，且飲美酒，敢美炙肉，不飲酒者，自強也，為之三拊而已。治在燔針刦刺，以知為數，以痛為輸，名曰季春痺也。

足太陰之筋，起於大指之端內側，上結於內踝；其直者，絡於膝內輔骨，上循陰股，結於髀，聚於陰器，上腹結於臍，循腹裡，結於肋，散於胸中；其內者，著於脊。其病足大趾支內踝痛，轉筋痛，膝內輔骨痛，陰股引髀而痛，陰器紐痛，上引臍兩脅痛，引膺中脊內痛。治在燔針刦刺，以知為數，以痛為輸，命曰孟秋痺也。

足少陰之筋，起於小指之下，並足太陰之筋，邪走內踝之下，結於踵，與太陽之筋合，而上結於內輔之下，並太陰之筋，而上循陰股，結於陰器，循脊內挾膂上至項，結於枕骨，與足太陽之筋合。其病足下轉筋，及所過而結者皆痛及轉筋。病在此者，主癇瘈及痙，在外者不能挽，在內者不能仰。故陽病者，腰反折不能俛，陰病者，不能仰。治在燔針刦刺，以知為數，以痛為輸。在內者熨引飲藥，此筋折紐，紐發數甚者死不治，名曰仲秋痺也。

足厥陰之筋，起於大指之上，上結於內踝之前，上循脛，上結內輔之

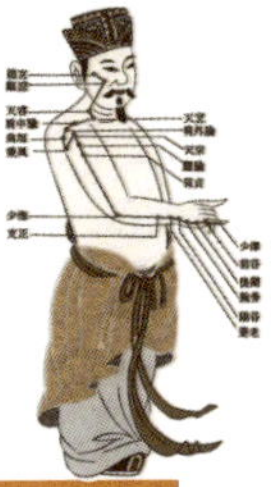



下，上循陰股，結於陰器，絡諸筋。其病足大指支內踝之前痛，內輔痛，陰股痛轉筋，陰器不用，傷於內則不起，傷於寒則陰縮入，傷於熱則縱挺不收，治在行水清陰氣；其病轉筋者，治在燔針劫刺，以知為數，以痛為輸，命曰季秋痺也。

手太陽之筋，起於小指之上，結於腕，上循臂內廉，結於肘內銳骨之後，彈之應小指之上，入結於腋下；其支者，後走腋後廉，上繞肩胛，循頸出走太陽之前，結於耳後完骨；其支者，入耳中；直者，出耳上，下結於頷，上屬目外眥。其病小指支肘內銳骨後廉痛，循臂陰，入腋下，腋下痛，腋後廉痛，繞肩胛引頸而痛，應耳中鳴痛引頷，目瞑良久乃得視，頸筋急，則為筋瘻頸腫，寒熱在頸者。治在燔針劫刺之，以知為數，以痛為輸。其為腫者，復而銳之。本支者，上曲牙，循耳前屬目外眥，上頷結於角，其痛當所過者支轉筋。治在燔針劫刺，以知為數，以痛為輸，名曰仲夏痺也。

手少陽之筋，起於小指次指之端，結於腕，中循臂，結於肘，上繞臑外廉、上肩、走頸，合手太陽；其支者，當曲頰入系舌本；其支者，上曲牙，循耳前，屬目外眥，上頷，結於角。其病當所過者，即支轉筋，舌卷。治在燔針劫刺，以知為數，以痛為輸，名曰季夏痺也。

手陽明之筋，起於大指次指之端，結於腕，上循臂，上結於肘外，上臑，結於髃；其支者，繞肩胛，挾脊；直者，從肩髃上頸；其支者，上頰，結於頄；直者，上出手太陽之前，上左角，絡頭，下右頷。其病當所過者，支痛及轉筋，肩不舉，頸不可左右視。治在燔針劫刺，以知為數，以痛為輸，名曰孟夏痺也。

手太陰之筋，起於大指之上，循指上行，結於魚後，行寸口外側，上循臂，結肘中，上臑內廉，入腋下，出缺盆，結肩前髃，上結缺盆，下結胸裡，散貫賁，合賁下抵季脅。其病當所過者，支轉筋，痛甚成息賁，脅急吐血。治在燔針劫刺，以知為數，以痛為輸。名曰仲冬痺也。

手心主之筋，起於中指，與太陰之筋並行，結於肘內廉，上臂陰，結腋下，下散前後挾脅；其支者，入腋，散胸中，結於臂。其病當所過者，支轉筋前及胸痛息賁。治在燔針劫刺，以知為數，以痛為輸，名曰孟冬痺也。

手少陰之筋，起於小指之內側，結於銳骨，上結肘內廉，上入腋，交太陰，挾乳裡，結於胸中，循臂下繫於臍。其病內急心承伏梁，下為肘網。其病當所過者，支轉筋，筋痛。治在燔針劫刺，以知為數，以痛為輸。其成伏梁唾血膿者，死不治。經筋之病，寒則反折筋急，熱則筋弛縱不收，陰痿不用。陽急則反折，陰急則俛不伸。焠刺者，刺寒急也，熱則筋縱不收，無用燔針，名曰季冬痺也。

足之陽明，手之太陽，筋急則口目為僻，眥急不能卒視，治皆如右方也。

## 背腧

黃帝問於岐伯曰：「願聞五臟之俞，出於背者。」

岐伯曰：「胸中大俞在杼骨之端，肺俞在三焦之間，心俞在五焦之間，膈俞在七焦之間，肝俞在九焦之間，脾俞在十一焦之間，腎俞在十四焦之間。皆挾脊相去三寸所，則欲得而驗之，按其處，應在中而痛解，乃其俞也。灸之則可，刺之則不可。氣盛則瀉之，虛則補之。以火補者，毋吹其火，須自滅也；以火瀉之，疾吹其火，傳其艾。須其火滅也。

## 動輸

黃帝曰：「經脈十二，而手太陰、足少陰、陽明，獨動不休，何也？」岐伯曰：「是明胃脈也。胃為五臟六腑之海，其清氣上注於肺，肺氣從太陰而行之，其行也，以息往來，故人一呼，脈再動，一吸脈，亦再動，呼吸不已，故動而不止。」

黃帝曰：「氣之過於寸口也，上十焉息？下八焉伏？何道從還？不知其極。」岐伯曰：「氣之離臟也，卒然如弓弩之發，如水之下岸，上於魚以及衰，其餘氣衰散以逆上，故其行微。」

黃帝曰：「足之陽明，何因而動？」岐伯曰：「胃氣上注於肺，其悍氣上衝頭者，循咽，上走空竅，循眼系，入絡腦，出顑，下客主人，循牙車，合陽明，並下人迎，此胃氣別走於陽明者也。故陰陽上下，其動也若一。故陽病而陽脈小者，為逆；陰病而陰脈大者，為逆。故陰陽俱靜俱動，若引繩相傾者病。」

黃帝曰：「足少陰何因而動？」岐伯曰：「衝脈者，十二經之海也，與少陰之大絡，起於腎下，出於氣街，循陰股內廉，邪入膕中，循脛骨內廉，並少陰之經，下入內踝之後，入足下，其別者，邪入踝，出屬附上，人大指之間，注諸絡，以溫足脛，此脈之常動者也。」

黃帝曰：「營衛之行也，上下相貫，如環之無端，今有其卒然遇邪氣，及逢大寒，手足懈惰，其脈陰陽之道，相輸之會，行相失也，氣何由還？」

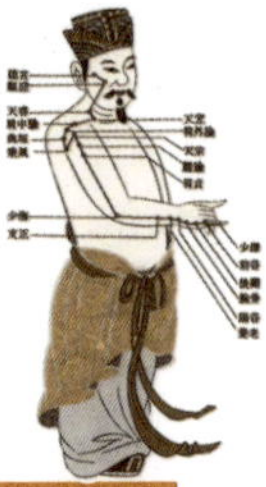



岐伯曰：「夫四末陰陽之會者，此氣之尤絡也；四街者，氣之徑路也。故絡絕則經通，四末解則氣從合，相輸如環。」黃帝曰：「善。此所謂如環無端，莫知其紀，終而復始，此之謂也。」

## 診要經終論

黃帝問曰：「診要何如？」岐伯對曰：「正月二月，天氣始方，地氣始發，人氣在肝。三月四月天氣正方，地氣定發，人氣在脾。五月六月天氣盛，地氣高，人氣在頭。七月八月陰氣始殺，人氣在肺。九月十月陰氣始冰，地氣始閉，人氣在心。十一月十二月冰復，地氣合，人氣在腎。」

故春刺散俞，及與分理，血出而止。甚者傳氣，間者環也。夏刺絡俞，見血而止。盡氣閉環，痛病必下。秋刺皮膚循理，上下同法，神變而止。冬刺俞竅於分理，甚者直下，間者散下。

春夏秋冬，各有所刺，法其所在。春刺夏分，脈亂氣微，入淫骨髓，病不能愈，令人不嗜食，又且少氣。

春刺秋分，筋攣逆氣環為咳嗽，病不愈，令人時驚，又且哭。春刺冬分，邪氣著藏，令人脹，病不愈，又且欲言語。

夏刺春分，病不愈，令人解墮。夏刺秋分，病不愈，令人心中欲無言，惕惕如人將捕之。夏刺冬分，病不愈，令人少氣，時欲怒。

秋刺春分，病不已，令人惕然，欲有所為，起而忘之。秋刺夏分，病不已，令人益嗜臥，又且善夢。秋刺冬分，病不已，令人灑灑時寒。

冬刺春分，病不已，令人欲臥不能眠，眠而有見。冬刺夏分，病不愈，氣上發為諸痺。冬刺秋分，病不已，令人善渴。

凡刺胸腹者，必避五臟。中心者環死，中脾者五日死，中腎者七日死，中肺者五日死。中膈者，皆為傷中，其病雖愈，不過一歲必死。

刺避五臟者，知逆從也。所謂從者，膈與脾腎之處，不知者反之。刺胸腹者，必以布憿著之，乃從單布上刺，刺之不愈復刺。

刺針必肅，刺腫搖針，經刺勿搖，此刺之道也。

帝曰：「願聞十二經脈之終奈何？」岐伯曰：「太陽之脈，其終也戴眼，反折瘈瘲，其色白，絕汗乃出，出則死矣。」

少陽終者，耳聾、百節皆縱，目寰絕系。絕系一日半死，其死也色先青，白乃死矣。

陽明終者，口目動作，善驚、妄言、色黃。其上下經盛，不仁則終矣。少陰終者，面黑齒長而垢，腹脹閉，上下不通而終矣。

太陰終者，腹脹閉，不得息，善噫善嘔，嘔則逆，逆則面赤，不逆則上下不通，不通則面黑，皮毛焦而終矣。

厥陰終者，中熱溢幹，善溺、心煩、甚則舌卷，卵上縮而終矣。此十二經之所敗也。

## 脈要精微論

黃帝問曰：「診法何如？」

岐伯對曰：「診法常以平旦，陰氣未動，陽氣未散，飲食未進，經脈未盛，絡脈調勻，氣血未亂，故乃可診有過之脈。切脈動靜而視精明，察五色，觀五臟有餘不足，六腑強弱，形之盛衰，以此參伍，決死生之分。」

夫脈者血之府也。長則氣治，短則氣病，數則煩心，大則病進。上盛則氣急、下盛則氣脹、代則氣衰、細則氣少、澀則心痛。渾渾革至如湧泉，病進而色弊；綿綿其去如弦絕死。

夫精明五色者，氣之華也。赤欲如白裹朱，不欲如赭；白欲如鵝羽，不欲如鹽；青欲如蒼璧之澤，不欲如藍；黃欲如羅裹雄黃，不欲如黃土；黑欲如重漆色，不欲如地蒼。五色精微象見矣，其壽不久也。

夫精明者，所以視萬物別白黑，審短長，以長為短，以白為黑。如是則精衰矣。五臟者中之守也。中盛臟滿氣盛傷恐者，聲如從室中言，是中氣之溼也。言而微，終日乃復言者，此奪氣也。衣被不斂，言語善惡，不避親疏者，此神明之亂也。倉廩不藏者，是門戶不要也，水泉不止者，是膀胱不藏也。得守者生，失守者死。

夫五臟者身之強也。頭者精明之府，頭傾視深精神將奪矣。背者胸中之府，背曲肩隨，府將壞矣。腰者腎之府，轉搖不能，腎將憊矣。膝者筋之府，屈伸不能，行則僂附，筋將憊矣。骨者髓之府，不能久立，行則振掉，骨將憊矣。得強則生，失強則死。

岐伯曰：「反四時者，有餘為精，不足為消。應太過不足為精，應不足有餘為消。陰陽不相應，病名曰關格。」

帝曰：「脈其四時動奈何？知病之所在奈何？知病之所變奈何？知病乍在內奈何？知病乍在外奈何？請問此五者，可得聞乎。」

岐伯曰：「請言其與天運轉大也。萬物之外，六合之內，天地之變，陰陽之應，彼春之暖，為夏之暑，彼秋之忿，為冬之怒，四變之動脈與之上下，以春應中規，夏應中矩，秋應中衡，冬應中權。」

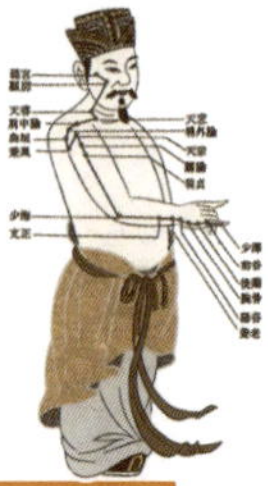



是故冬至四十五日陽氣微上，陰氣微下；夏至四十五日陰氣微上陽氣微下，陰陽有時，與脈為期，期而相失，知脈所分。分之有期，故知死時。微妙在脈，不可不察，察之有紀，從陰陽始，始之有經，從五行生，生之有度，四時為宜。補瀉勿失，與天地如一，得一之情，以知死生。

是故聲合五音，色合五行，脈合陰陽。是知陰盛則夢涉大水恐懼，陽盛則夢大火燔灼。陰陽俱盛，則夢相殺毀傷。

上盛則夢飛，下盛則夢墮，甚飽則夢予，甚飢則夢取；肝氣盛則夢怒，肺氣盛則夢哭。短蟲多則夢聚眾，長蟲多則夢相擊毀傷。

是故持脈有道，虛靜為保。春日浮，如魚之遊在波；夏日在膚，泛泛乎萬物有餘；秋日下膚，蟄蟲將去；冬日在骨，蟄蟲周密，君子居室。故曰：「知內者按而紀之，知外者終而始之，此六者持脈之大法。」

心脈搏堅而長，當病舌卷不能言；其軟而散者，當消環自已。

肺脈搏堅而長，當病唾血；其軟而散者，當病灌汗，至今不復散發也。

肝脈搏堅而長，色不青，當病墜若搏，因血在脅下，令人喘逆；其軟而散色澤者，當病溢飲，溢飲者，渴暴多飲，而易入肌皮腸胃之外也。

胃脈搏堅而長，其色赤，當病折髀，其軟而散者，當病食痺。

脾脈搏堅而長，其色黃，當病少氣；其軟而散色不澤者，當病足骭(骨行)，若水狀也。腎脈搏堅而長，其色黃而赤者，當病折腰；其軟而散者，當病少血至今不復也。

帝曰：「診得心脈而急，此為何病，病形何如？」岐伯曰：「病名心疝，少腹當有形也。」帝曰：「何以言之？」岐伯曰：「心為牡臟，小腸為之使，故曰少腹當有形也。」

帝曰：「診得胃脈，病形何如？」岐伯曰：「胃脈實則脹，虛則泄。」

帝曰：「病成而變何謂？」岐伯曰：「風成為寒熱，癉成為消中，厥成為巔疾，久風為飧泄，脈風成為癘。病之變化，不可勝數。」

帝曰：「諸癰腫筋攣骨痛，此皆安生？」岐伯曰：「此寒氣之腫，八風之變也。」帝曰：「治之奈何？」岐伯曰：「比四時之病，以其勝治之愈也。」

帝曰：「有故病五臟發動，因傷脈色，各何以知其久暴至之病乎？」岐伯曰：「悉乎哉問也，征其脈小色不奪者，新病也；征其脈不奪其色奪者，此久病也；征其脈與五色俱奪者，此久病也；征其脈與五色俱不奪者，新病也。肝與腎脈並至，其色蒼赤，當病毀傷不見血，已見血溼若中水也。」

尺內兩旁則季脅也，尺外以候腎，尺裡以候腹中。附上左外以候肝，內以候膈，右外以候胃，內以候脾。上附上右外以候肺，內以候胸中，左外以候心，內以候膻中。前以候前，後以候後。上竟上者，胸喉中事也。下竟下者，少腹腰股膝脛足中事也。

粗大者，陰不足陽有餘，為熱中也。來疾去徐，上實下虛，為厥巔疾。來徐去疾，上虛下實，為惡風也。故中惡風者，陽氣受也。

有脈俱沉細數者，少陰厥也；沉細數散者，寒熱也；浮而散者為眴僕。諸浮不躁者，皆在陽，則為熱；其有躁者在手，諸細而沉者，皆在陰，則為骨痛；其有靜者在足。數動一代者，病在陽之脈也。泄及便膿血。

諸過者切之，澀者陽氣有餘也，滑者陰氣有餘也；陽氣有餘為身熱無汗，陰氣有餘為多汗身寒，陰陽有餘則無汗而寒。

推而外之，內而不外，有心腹積也。推而內之，外而不內，身有熱也。推而上之，上而不下，腰足清也。推而下之，下而不上，頭項痛也。按之至骨，脈氣少者，腰脊痛而身有痺也。

## 平人氣象論

黃帝問曰：「平人何如？」

岐伯對曰：「人一呼脈再動，一吸脈亦再動，呼吸定息，脈五動，閏以太息，命曰平人。平人者不病也。」

常以不病調病人，醫不病，故為病人平息以調之為法。人一呼脈一動，一吸脈一動，曰少氣。

人一呼脈三動，一吸脈三動而躁，尺熱曰病溫，尺不熱脈滑曰病風，脈澀曰痺。人一呼脈四動以上曰死，脈絕不至曰死，乍疏乍數曰死。

平人之常氣禀於胃，胃者平人之常氣也，人無胃氣曰逆，逆者死。

春胃微弦曰平，弦多胃少曰肝病，但弦無胃曰死。胃而有毛曰秋病，毛甚曰今病。臟真散於肝，肝臟筋膜之氣也。

長夏胃微軟弱曰平，弱多胃少曰脾病，但代無胃曰死，軟弱有石曰冬病，弱甚曰今病。臟真濡於脾，脾臟肌肉之氣也。

夏胃微鉤曰平，鉤多胃少曰心病，但鉤無胃曰死，胃而有石曰冬病，石甚曰今病。臟真通於心，心臟血脈之氣也。

秋胃微毛曰平，毛多胃少曰肺病，但毛無胃曰死，毛而有弦曰春病，弦甚曰今病。臟真高於肺，以行營衛陰陽也。

冬胃微石曰平，石多胃少曰腎病，但石無胃曰死，石而有鉤曰夏病，鉤甚曰今病。臟真下於腎，腎臟骨髓之氣也。

胃之大絡。名曰虛裡，貫膈絡肺，出於左乳下，其動應衣，脈宗氣也。

盛喘數絕者，則病在中，結而橫有積矣。絕不至曰死，乳之下其動應衣，宗氣泄也。欲知寸口太過與不及，寸口之脈中手短者，曰頭痛；寸口脈中手長者，曰足脛痛；寸口脈中手促上擊者，曰肩脊痛；寸口脈沉而堅者，曰病在中；寸口脈浮而盛者，曰病在外；寸口脈沉而弱，曰寒熱及疝瘕少腹痛；寸口脈沉而橫，曰脅下有積，腹中有橫積痛：寸口脈沉而澀，曰寒熱。

脈盛滑堅者，曰病在外；脈小實而堅者，病在內。脈小弱以澀，謂之久病；脈滑浮而疾者，謂之新病。

脈急者，曰疝瘕少腹痛。脈滑曰風，脈澀曰痺，緩而滑曰熱中，盛而堅曰脹。

脈從陰陽，病易已；脈逆陰陽，病難已；脈得四時之順，曰病無他；脈反四時及不間臟曰難已。

臂多青脈曰脫血，尺脈緩澀，謂之解㑊，安臥脈盛謂之脫血，尺澀脈滑謂之多汗，尺寒脈細謂之後泄，脈尺粗常熱者謂之熱中。

肝見庚辛死，心見壬癸死，脾見甲乙死，肺見丙丁死，腎見戊己死。是謂真臟，皆死。

頸脈動喘疾咳曰水，目裹微腫如臥蠶起之狀曰水。溺黃赤安臥者，黃疸。已食如飢者，胃疸。面腫曰風。足脛腫曰水。目黃者曰黃疸。婦人手少陰脈動甚者，妊子也。

脈有逆從四時，未有臟形。春夏而脈瘦，秋冬而脈浮大，命曰逆四時也。風熱而脈靜，泄而脫血脈實，病在中脈虛，病在外脈堅澀者，皆難治，命曰反四時也。

人以水穀為本，故人絕水穀則死，脈無胃氣亦死。所謂無胃氣者，但得真臟脈不得胃氣也。所謂脈不得胃氣者，肝不弦，腎不石也。

太陽脈至，洪大以長；少陽脈至，乍數乍疏，乍短乍長；陽明脈至，浮大而短。夫平心脈來，累累如連珠，如循琅玕，曰心平。夏以胃氣為本。病心脈來，喘喘連屬，其中微曲曰心病。死心脈來，前曲後居，如操帶鉤曰心死。

平肺脈來，厭厭聶聶，如落榆莢，曰肺平。秋以胃氣為本。病肺脈來，不上不下，如循雞羽，曰肺病。死肺脈來，如物之浮，如風吹毛，曰肺死。

平肝脈來，軟弱招招，如揭長竿末梢曰肝平。春以胃氣為本。病肝脈來，盈實而滑，如循長竿，曰肝病。死肝脈來，急益勁如新張弓弦，曰肝死。

平脾脈來，和柔相離，如雞踐地，曰脾平。長夏以胃氣為本。病脾脈來，實而盈數，如雞舉足，曰脾病。死脾脈來，銳堅如鳥之喙，如鳥之距，如屋之漏，如水之流，曰脾死。

平腎脈來，喘喘累累如鉤，按之而堅，曰腎平。冬以胃氣為本。病腎脈來，如引葛，按之益堅，曰腎病。死腎脈來，發如奪索，辟辟如彈石，曰腎死。

## 經脈別論

黃帝問曰：「人之居處動靜勇怯，脈亦為之變乎？」

岐伯對曰：「凡人之驚恐恚勞動靜，皆為變也。」

是以夜行則喘出於腎，淫氣病肺。有所墮恐，喘出於肝，淫氣害脾。有所驚恐，喘出於肺，淫氣傷心。渡水跌僕，喘出於腎與骨。

當是之時，勇者氣行則已，怯者則著而為病也。

故曰：「診病之道，觀人勇怯，骨肉皮膚，能知其情，以為診法也。」

故飲食飽甚，汗出於胃。驚而奪精，汗出於心。持重遠行，汗出於腎。疾走恐懼，汗出於肝。搖體勞苦，汗出於脾。

故春秋冬夏，四時陰陽，生病起於過用，此為常也。食氣入胃，散精於肝，淫氣於筋。食氣入胃，濁氣歸心，淫精於脈。

脈氣流經，經氣歸於肝，肺朝百脈，輸精於皮毛。毛脈合精，行氣於腑，腑精神明，留於四臟。

氣歸於權衡，權衡以平，氣口成寸，以決死生。

飲入於胃，遊溢精氣，上輸於脾，脾氣散精，上歸於肺，通調水道，下輸膀胱，水精四布，五經並行。合於四時，五臟陰陽，揆度以為常也。

太陽臟獨至，厥喘虛氣逆，是陰不足陽有餘也。表裡當俱瀉，取之下俞。陽明臟獨至，是陽氣重並也。當瀉陽補陰，取之下俞。

少陽臟獨至，是厥氣也。蹻前卒大，取之下俞。少陽獨至者，一陽之過也。

太陰臟搏者，用心省真，五脈氣少，胃氣不平，三陰也。宜治其下俞，補陽瀉陰。一陽獨嘯，少陽厥也。陽並於上，四脈爭張，氣歸於腎。宜治其經絡；瀉陽補陰。一陰至，厥陰之治也。真虛痟心，厥氣留薄，發為白汗，調食和藥，治在下俞。

帝曰：「太陽臟何象？」岐伯曰：「象三陽而浮也。」帝曰：「少陽臟何象？」岐伯曰：「象一陽也，一陽臟者，滑而不實也。」帝曰：「陽明臟何象？」岐伯曰：「象大浮也。」太陰臟搏，言伏鼓也。二陰搏至，腎沉不浮也。

# 附錄二

# 經絡穴位助記歌訣

## 玉龍歌

扁鵲授我玉龍歌，玉龍一試絕沉屙，玉龍之歌真罕得，流傳千載無差訛。
我今歌此玉龍訣，玉龍一百二十穴，醫者行針殊妙絕，但恐時人自差別。
補瀉分明指下施，金針一刺顯明醫，傴者立伸僂者起，從此名揚天下知。
中風不語最難醫，髮際頂門穴要知，更向百會明補瀉，即時甦醒免災危。
鼻流清涕名鼻淵，先瀉後補疾可痊。若是頭風並眼痛，上星穴內刺無偏。
頭風嘔吐眼昏花，穴取神庭始不差。孩子慢驚何可治，印堂刺入艾還加。
頭頸強痛難回顧，牙疼並作一般看，先向承漿明補瀉，後針風府即時安。
偏正頭風痛難醫，絲竹金針亦可施，沿皮向後透率穀，一針兩穴世間稀。
偏正頭風有兩般，有無痰飲細推觀，若然痰飲風池刺，倘無痰飲合谷安。
口眼喎斜最可嗟，地倉妙穴連頰車，喎左瀉右依師正，喎右瀉左莫令斜。
不聞香臭從何治？迎香兩穴可堪攻，先補後瀉分明效，一針未除氣先通。
耳聾氣閉痛難言，須刺翳風穴始痊，亦治頸上生瘰癧，下針瀉動即安然。
耳聾之症不聞聲，痛癢蟬鳴不快情，紅腫生瘡須用瀉，宜從聽會用針行。
偶爾失音言語難，啞門一穴兩筋間，若知淺針莫深刺，言語音和照舊安。
眉間疼痛苦難當，攢竹沿皮刺無妨，若是眼昏皆可治，更針頭維即安康。
兩睛紅腫痛難熬，怕日羞明心自焦，只刺睛明魚尾穴，太陽出血自然消。
眼痛忽然血貫睛，羞明更澀最難睜，須得太陽針出血，不用金刀疾自平。
心血炎上兩眼紅，迎香穴內刺為通，若將毒血搐出後，目內清涼始見功。
強痛脊背瀉人中，挫閃腰酸亦可攻，更有委中之一穴，腰間諸疾任君攻。
腎弱腰疼不可當，施為行止甚非常，若知腎俞二穴處，艾火頻加體自康。
環跳能治腿股風，居髎二穴認真攻，委中毒血更出盡，愈見醫科神聖功。
膝腿無力身力難，原因風溼致傷殘，倘知二市穴能灸，步履悠然漸自安。
髖骨能醫兩腿疼，膝頭紅腫不能行，必針膝眼膝關穴，功效須臾病不生。
寒溼腳氣不可熬，先針三里及陰交，再將絕骨穴兼刺，腫痛登時立見消。
腫紅腿足草鞋風，須把崑崙二穴攻，申脈太溪如再刺，神醫妙訣起疲癃。
腳背疼起丘墟處，斜針出血即時輕，解溪再與商丘識，補瀉行針要辨明。
行步艱難疾轉加，太衝二穴效堪誇，更針三里中封穴，去病如同用手爪。

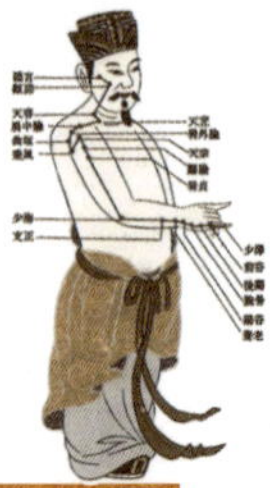



膝蓋紅腫鶴膝風，陽陵兩穴亦堪攻，陰陵針透尤收效，紅腫全消見異功。
腕中無力痛艱難，握物難移體不安，腕骨一針雖見效，莫將補瀉等閒看。
急疼兩臂氣攻胸，肩井分明穴可攻，此穴原來真氣聚，補多瀉少應其中。
肩背風氣連臂疼，背縫二穴用針明，五樞亦治腰間病，得穴方知疾頓輕。
兩肘拘攣筋骨連，艱難動作欠安然，只將曲池針瀉動，尺澤兼行見聖傳。
肩端紅腫痛難當，寒溼相爭氣血旺，若向肩髃明補瀉，管君多灸自安康。
筋急不開手難伸，尺澤從來要認真，頭面縱有諸樣症，一針合谷效通神。
腹中氣塊痛難當，大陵外關可消詳，若是肋痛並閉結，支溝奇妙效非常。
脾家之症最可憐，有寒有熱兩相煎，間使二穴針瀉動，熱瀉寒補病俱痊。
九種心痛及脾疼，上脘穴內用神針，若還脾敗中脘補，兩針神效免災侵。
痔漏之疾亦可憎，表裏急重最難禁，或痛或癢或下血，二白穴在掌中尋。
三焦之氣壅上焦，口苦舌乾豈易調，針刺關衝出毒血，口生津液病俱消。
手臂紅腫連腕疼，液門穴內用針明．更將一穴名中渚，多瀉中間疾自輕。
中風之症症非輕，中衝二穴可安寧，先補後瀉如無應，再刺人中立便輕。
膽寒心虛病如何？少衝二穴最功多，刺入三分不著艾，金針用後自平和。
時行瘧疾最難禁，穴法由來未審明，若把後溪穴尋得，多加艾火即時輕。
牙疼陣陣苦相煎，穴在二間要得傳，若患翻胃並嘔吐，中魁奇穴莫教偏。
乳鵝之症少人醫，必用金針疾始除，如若少商出血後，即時安穩免災危。
如今癮疹疾多般，好手醫人治亦難，天井二穴多著艾，縱生瘰癧灸皆安。
寒痰咳嗽更兼風，列缺二穴最可攻，先把太淵一穴瀉，多加艾火即收功。
癡呆之症不堪親，不識尊卑枉罵人，神門獨治癡呆病，轉手骨開得穴真。
連日虛煩面赤妝，心中驚悸亦難當，若須通里穴尋得，一用金針體便康。
風眩目爛最堪憐，淚出汪汪不可言，大小骨空皆妙穴，多加艾火疾應痊。
婦人吹乳痛難消，吐血風痰稠似膠，少澤穴內明補瀉，應時神效氣能調。
滿身發熱痛為虛，盜汗淋淋漸損軀，須得百勞椎骨穴，金針一刺疾俱除。
忽然咳嗽腰背疼，身柱由來灸便輕，至陽亦治黃疸病，先補後瀉效分明。
腎敗腰虛小便頻，夜間起止苦勞神，命門若得金針助，腎俞艾灸起邅迍。
九般痔漏最傷人，必刺承山效如神，更有長強一穴是，呻吟大痛穴為真。
傷風不解嗽頻頻，久不醫時勞便成，咳嗽需針肺俞穴，痰多宜向豐隆尋。
膏肓二穴治病強，此穴原來難度量，斯穴禁針多著灸，二十一壯亦無妨。
腠理不密咳嗽頻，鼻流清涕氣昏沉，須知噴嚏風門穴，咳嗽宜加艾火灸。
膽寒由是怕驚心，遺精白濁實難禁，夜夢鬼交心俞治，白環俞治一般針。
肝家血少目昏花，宜補肝俞力便加，更把三里頻瀉動，還光益血自無差。
脾家之症有多般，致成翻胃吐食難，黃疸亦須尋腕骨，金針必定奪中脘。

大便閉結不能通，照海分明在足中，更把支溝來瀉動，方知妙穴有神功。
小腹脹滿氣攻心，內庭二穴要神針，兩足有水臨泣瀉，無水方能病不侵。
七般疝氣取大敦，穴法由來指側間，諸經具載三毛處，不遇師傳隔萬山。
傳屍勞病最難醫，湧泉出血免災危，痰多需向豐隆瀉，氣喘丹田也可施。
渾身疼痛疾非常，不定穴中細審詳，有筋有骨須淺刺，灼艾臨時要度量。
勞宮穴在掌中尋，滿手生瘡痛不禁，心胸之病大陵瀉，氣攻胸腹一般針。
哮喘之症最難當，夜間不睡氣遑遑，天突妙穴宜尋得，膻中著艾便安康。
鳩尾能治五般癇，此穴須當仔細觀，若然著艾宜七壯，多則傷人針亦難。
氣喘急急不可眠，何當日夜苦憂煎，若得璇璣針瀉動，更得氣海自安然。
腎強疝氣發甚頻，氣上攻心似死人，關元兼刺大敦穴，此法親傳始得真。
水病之疾最難熬，腹滿虛脹不肯消，先灸水分並水道，後針三里及陰交。
腎氣衝心得幾時，須用金針疾自除，若得關元並帶脈，四海誰不仰明醫。
赤白婦人帶下難，只因虛敗不能安，中極補多宜瀉少，灼艾還須著意看。
吼喘之症嗽痰多，若用金針疾自和，俞府乳根一樣刺，氣喘風痰漸漸磨。
傷寒過經尤未解，須向期門穴上針，忽然氣喘攻胸膈，三里瀉多須用心。
脾泄之症別無他，天樞兩穴刺休差，此是五臟脾虛疾，艾火多添病不加。
口臭之疾最可憎，勞心只為苦多情，大陵穴內人中瀉，心得清涼氣自平。
穴法深淺在指中，治病須臾顯妙功，勸君要治諸般疾，何不當初記玉龍。

## 四總穴歌

肚腹三里留，腰背委中求，頭項尋列缺，面口合谷收。

## 回陽九針歌

啞門勞宮三陰交，湧泉太谿中脘接，環跳三里合谷並，此是回陽九針穴。

## 馬丹陽天星十二穴治雜病歌

三里內庭穴，曲池合谷接，委中配承山，太衝崑崙穴，環跳與陽陵，通里並列缺。
合擔用法擔，合截用法截，三百六十穴，不出十二訣，治病如神靈，渾如湯潑雪。
北斗降真機，金鎖教開徹，至人可傳授，匪人莫浪說。

## 井滎俞原經合歌

少商魚際與太淵，經渠尺澤肺相連，商陽二三間合谷，陽溪曲池大腸牽。
隱白大都太白脾，商丘陰陵泉要知，厲兌內庭陷穀胃，衝陽解溪三里隨。

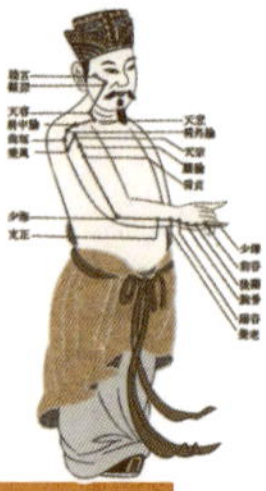



少衝少府屬於心，神門靈道少海尋，少澤前谷後溪腕，陽谷小海小腸經。
湧泉然谷與太溪，復溜陰谷腎所宜，至陰通谷束京骨，崑崙委中膀胱知。
中衝勞宮心包絡，大陵間使傳曲澤，關衝液門中渚焦，陽池支溝天井索。
大敦行間太衝看，中封曲泉屬於肝，竅陰俠溪臨泣膽，丘墟陽輔陽陵泉。

## 十五絡脈歌

人身絡脈一十五，我今逐一從頭舉，手太陰絡為列缺，手少陰絡即通里，
手厥陰絡為內關，手太陽絡支正是，手陽明絡偏歷當，手少陽絡外關位，
足太陽絡號飛揚，足陽明絡豐隆記，足少陽絡為光明，足太陰絡公孫寄，
足少陰絡名大鐘，足厥陰絡蠡溝配，陽督之絡號長強，陰任之絡號尾翳，
脾之大絡為大包，十五絡名君須記。

## 八脈交會八穴歌

公孫衝脈胃心胸，內關陰維下總同，臨泣膽經連帶脈，陽維目銳外關逢，
後溪督脈內眥頸，申脈陽蹻絡亦通，列缺任脈行肺系，陰蹻照海膈喉嚨。

## 肺之主大腸之客

太陰多氣而少血，心胸氣脹掌發熱，喘咳缺盆痛莫禁，咽腫喉乾身汗越，
肩內前廉兩乳疼，痰結膈中氣如缺，所生病者何穴求，太淵偏歷與君說。

## 大腸主肺之客

陽明大腸俠鼻孔，面痛齒疼腮頰腫，生疾目黃口亦乾，鼻流清涕及血湧，
喉痺肩前痛莫當，大指次指為一統，合谷列缺取為奇，二穴針之居病總。

## 脾主胃客

脾經為病舌本強，嘔吐胃翻疼腹臟，陰氣上衝噫難瘳，體重不搖心事妄，
瘧生振栗兼體羸，祕結疸黃手執杖，股膝內腫厥而疼，太白豐隆取為尚。

## 胃主脾客

腹膜心悶意悽愴，惡人惡火惡燈光，耳聞響動心中惕，鼻衄唇喎瘧又傷，
棄衣驟步身中熱，痰多足痛與瘡瘍，氣蠱胸腿疼難止，衝陽公孫一刺康。

## 真心主小腸客

少陰心痛並乾嗌，渴欲飲兮為臂厥，生病目黃口亦乾，脅臂疼兮掌發熱，
若人欲治勿差求，專在醫人心審察，驚悸嘔血及怔忡，神門支正何堪缺。

## 小腸主真心客

小腸之病豈為良，頰腫肩疼兩臂旁，項頸強疼難轉側，嗌頷腫痛甚非常，肩似拔兮臑似折，生病耳聾及目黃，臑肘臂外後廉痛，腕骨通里取為詳。

## 腎之主膀胱客

臉黑嗜臥不欲糧，目不明兮發熱狂，腰痛足疼步難履，若人捕獲難躲藏，心膽戰兢氣不足，更兼胸結與身黃，若欲除之無更法，太溪飛揚取最良。

## 膀胱主腎之客

膀胱頸病目中疼，項腰足腿痛難行，痢瘧狂顛心膽熱，背弓反手額眉稜，鼻衄目黃筋骨縮，脫肛痔漏腹心膨，若要除之無別法，京骨大鐘任顯能。

## 三焦主包絡客

三焦為病耳中聾，喉痺咽乾目腫紅，耳後肘疼並出汗，脊間心後痛相從，肩背風生連膊肘，大便堅閉及遺癃，前病治之何穴癒，陽池內關法理同。

## 包絡主三焦客

包絡為病手攣急，臂不能伸痛如屈，胸膺脅滿腋腫平，心中淡淡面色赤，目黃善笑不肯休，心煩心痛掌熱極，良醫達士細推詳，大陵外關病消釋。

## 肝主膽客

氣少血多肝之經，丈夫㿗疝苦腰疼，婦人腹膨小腹腫，甚則嗌乾面脫塵，所生病者胸滿嘔，腹中泄瀉痛無停，癃閉遺溺疝瘕痛，太光二穴即安寧。

## 膽主肝客

膽經之穴何病主？胸脅肋疼足不舉，面體不澤頭目疼，缺盆腋腫汗如雨，頸項癭瘤堅似鐵，瘧生寒熱連骨髓，以上病症欲除之，須向丘墟蠡溝取。

## 衝脈公孫穴主治歌

九種心疼病不寧，結胸翻胃食難停，酒食積聚腸鳴見，水食氣疾膈臍疼，腹痛脅脹胸膈滿，瘧疾腸風大便紅，胎衣不下血迷心，急刺公孫穴自靈。

## 陰維內關穴主治歌

中滿心胸多痞脹，腸鳴泄瀉及脫肛，食難下膈傷於酒，積塊堅硬橫脅旁，婦女脅疼並心痛，裡急腹痛勢難當，傷寒不解結胸病，瘧疾內關可獨當。

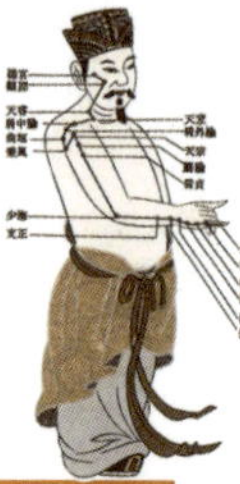



## 帶脈臨泣穴主治歌

中風手足舉動難，麻痛發熱筋拘攣，頭風腫痛連腮項，眼赤而疼合頭眩，
齒痛耳聾咽腫症，遊風搔癢筋牽纏，腿疼脅脹肋肢痛，針入臨泣病可癒。

## 陽維外關穴主治歌

肢節腫疼與膝冷，四肢不遂合頭風，背胯內外筋骨痛，頭項眉稜病不寧，
手足熱麻夜盜汗，破傷跟腫目睛紅，傷寒自汗烘烘熱，惟有外關針極靈。

## 督脈後溪穴主治歌

手足拘攣戰掉眩，中風不語並癲癇，頭疼眼腫漣漣淚，背腰腿膝痛綿綿，
項強傷寒病不解，牙齒腮腫喉病難，手足麻木破傷風，盜汗後溪穴先砭。

## 陽蹻申脈穴主治歌

腰背脊強足踝風，惡風自汗或頭疼，手足麻攣臂間冷，雷頭赤目眉稜痛，
吹乳耳聾鼻衄血，癲癇肢節苦煩疼，遍身腫滿汗淋漓，申脈先針有奇功。

## 任脈列缺穴主治歌

痔瘡肛腫泄痢纏，吐紅尿血嗽咳痰，牙疼喉腫小便澀，心胸腹疼噎噫難，
產後發強不能語，腰痛血疾臍復寒，死胎不下上攻膈，列缺一刺病乃痊。

## 陰蹻照海穴主治歌

喉閉淋澀與胸腫，膀胱氣痛並腸鳴，食黃酒積臍腹痛，嘔瀉胃翻及乳癰，
便躁難產血昏迷，積塊腸風下便紅，膈中不快梅核氣，格主照海針有靈。

## 十二原穴歌

肺淵包陵心神門，大腸合谷焦陽池，小腸之原腕骨穴，
足之三陰三原太，胃原衝陽膽丘墟，膀胱之原京骨取。

## 十二背俞穴歌

三椎肺俞厥陰四，心五肝九十膽俞，十一脾俞十二胃，十三三焦椎旁居，
腎俞卻與命門平，十四椎外穴是真，大腸十六小十八，膀胱俞與十九平。

## 十二募穴歌

天樞大腸肺中府，關元小腸巨闕心，中極膀胱京門腎，膽日月肝期門尋，
脾募章門為中脘，氣化三焦石門針，心包募穴何處取？胸前膻中覓淺深。

## 八會穴歌

腑會中脘臟章門，髓會絕骨筋陽陵，血會膈俞骨大杼，脈太淵氣膻中存。

## 下合穴歌

胃經下合三里鄉，上下巨虛大小腸，膀胱當合委中穴，三焦下合屬委陽，膽經之合陽陵泉，腑病用之效必彰。

## 十六郄歌

郄義即孔隙，本屬氣血集。肺向孔最取，大腸溫溜別；
胃經是梁丘，脾屬地機穴；心則取陰郄，小腸養老列；
膀胱金門守，腎向水泉施；心包郄門刺，三焦會宗持；
膽郄在外丘，肝經中都是；陽蹺跗陽走，陰蹺交信期；
陽維陽交穴，陰維築賓知。

## 行針總要歌

黃帝金針法最奇，短長肥瘦在臨時，但將他手橫紋處，分寸尋求審用之。身體心胸或是短，身體心胸或是長，求穴看紋還有理，醫工此理要推詳，定穴行針須細認，瘦肥短小豈同群，肥人針入三分半，瘦體須當用二分。不肥不瘦不相同，如此之人但著中，只在二三分內取，用之無失且收功，大飢大飽宜避忌，大風大雨亦須容。飢傷榮氣飽傷腑，更看人神俱避之。妙針之法世間稀，多少醫工不得知，寸寸人身皆是穴，但開筋骨莫狐疑，有筋有骨傍針去，無骨無筋須透之。見病行針須仔細，必明升降合開時，邪入五臟須早遏，祟侵六脈浪翻飛，烏烏稷稷空中墜，靜意冥冥起發機，先補真陽元氣足，次瀉餘邪九度噓，同身逐穴歌中取，捷法昭然徑不迷。百會三陽頂之中，五會天滿名相同，前頂之上寸五取，百病能祛理中風，灸後火燥衝雙目，四畔刺血令宣通，井泉要洗原針穴，針刺無如灸有功。前頂寸五三陽前，甄權曾云一寸言，稜針出血頭風癒，鹽油楷根病自痊。顖會頂前寸五深，八歲兒童不可針，囟門未合那堪灸，二者須當記在心。上星會前一寸斟，神庭星前髮際尋，諸風灸庭為最妙，庭星宜灸不宜針。印堂穴並兩眉攢，素髎面正鼻柱端，動脈之中定禁灸，若燃此穴鼻鼾瘦。水溝鼻下名人中，兌端張口上唇宮，齦交二齦中間取，承漿下唇宛內蹤，炷艾分半懸漿灸，大則陽明脈不隆。廉泉宛上定結喉，一名舌本立重樓，同身捷法須當記，他日聲名傳九州。

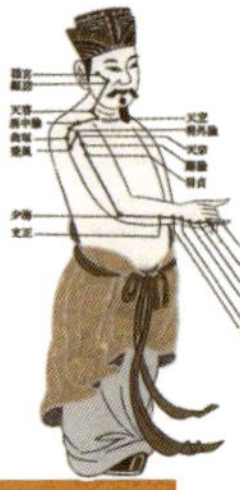



## 長桑君天星祕訣歌

天星祕訣少人知，此法專分前後施。若是胃中停宿食，後尋三里起璇璣。
脾病血氣先合谷，後刺三陰交莫遲。如中鬼邪先間使，手臂攣痺取肩髃。
腳若轉筋並眼花，先針承山次內踝。腳氣酸疼肩井先，次尋三里陽陵泉。
如是小腸連臍痛，先刺陰陵後湧泉。耳鳴腰痛先五會，次針耳門三里內。
小腸氣痛先長強，後刺大敦不要忙。足緩難行先絕骨，次尋條口及衝陽。
牙疼頭痛兼喉痺，先刺二間後三里。胸膈痞滿先陰交，針到承山飲食喜。
肚腹浮腫脹膨膨，先針水分瀉建里。傷寒過經不出汗，期門通里先後看。
寒瘧面腫及腸鳴，先取合谷後內庭。冷風溼痺針何處？先取環跳次陽陵。
指痛攣急少商好，依法施之無不靈。此是桑君真口訣，時醫莫作等閒輕。

## 千金十一穴歌

三里內庭穴，肚腹中妙訣。曲池與合谷，頭面病可徹。
腰背痛相連，委中崑崙穴。胸項如有痛，後溪並列缺。
環跳與陽陵，膝前兼腋脅。可補即留久，當瀉即疏泄。
三百六十名，十一千金穴。

## 勝玉歌

勝玉歌兮不虛言，此是楊家真祕傳，或針或灸依法語，補瀉迎隨隨手捻。
頭痛眩暈百會好，心疼脾痛上脘先，後溪鳩尾及神門，治療五癇立便痊。
髀疼要針肩井穴，耳閉聽會莫遲延。胃冷下脘卻為良，眼病須覓清冷淵。
霍亂心疼吐痰涎，巨闕著艾便安然。脾疼背痛中渚瀉，頭風眼痛上星專。
頭項強急承漿保，牙腮疼緊大迎全。行間可治膝腫病，尺澤能醫筋拘攣。
若人行步苦艱難，中封太衝針便痊。腳背痛時商丘刺，瘰癧少海天井邊。
筋疼閉結支溝穴，頷腫喉閉少商前。脾心痛急尋公孫，委中驅療腳風纏。
瀉卻人中及頰車，治療中風口吐沫。五瘧寒多熱更多，間使大杼真妙穴。
經年或變勞怯者，痞滿臍旁章門決。噎氣吞酸食不投，膻中七壯除膈熱。
目內紅痛苦皺眉，絲竹攢竹亦堪醫。若是痰涎並咳嗽，治卻須當灸肺俞。
更有天突與筋縮，小兒吼閉自然疏。兩手酸疼難執物，曲池合股共肩髃。
臂疼背痛針三里，頭風頭痛灸風池。腸鳴大便時泄瀉，臍旁兩寸灸天樞。
諸般氣症從何治，氣海針之灸亦宜。小腸氣痛歸來治，腰痛中空穴最奇。
腿股轉酸難移步，妙穴說與後人知。環跳風市及陰市，瀉卻金針病自除。
熱瘡臁內年年發，血海尋來可治之。兩膝無端腫如斗，膝眼三里艾當施。
兩股轉筋承山刺，腳氣復溜不須疑。踝跟骨痛灸崑崙，更有絕骨共丘墟。

灸罷大敦除疝氣，陰交針入下胎衣。遺精白濁心俞治，心熱口臭大陵驅。
腹脹水分多得力，黃疸至陽便能離。肝血盛兮肝俞瀉，痔疾腸風長強欺。
腎敗腰疼小便頻，督脈兩旁腎俞除。六十六穴施應驗，故成歌訣顯針奇。

## 肘後歌

頭面之疾針至陰，腿腳有疾風府尋，心胸有病少府瀉，臍腹有病曲泉針。
肩背諸疾中渚下，腰膝強痛交信憑，脅肋腿痛後溪妙，股膝腫起瀉太衝。
陰核發來如升大，百會妙穴真可駭，頂心頭痛眼不開，湧泉下針定安泰。
鶴膝腫勞難移步，尺澤能舒筋骨疼，更有一穴曲池妙，根尋源流可調停。
其患若要便安愈，加以風府可用針。更有手臂拘攣急，尺澤刺深去不仁。
腰背若患攣急風，曲池一寸五分攻，五痔原因熱血作，承山須下病無蹤。
哮喘發來寢不得，豐隆刺入三分深，狂言盜汗加見鬼，惺惺間使便下針。
骨寒髓冷火來燒，靈道妙穴分明記。瘧疾寒熱真可畏，須知虛實可用意；
間使宜透支溝中，大椎七壯合聖治，連日頻頻發不休，金門刺深七分是。
瘧疾三日得一發，先寒後熱無他語，寒多熱少取復溜，熱多寒少用間使，
或患傷寒熱未收，牙關風壅藥難投，項強反張目直視，金針用意列缺求，
傷寒四肢厥逆冷，脈氣無時仔細尋，神奇妙穴真有二，復溜半寸順骨行，
四肢回還脈氣浮，須曉陰陽倒換求，寒則須補絕骨是，熱則絕骨瀉無憂，
脈若浮洪當瀉解，沉細之時補便瘳。百合傷寒最難治，妙法神針用意推，
口噤眼合藥不下，合谷一針效甚奇，狐惑傷寒滿口瘡，須下黃連犀角湯，
蟲在臟腑食肌肉，須要神針刺地倉。傷寒腹痛蟲尋食，吐蚘烏梅可難攻，
十日九日必定死，中脘回還胃氣通。傷寒痞氣結胸中，兩目昏黃汗不通，
湧泉妙穴三分許，速使周身汗自通。傷寒痞結脅積痛，宜用期門見深功，
當汗不汗合谷瀉，自汗發黃復溜憑。飛虎一穴通痞氣，祛風引氣使安寧。
剛柔二痙最乖張，口噤眼合面紅妝，熱血流入心肺腑，須要金針刺少商。
中滿如何去得根，陰包如刺效如神，不論老幼依法用，須教患者便抬身。
打撲傷損破傷風，先於痛處下針攻，後向承山立作效，甄權留下意無窮。
腰腿疼痛十年春，應針不了便惺惺，大都引氣探根本，服藥尋方枉費金。
腳膝經年痛不休，內外踝邊用意求，穴號崑崙並呂細，應時消散即時瘳。
風痺痿厥如何治，大杼曲泉真是妙，兩足兩脅滿難伸，飛虎神針七分到。
腰軟如何去得根，神妙委中立見效。

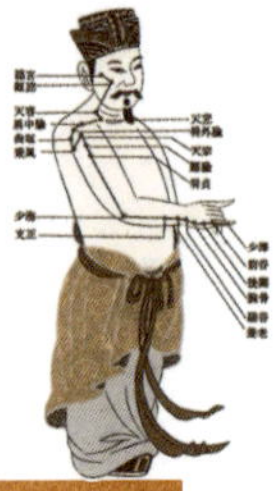



## 孫思邈先生針十三鬼穴歌

百邪癲狂所為病，針有十三穴須認，凡針之體先鬼宮，次針鬼信無不應，一一從頭逐一求，男從左起女從右。一針人中鬼宮停，左邊下針右出針，第二手大指甲下，名鬼信刺三分深，三針足大指甲下，名曰鬼壘入二分，四針掌後大陵穴，入寸五分為鬼心，五針申脈名鬼路，火針三下七鋥鋥，第六卻尋大杼上，入髮一寸名鬼枕，七刺耳垂下五分，名曰鬼床針要溫，八針承漿名鬼市，從左出右君須記，九針勞宮為鬼窟，十針上星名鬼堂，十一陰下縫三壯，女玉門頭為鬼藏，十二曲池名鬼臣，火針仍要七鋥鋥，十三舌頭當舌中，此穴須名是鬼封，手足兩邊相對刺，若逢孤穴只單通，此是先師真口訣，狂猖惡鬼走無蹤。

## 靈光賦

黃帝岐伯針灸訣，依他經裡分明說；三陰三陽十二經，更有兩經分八脈，靈光典註極幽深，偏正頭痛瀉列缺。睛明治眼胬肉攀，耳聾氣閉聽會間；兩鼻齆衄針禾髎。鼻窒不聞迎香間。治氣上壅足三里，天突宛中治喘痰；心疼手顫針少海，少澤應除心下寒。兩足拘攣覓陰市，五般腰痛委中安。脾俞不動瀉丘墟。復溜治腫如神醫；犢鼻治療風邪疼，住喘腳痛崑崙癒。後跟痛在僕參求，承山筋轉並久痔。足掌下去尋湧泉，此法千金莫妄傳；此穴多治婦人疾，男蠱女孕兩病痊。百會鳩尾治痢疾，大小腸俞大小便；氣海血海療五淋，中脘下脘治腹堅。傷寒過經期門愈，氣刺兩乳求太淵；大敦兩穴主偏墜，水溝間使治邪癲。吐血定喘補尺澤，地倉能止兩流涎；勞宮醫得身勞倦，水腫水分灸即安。五指不伸中渚取，頰車可灸牙齒愈；陰蹻陽蹻兩踝邊，腳氣四穴先尋取。陰陽陵泉亦主之，陰蹺陽蹺與三里；諸穴一般治腳氣，在腰玄機宜正取。膏肓豈止治百病，灸得玄切病須愈。針灸一穴數病除，學者尤宜加仔細。悟得明師流註法，頭目有病針四肢。針有補瀉明呼吸，穴應五行順四時。悟得人身中造化。此歌依舊是筌蹄。

# 席弘賦

凡欲行針須審穴，要明補瀉迎隨訣，胸背左右不相同，呼吸陰陽男女別。
氣刺兩乳求太淵，未應之時瀉列缺；列缺頭痛及偏正，重瀉太淵無不應。
耳聾氣痞聽會針，迎香穴瀉功如神。誰知天突治喉風，虛喘須尋三里中。
手連肩脊痛難忍，合谷針時要太衝。曲池兩手不如意，合谷下針宜仔細。
心疼手顫少海間，若要除根覓陰市。但患傷寒兩耳聾，金門聽會疾如風。
五般肘痛尋尺澤，太淵針後卻收功。手足上下針三里，食癖氣塊憑此取。
鳩尾能治五般癇，若下湧泉人不死。胃中有積刺璇璣，三里功多人不知。
陰陵泉治心胸滿，針到承山飲食思。大杼若連長強尋，小腸氣痛即行針。
委中專治腰間痛，腳膝腫時尋至陰。氣滯腰疼不能立，橫骨大都宜救急。
氣海專能治五淋，更針三里隨呼吸。期門穴主傷寒患，六日過經猶未汗。
但向乳根二肋間，又治婦人生產難。耳內蟬鳴腰欲折，膝下明存三里穴。
若能補瀉五會間，且莫向人容易說。睛明治眼未效時，合谷光明安可缺。
人中治癲功最高，十三鬼穴不須饒。水腫水分兼氣海，皮內隨針氣自消。
冷嗽先宜補合谷，卻須針瀉三陰交。牙疼腰痛並咽痺，二間陽溪疾怎逃。
更有三間腎俞妙，善除肩背浮風勞。若針肩井須三里，不刺之時氣未調。
最是陽陵泉一穴，膝間疼痛用針燒。委中腰痛腳攣急，取得其經血自調。
腳痛膝腫針三里，懸鐘二陵三陰交。更向太衝須引氣，指頭麻木自輕飄。
轉筋目眩針魚腹，承山崑崙立便消。肚疼須是公孫妙，內關相應必然瘳。
冷風冷痺疾難愈，環跳腰俞針與燒。風府風池尋得到，傷寒百病一時消。
陽明二日尋風府，嘔吐還須上脘療。婦人心痛心俞穴，男子痃癖三里高。
小便不禁關元好，大便閉澀大敦燒。髖骨腿疼三里瀉，復溜氣滯便離腰。
從來風府最難針，卻用工夫度淺深。倘若膀胱氣未散，更宜三里穴中尋。
若是七疝小腹痛，照海陰交曲泉針。又不應時求氣海，關元同瀉效如神。
小腸氣撮痛連臍，速瀉陰交莫在遲，良久湧泉針取氣，此中玄妙少人知。
小兒脫肛患多時，先灸百會次鳩尾。久患傷寒肩背痛，但針中渚得其宜。
肩上痛連臍不休，手中三里便須求，下針麻重即須瀉，得氣之時不用留。
腰連胯痛急必大，便於三里攻其隘，下針一瀉三補之，氣上攻噎只管在。
噎不住時氣海灸，定瀉一時立便瘥。補自卯南轉針高，瀉從卯北莫辭勞。
逼針瀉氣令須吸，若補隨呼氣自調。左右拈針尋子午，抽針行氣自迢迢。
用針補瀉分明說，更用搜窮本與標。咽喉最急先百會，太衝照海及陰交。
學人潛心宜熟讀，席弘治病名最高。

MEMO

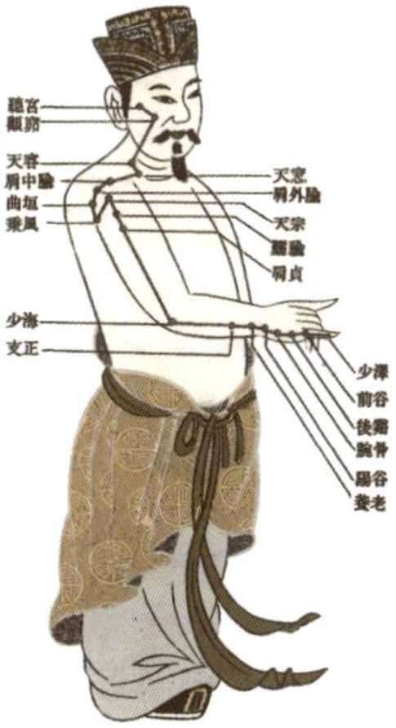
聽宮
顴髎
天容
肩中兪
曲垣
秉風
少海
支正
天窗
肩外兪
天宗
臑兪
肩貞
少澤
前谷
後谿
腕骨
陽谷
養老

國家圖書館出版品預行編目(CIP)資料

圖解經絡的祕密 / 唐頤著. -〔四版〕. - 新北市：華威國際事業有限公司, 2025.03
面； 公分
ISBN 978-957-9075-67-1(平裝)
1.CST: 經絡 2.CST: 經絡療法 3.CST: 養生
413.165 114000603

# 圖解經絡的祕密 [新版]

| | |
|---|---|
| 原著 | 唐頤 |
| 副總編輯 | 徐梓軒 |
| 責任編輯 | 吳詩婷 |
| 校對 | 劉沛萱 |
| 封面設計 | 申晏如 |
| 內文排版 | 黃莉庭 |
| 法律顧問 | 建業法律事務所<br>張少騰律師<br>110台北市信義區信義路五段7號62樓<br>（台北101大樓）<br>電話：886-2-8101-1973 |
| 法律顧問 | 徐立信 律師 |
| 監製 | 漢湘文化事業股份有限公司 |
| 出版者 | 華威國際事業有限公司<br>235新北市中和區建一路176號12樓之1<br>電話：886-2-2226-3070<br>傳真：886-2-2226-0198 |
| 總經銷 | 創智文化有限公司<br>236新北市土城區忠承路89號6樓<br>電話：886-2-2268-3489<br>傳真：886-2-2269-6560<br>歡迎優秀出版社加入總經銷行列 |
| 四版一刷 | 2025年03月 |
| 定價 | 依封底定價為準 |
| 香港總經銷 | 和平圖書有限公司 |
| 地址 | 香港柴灣嘉業街12號百樂門大廈17樓 |
| 電話 | 852-2804-6687 |
| 傳真 | 852-2804-6409 |

原著作名：《圖解經絡的祕密》